NHK

きょうの料理

毎日つくれる生活習慣病の食事

糖尿病の食事

監修

河盛隆造

（順天堂大学名誉教授）

料理

牧野直子

（管理栄養士）

NHK出版

NHK
きょうの料理

毎日つくれる生活習慣病の食事

糖尿病の食事

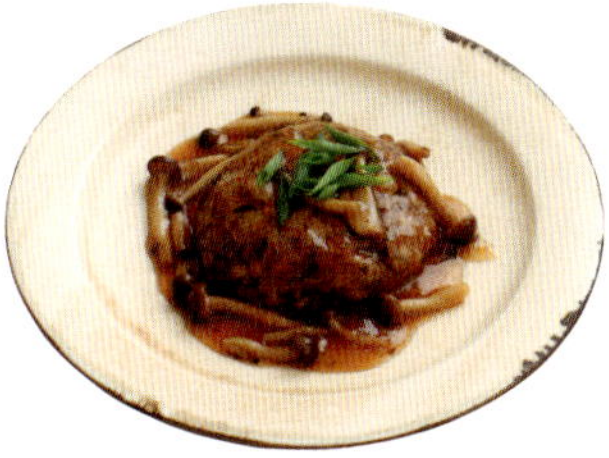

監修
河盛隆造
（順天堂大学名誉教授）

料理
牧野直子
（管理栄養士）

NHK出版

はじめに

最近マスメディアで流行《はや》っているのが健康に関することで、そのなかには「これさえ食べなければ病気は治る！」「これを多く食べると病気にならない！」など、実は「全く科学的根拠がない」、それどころか「医学的に完全に誤っている」ことすら報じられています。しかし一般の方々はそれらを信じて実践するため、かえって病状を悪化させていることも多く、最前線の臨床現場で大きな問題になってきています。数々の学会も注意を喚起し始めていますが、改善されてはいません。

糖尿病は〝ありふれた〟病気です。しかし健診などで糖尿病になっていることを知らされても、「何の症状もない」「好きなものが食べられなくなる」「仕事が多忙で運動する時間がない」などと考え、家族にも内緒にし、治療を受けようとしない、治療を中断する方が、実はとても多いのです。私は「糖尿病放置病が蔓延《まんえん》している」と嘆いていますが、これは人生を短くしたり、生活の質を下げてしまう深刻な問題です。

この問題を解消するには、全ての方々に、糖尿病という病気を正しく理解してもらうことが必須です。「今まで正常だったのになぜ糖尿病になったの？」「どうすれば病気になる前の状況に戻るの？」などの疑問を、ぜひ頭に浮かべてほしいのです。

糖尿病は、血液中のブドウ糖の濃度、すなわち「血糖値」が高いことから診断されます。だからといって、「ブドウ糖になる炭水化物を食べなければいい」というのは医学的に間違いです。なぜ血糖値が高くなるのでしょうか？　全身の臓器は、ブドウ糖をほぼ唯一の貴重なエネルギー源として活動しています。その量は、実に１日約５００ｇにもなります。そのブドウ糖を利用できなくなって、血液中にだぶついているのが「高血糖」の状態です。脳では、筋肉では、「ブドウ糖が足りない」状況が続いているのです。認知症や、筋肉が減る「虚弱」状態にならないように、脳や筋肉にブドウ糖を取り込ませ、その結果として血糖値が正常域になるようにするのが、糖尿病の治療なのです。

本書で詳しく説明しているように、糖尿病の食事療法で食べてはいけないものは何もありません。ぜひ「美食家」になり、バランスよく、適切な量を、おいしく食べてください。日常生活で絶えずこまめに体を動かす、「まめな人」になってください。

河盛隆造

目次

エネルギー摂取量を適正に保つために

Part.1
糖尿病の献立と主菜1

1600kcal前後の一日の献立

600kcal以下の晩の献立

250kcal以下の主菜

糖尿病の食事Q&A

Part.2 糖尿病の献立と主菜2

1400kcal前後の一日の献立

1200kcal前後の一日の献立

500kcal以下の晩の献立

Part.3 エネルギー控えめの副菜・一皿料理

200kcal以下の主菜

80kcal以下の副菜

デザートや間食向きの甘味

低エネルギーの一皿料理

糖尿病の解説

この本の使い方とご注意

●本書で使用している計量カップは 200mℓ、計量スプーンは大さじ＝15mℓ、小さじ＝5mℓ、小さじ½＝2.5mℓ、ミニスプーン＝1mℓです。1mℓ＝1cc です。

●本書で使用する「塩」は、特にことわりのないかぎり、食塩です。そのほかの調味料は、特にことわりのないかぎり、「砂糖」は上白糖、「しょうゆ」は濃口しょうゆ、「みそ」は好みのみそ、「小麦粉」は薄力粉を表します。みそは商品によって塩分がいろいろですので、加減してご使用ください。

●本書で使用している「だし」は、特にことわりのないかぎり、昆布とかつおの天然だしです。顆粒《かりゅう》タイプ・濃縮タイプの市販のだしの素《もと》を使う場合は、容器などに記載されている割合を参考にして、水などで薄めてご使用ください。

●本書で使用している「チキンスープの素（中国風）」は鶏ガラスープの素などとして、また「スープの素（洋風）」はコンソメやブイヨンなどとして市販されているものです。

●栄養価（エネルギー、塩分、炭水化物、たんぱく質、脂質、食物繊維、コレステロール）は、1 人分のおよその値です。それらの計算は、文部科学省の『五訂増補日本食品標準成分表 2010』をもとにしています。

●料理の材料とつくり方は、特別なことわりのないかぎり、2 人分として紹介しています。また、「T10分」などの表記は、その分量でつくるのにかかる、およその時間です。

●料理の材料は、正味の量で表記してあります。野菜や魚介などは廃棄する部分を除いたものです。

●電子レンジ、オーブン、オーブントースター、フードプロセッサー、魚焼きグリルなどの調理器具は、各メーカーの使用説明書などをよくお読みのうえ、正しくお使いください。

●電子レンジは、金属および金属製の部分がある容器や非耐熱ガラスの容器、漆器、耐熱温度が120℃未満の樹脂製容器、木・竹・紙製品などを使うと故障や事故の原因になる場合がありますのでご注意ください。本文中で表示した調理時間は 600W のものです。700W の場合は約 0.8 倍、500W の場合は約 1.2 倍にしてください。

●加熱調理の際にアルミ箔《はく》やラップを使用する場合は、使用説明書に記載の耐熱温度などを確認のうえ、正しくお使いください。

※本書は『NHK きょうの健康』テキスト 2011 年 4 月号から 2015 年 3 月号までに掲載された料理をもとに、新しい料理を加えて再編集したものです。

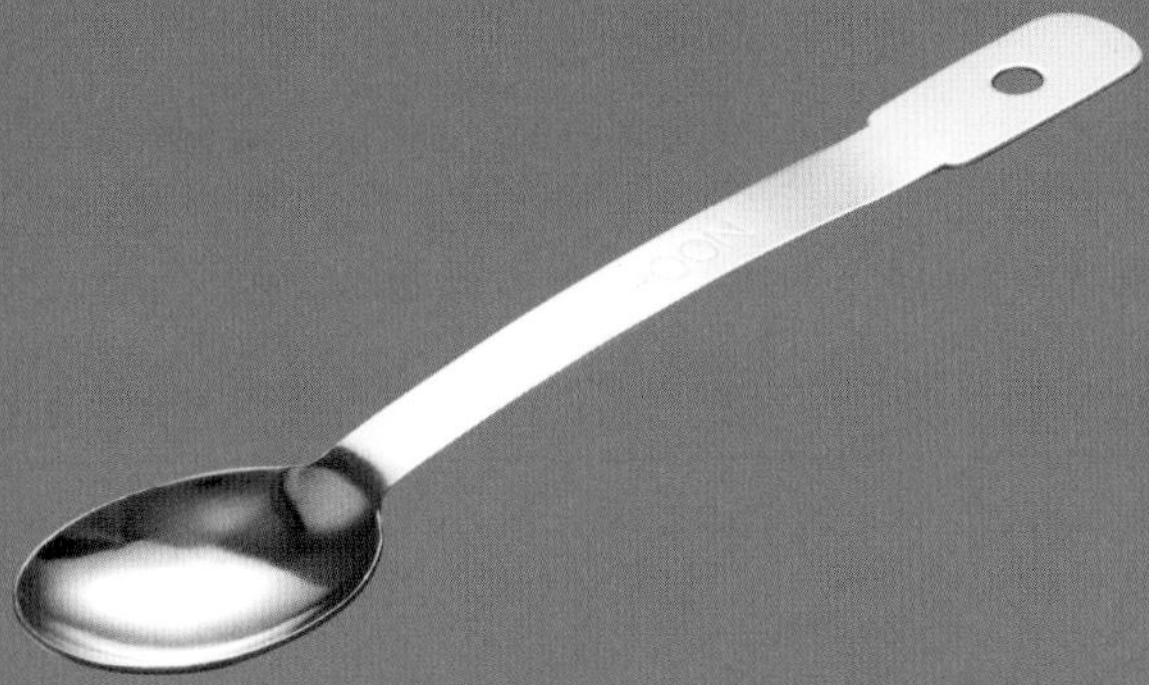

エネルギー摂取量を適正に保つために

糖尿病の食事療法では、
適正なエネルギー摂取量を
きちんと守ることが大切です。
とはいえ、基本的に食べてはいけない料理や食材はありません。
調理法に一工夫したり、食べる量に
気をつけたりすればよいのです。
本書では、エネルギーと塩分を控えめにした
料理と調理のコツを併せて紹介しています。
まずはレシピどおりにつくり、１人分の分量や
エネルギーを抑えるためのコツを知りましょう。
食事療法が進むにつれて、エネルギー摂取量を
適正に保ちながらも、毎日の食事が楽しめるようになります。

牧野直子

エネルギー摂取量を守りましょう

適正なエネルギー摂取量を守り、一日3食を規則正しく食べましょう。

糖尿病のある人は、過食によるエネルギーのとりすぎや運動不足になると、体内にたまった余分なエネルギーをうまく代謝できずに症状の悪化を招きます。そのため、医師から指示された適正なエネルギー摂取量（123ページ参照）を守って食事をし、適度に運動することが大切です。また、食事の間隔が不規則だったり、食事を抜いたりすると、インスリンを分泌する膵《すい》臓に負担がかかってしまいますから、3食を規則正しく食べることも心がけましょう。

低脂肪の肉など、糖尿病の食事に向いた食材はありますが、適正エネルギーの範囲でいろいろな食品をとるようにすると、栄養バランスが整います。摂取エネルギーを抑えたいからと、極端に食事の量を少なくすると栄養不足になり、免疫力の低下を招きやすいので注意しましょう。

1600kcal前後の一日の献立例

朝
目安は500～600kcal前後
しらすとチーズのトースト献立

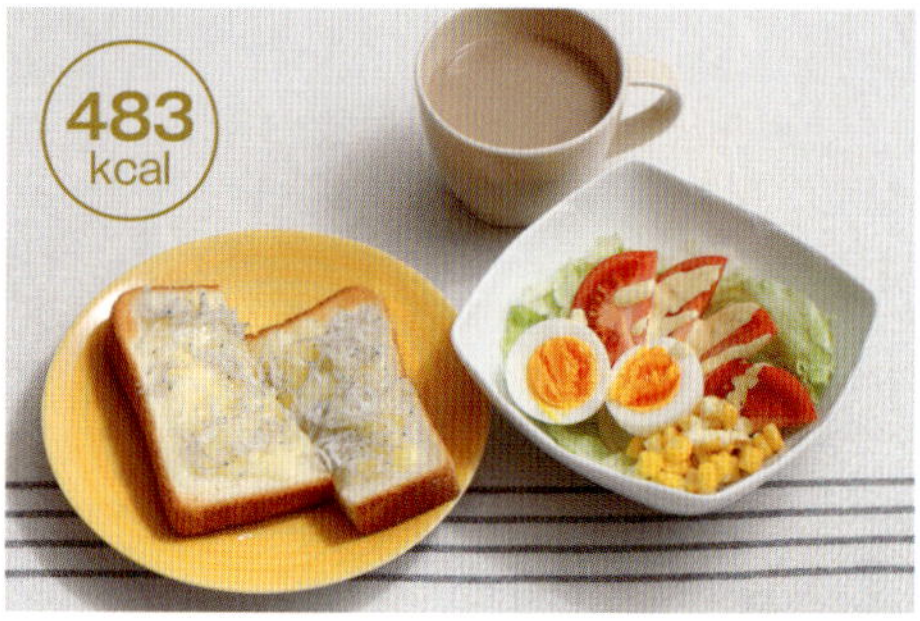

◎P.18で紹介。

昼
目安は500～600kcal前後
厚揚げの照り焼き丼献立

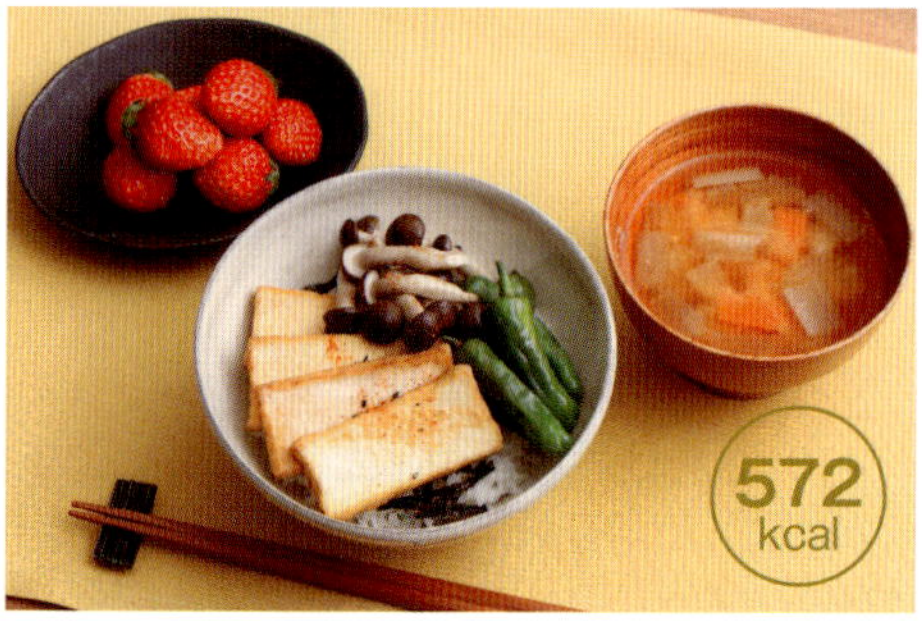

◎P.19で紹介。

晩
目安は500～600kcal前後
和風ハンバーグ献立

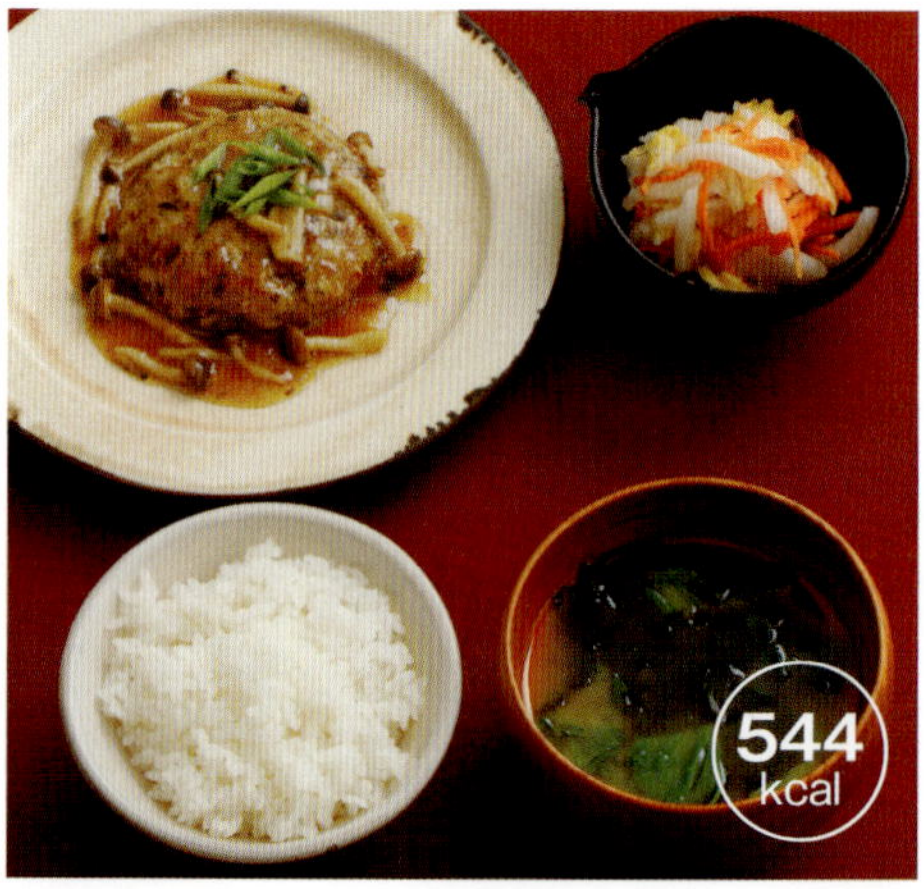

◎P.20で紹介。

活動量が多い朝、昼もしっかり食べます。晩の食事をしてからは、寝るまでに2～3時間はあけましょう。

糖尿病の食事づくりのポイント

食材選びを工夫する

単に食事の量を減らすだけでは、空腹を感じてしまい、間食の回数が増えたり、次の食事で食べすぎたりしてしまいます。

エネルギーを抑えても満足感が得られるように、例えば、「こんにゃくなどのかみごたえのある食材を選ぶ」「エネルギーの低い野菜をたくさん使う」など、食材選びを工夫しましょう。

うす味に慣れる

塩分多めの濃い味のおかずは、ご飯をたくさん食べたくなるため、エネルギーのとりすぎにつながります。また、糖尿病であるにもかかわらず、塩分過多によって高血圧の症状が出始めると、合併症も起こりやすくなります。塩分控えめの食事を心がけてください。

食物繊維を多くとる

野菜などの食物繊維はブドウ糖の吸収をゆるやかにするため、食後の血糖値の急上昇を抑えることができます。余分なコレステロールや中性脂肪を体外に排出する働きもあるので、多くとりましょう。糖尿病の合併症予防の観点からは、一日20～25g以上とることが推奨されています。

食品表示でエネルギーと塩分を確認する

市販品は栄養価の表示を確認して使いましょう。

エネルギーの数値は「1食（1個）当たり」、「1袋（全量）当たり」などで表示されているので、使用量に換算します。塩分とは、調味料や食材に含まれる食塩相当量のことです。製品パッケージには、ナトリウム量だけが表示されている場合と、ナトリウム量と食塩相当量が一緒に表示されている場合があります。ナトリウム量だけが表示されている場合は、下記の計算式で食塩相当量を出すことができます。

●ナトリウム量から塩分（食塩相当量）を算出する計算式

ナトリウム量（mg）× 2.54 ÷ 1000 ＝ 食塩相当量（g）

栄養成分表示の例（ナトリウム量で表示されている場合）

クロワッサン

栄養成分表示（1個当たり）	
エネルギー	160kcal
たんぱく質	2.4g
脂質	7.8g
炭水化物	16.9g
ナトリウム	86mg

ナトリウム量のみが記載されている

86（mg）× 2.54 ÷ 1000 ＝ 0.21844（g）

なので、1個当たりの塩分は **約0.2g**

摂取エネルギーを上手に控えるコツ1

低エネルギーの食材を使いましょう

脂肪の少ない肉や魚を使い、油脂を控えめにします。

低エネルギーの食材を使うと、同じ料理でもエネルギーを抑えることができます。特に肉類は素材自体に脂肪を含むので、できるだけ脂肪の少ない部位を選びます。魚は白身のものが低エネルギーですが、DHA(ドコサヘキサエン酸)やEPA(エイコサペンタエン酸)がとれる青背の魚も食べるようにしましょう。

こんにゃく、きのこ、根菜など、低エネルギーで食物繊維が豊富な食材も取り入れてください。

また、調理に油脂を使いすぎると、エネルギーのとりすぎにつながります。油脂はビタミンAなど脂溶性ビタミンの吸収をよくするといった働きがありますから、適量を守って使うことが大切です。

よく使う肉のエネルギーと脂質
(100g当たり)

肉の1食分の目安は50〜80g。脂肪が多くエネルギーの高い部位は、食べる量を少なめ(50g程度)にし、エネルギーを適正に保つとよい。

	部位	脂質(g)	エネルギー(kcal)
豚肉	もも	10.2	183
	ヒレ	1.9	115
	肩ロース	19.2	253
	バラ	34.6	386
鶏肉	もも(皮付き)	14.0	200
	もも(皮なし)	3.9	116
	むね(皮付き)	11.6	191
	むね(皮なし)	1.5	108
	ささ身	0.8	105
牛肉	もも	13.3	209
	肩ロース	26.4	318
	肩	19.6	257

◎このページの数値は『五訂増補日本食品標準成分表 2010』に基づく。

鶏肉は皮を除くと低エネルギーに

鶏もも肉や鶏むね肉は、皮があるかどうかでエネルギー量が大きく変わる。ときには、皮を除いて使うのもおすすめ。

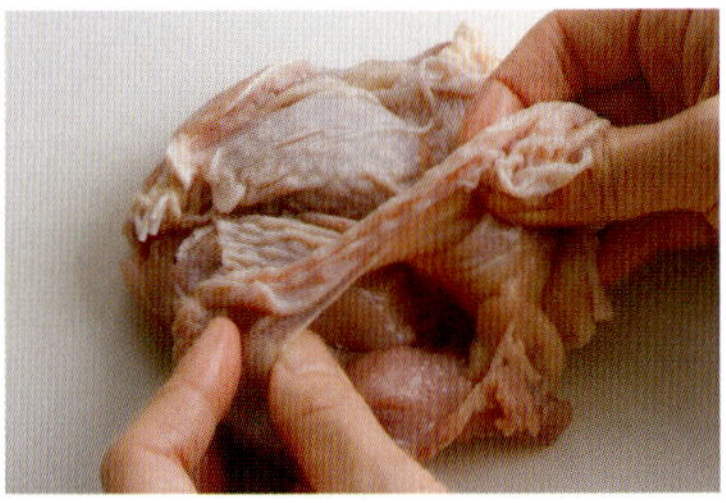

脂肪の少ない部位を選ぶ

両方とも豚もも肉。同じ部位でも脂肪の量に差がある。できるだけ脂肪の少ないものを選び、脂肪が多い場合は切り落として使う。

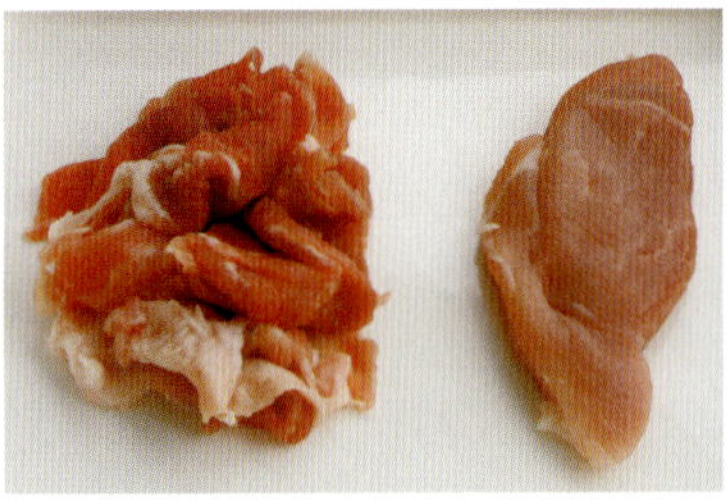

食物繊維の豊富な低エネルギーの食材

献立に積極的に取り入れると、エネルギーが抑えられるだけでなく、食後の満足感も出せます。

こんにゃく

弾力があり、かみごたえがあるので、料理に加えると満腹感が得やすくなります。こんにゃくはしっかり味をつけるとおいしさが増すので、切り目を入れたり、炒めて水けをとばしたりして使いましょう。

いろいろな種類のこんにゃくがありますが、色や形が違っても、栄養価はほとんど同じです。料理ごと、または好みに合わせて選んでください。

きのこ

加熱してもかさが減りにくいので料理にボリューム感を出すことができます。種類も多くそれぞれに香りや食感が異なるので、和風から洋風の料理まで幅広く使えます。

きのこは1種類だけを使ってもよいですが、1つの料理に対して2～3種類を組み合わせて使うと、さらに風味がよくなり、味わいに深みが出てきます。

●こんにゃくの種類と栄養価

	食物繊維(g)	エネルギー(kcal)
板こんにゃく 1枚＝200g	4.4	10
しらたき 1袋＝200g	5.8	12
玉こんにゃく 200g	4.4	10

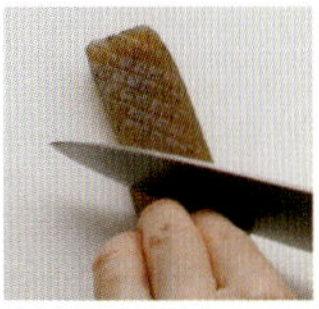

切り目を入れる
味がしみ込みにくいので、切り目を入れて味のしみ込みをよくする。

●きのこの種類と栄養価
(100g当たり)

	食物繊維(g)	エネルギー(kcal)
しめじ	3.7	18
生しいたけ	3.5	18
えのきだけ	3.9	22
マッシュルーム	2.0	11
なめこ	3.3	15
まいたけ	2.7	16
エリンギ	4.3	24
干ししいたけ*	1.2	5
きくらげ(乾燥)**	1.7	5

＊1枚(3g)当たり。＊＊3枚(3g)当たり。

食物繊維が豊富な副菜を活用しよう

食物繊維を多くとりたいときは、献立に、食物繊維が豊富な副菜を1品追加するのもよい方法です(エネルギーや塩分が増えすぎないように気をつける)。また、主食を玄米にすることで、食物繊維を増やすこともできます(P.13参照)。

焼きしいたけとパプリカの簡単南蛮漬け

[1人分で32kcal、塩分0.7g、食物繊維2.5g]

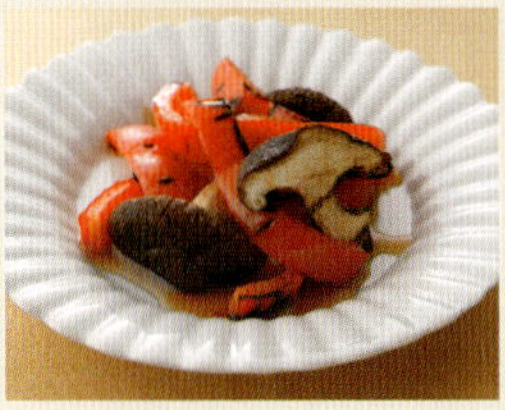

材料(2人分)
生しいたけ6枚(90g)、パプリカ(赤)1コ(120g)、A【ポン酢しょうゆ・だし各大さじ1、七味とうがらし少々】

つくり方
しいたけは石づきを除き、縦半分に裂く。パプリカは縦半分に切り、ヘタと種を除いて横1cm幅に切る。魚焼きグリルで焼いて、混ぜ合わせたAにつける。

こんにゃくのキムチあえ

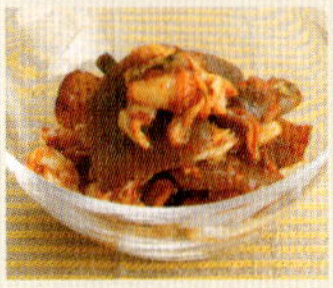

[1人分で26kcal、塩分0.7g、食物繊維1.9g]

材料とつくり方はP.98を参照。

小松菜とえのきの煮びたし

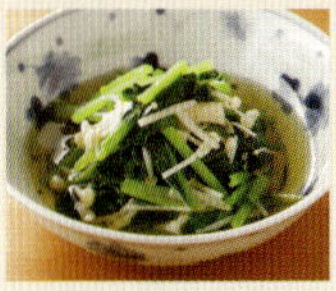

[1人分で27kcal、塩分0.6g、食物繊維2.2g]

材料とつくり方はP.99を参照。

◎このページの数値は『五訂増補日本食品標準成分表2010』に基づく。

摂取エネルギーを上手に控えるコツ2

献立の立て方を覚えましょう

主食はご飯を中心にし、野菜を多く使い、油脂と塩分は控えめに。

ある日の晩の献立例

副菜は食物繊維が多い野菜やきのこを使う。ただし、油脂や塩分が多くならないよう気をつける。

主菜にもできるだけ野菜を添える。

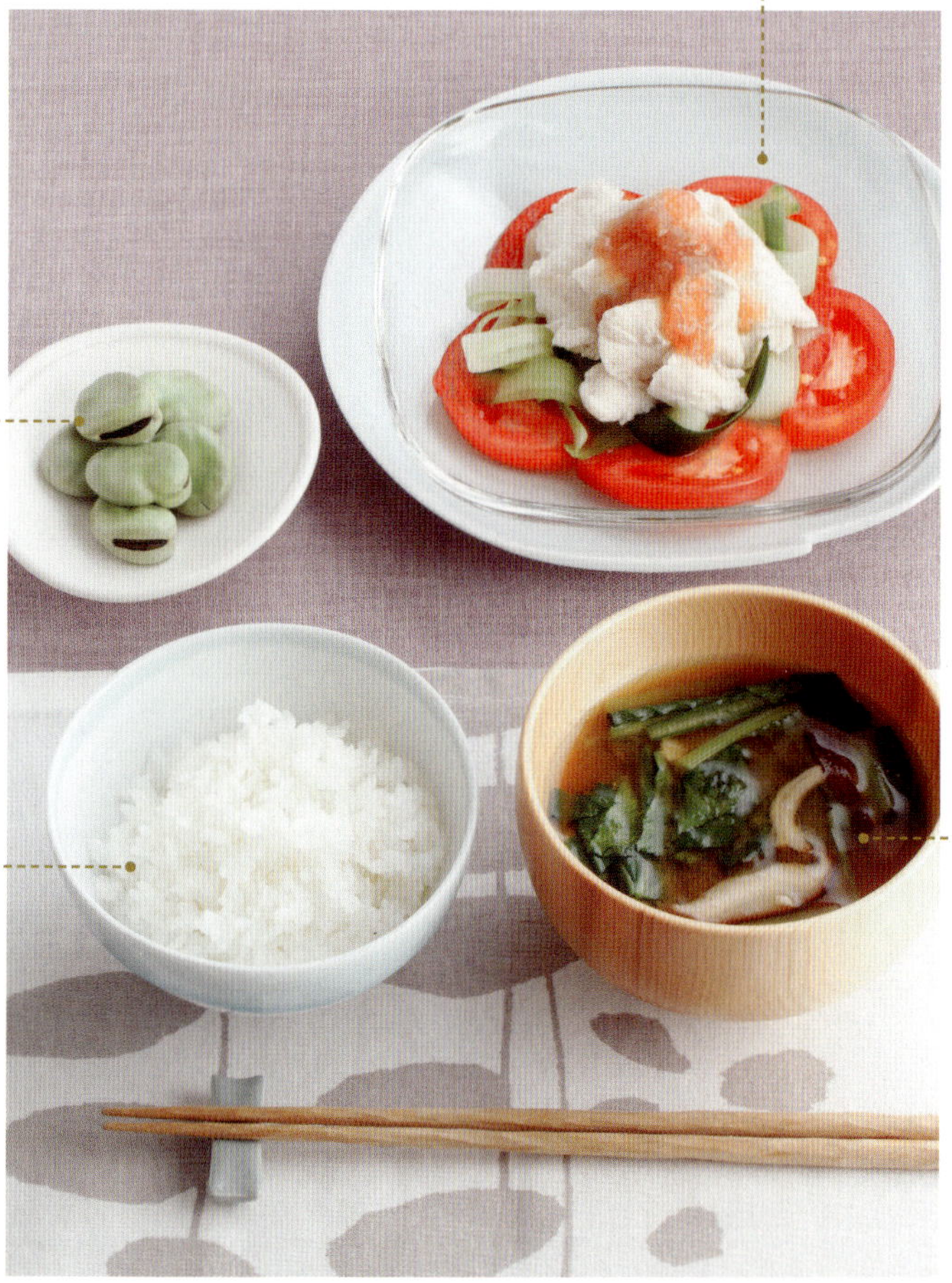

主食はご飯を中心にする。炭水化物をとるためにもしっかりと食べる。

汁物は一日1回が目安。塩分を控えめに。

糖尿病の食事では食べてはいけない食品はありませんが、エネルギーを適正に保つ必要があります。

ポイントはエネルギーが高くなりやすい肉や魚、主食は、適量を守ることです。1食で、肉は50〜80g、魚は80gを目安にし、主食となるご飯は自分の適正なエネルギー摂取量に見合った量にします（本書では献立のエネルギー量によって、一日１６００kcal前後の場合は主に1食150g、一日１４００kcal前後の場合は1食150gまたは120g、一日１２００kcal前後の場合は主に1食120gと、目安としてのご飯の量を決めています）。

副菜では、食物繊維を含む低エネルギーの食材を多めに使いましょう。

主食でも食物繊維をとるには

精製度の低い玄米は食物繊維が豊富です。主食は食べる量が多いので、その分、食物繊維の摂取量を増やすことができます。玄米のほかには発芽玄米（玄米を発芽させたもの）、胚芽米なども食物繊維が豊富です。まずは数回に１回の割合で、取り入れてみるとよいでしょう。パンならば、ライ麦パンなどがおすすめです。

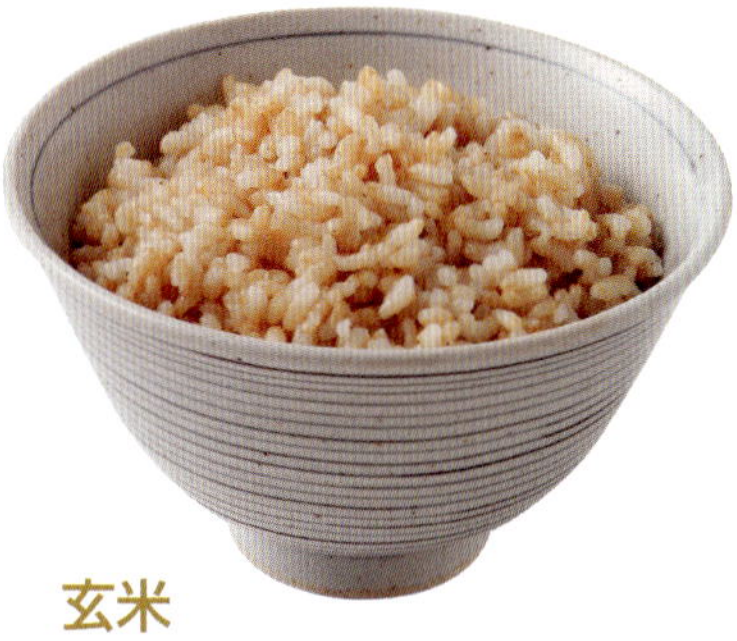

玄米
[100g 当たりの食物繊維 1.4g]
※同量の白米の食物繊維は 0.3g。

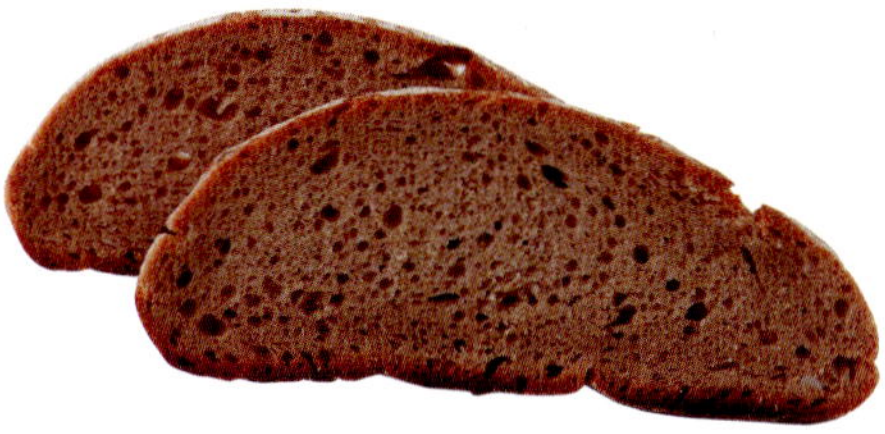

ライ麦パン
[100g 当たりの食物繊維 5.6g]

野菜は1回の献立で100～150gを使うのが目標

野菜類の摂取量は一日に350g以上が目安とされています。1回の献立で100～150gとれるようにすると、料理としてのボリュームも出て、食べたときに満足感が得やすくなります。野菜の多い献立は、エネルギーが抑えられるだけでなく、食物繊維やビタミン類がとれるのも利点です。左のような、つくりおき可能な常備菜も便利です。

酢や香味野菜を使ったり、電子レンジを活用するなど、油脂や塩分を控える工夫をしましょう。

家庭でよく使う野菜

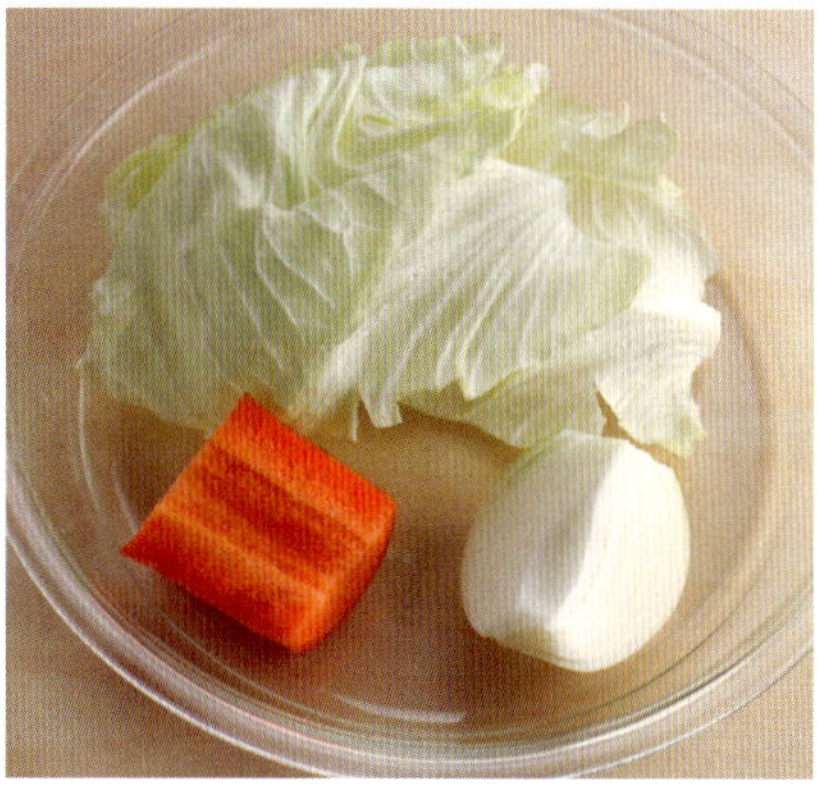

キャベツ、にんじん、たまねぎ。これらを合わせて約 100g。よく使う野菜は、デジタルばかりなどで重さを量り、だいたいの分量を覚えておくと役立つ。

便利な常備菜 手づくりピクルス

[1人分で 43kcal、塩分 0.7g、食物繊維 0.9g]（※）

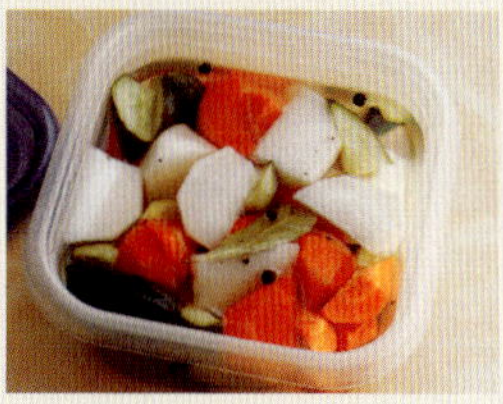

このピクルスは、油脂を使わずにつくった糖尿病の食事におすすめの常備菜。野菜が足りないときの献立に、活用しましょう。
※ピクルス液 70％摂取で計算。

材料（6人分）
かぶ 140g、にんじん 90g、きゅうり 100g、
ピクルス液【酢・砂糖・水…各カップ½、塩小さじ 1】

つくり方
かぶはくし形に切り、ほかの野菜は乱切りにする。鍋にピクルス液の材料とにんじんを入れて中火にかけ、煮立ったらかぶを加え、再び煮立ったらきゅうりを加えて火を止める。そのまま冷めるまでおく。冷蔵庫で１週間ほど保存できる。

摂取エネルギーを上手に控えるコツ3

食材や調味料を計量しましょう

食材や調味料をきちんと量ると、エネルギーのとりすぎが防げます。

目分量で調理をすると、食材や調味料の量が分かりにくくなるため、摂取エネルギーを適正に保つのが難しくなります。きちんと計量して調理をしていると、次第におよその量が分かるようになってきます。特に脂肪が多い肉や魚、油脂、油脂を含む調味料は、エネルギーのとりすぎにつながりやすいので、きちんと計量しましょう。加えて毎日食べるご飯も計量して、およその量を知っておきましょう。

本書で紹介している料理も、きちんと計量してつくって食べると、分量や塩味の加減を覚えられます。計量してもわずかな誤差は生じるかもしれませんが、計量を習慣にすることが大切です。

基本の量り方

オリーブ油小さじ1

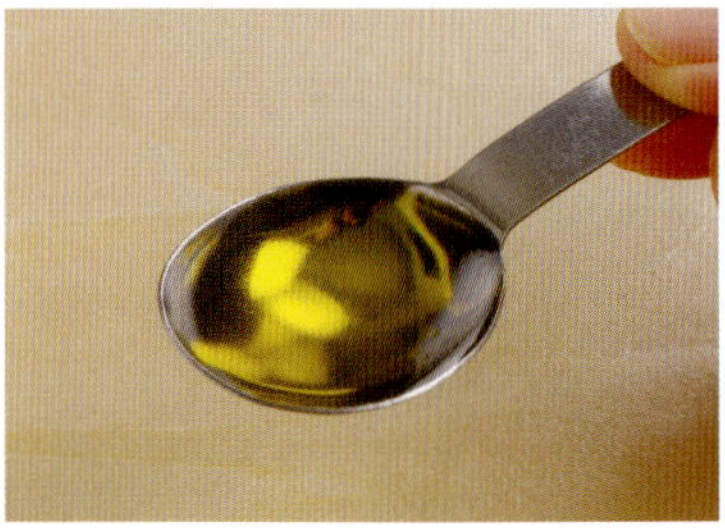

計量スプーンで量るときは、表面張力でこぼれない程度に入れる。小さじ½を量る場合はスプーンの半分まで入れる。しょうゆなどの液体調味料の場合も同様。

マヨネーズ小さじ½

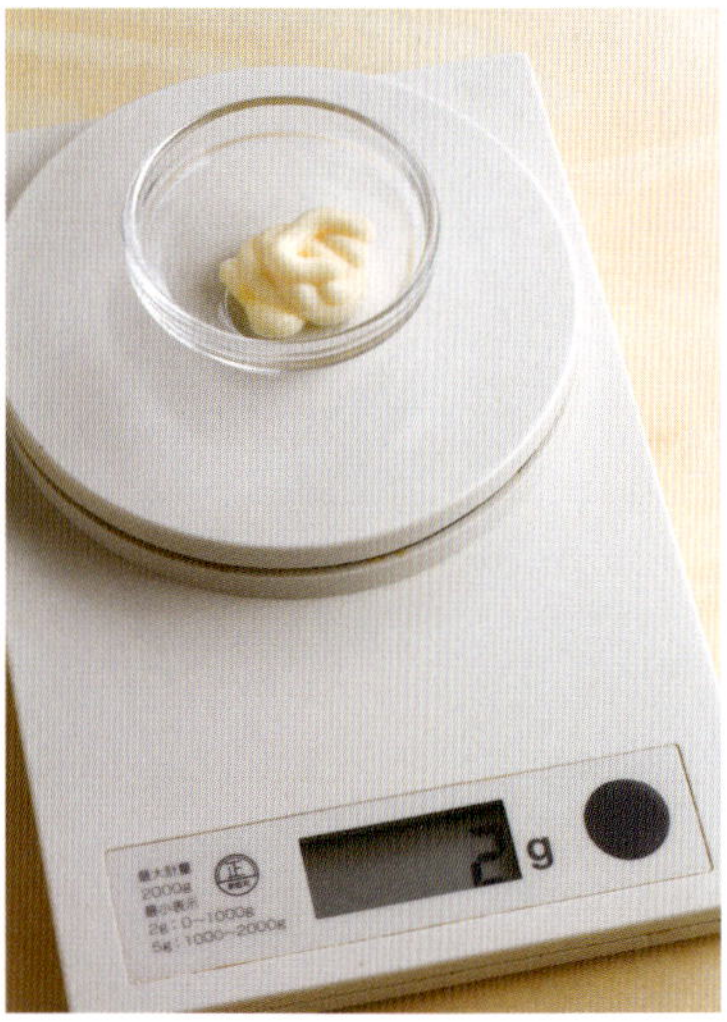

マヨネーズは、計量スプーンで量ってもよいが、デジタルばかりを使うとより正確な分量を量ることができる。

計量する道具

計量スプーンと計量カップ

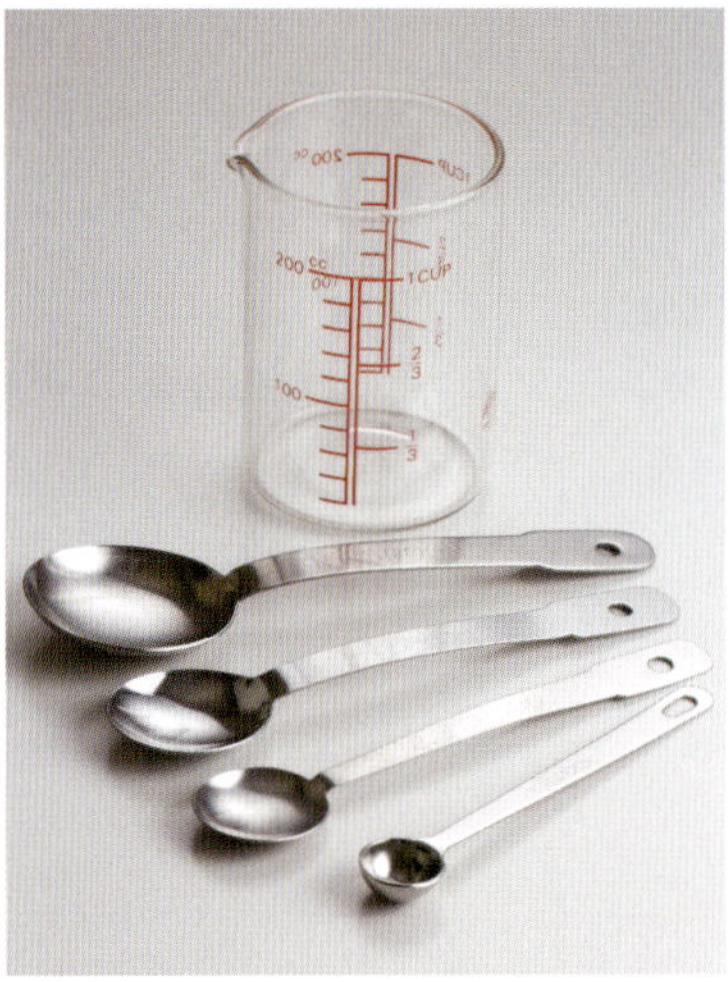

写真の計量スプーンは、奥から大さじ＝15mℓ、小さじ＝5mℓ、小さじ½＝2.5mℓ、ミニスプーン＝1mℓ。主に調味料を量るときに使う。写真の計量カップは、カップ1＝200mℓが量れるもの。調味料やだし、水の量を量る。
※1mℓは1ccに相当。

デジタルばかり

食材の重量を量るもの。最小単位が1gのものだと便利。

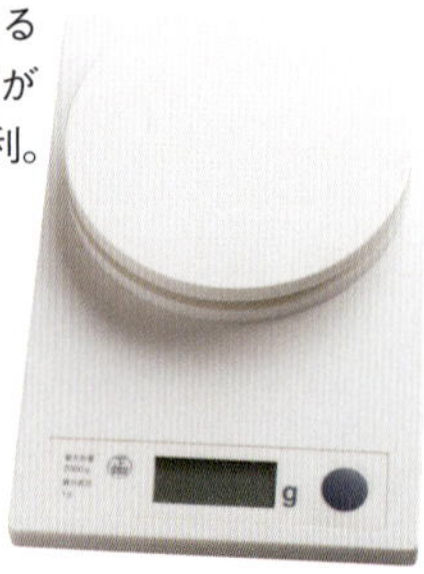

主な調味油や調味料の小さじ１のエネルギー量

食材に含まれる油脂を除くと、調理に使える油脂は、ドレッシングやマヨネーズなども含めて一日20g程度です。油脂20gを小さじ5杯と考えて、朝、昼、晩の３食でバランスよくとりましょう。

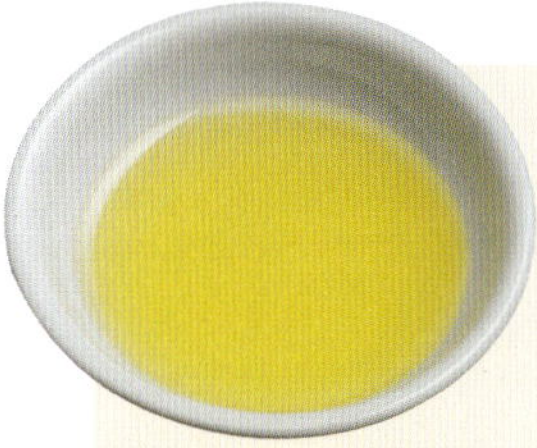

オリーブ油　37kcal
香りがよいので、加熱調理だけでなく、サラダのドレッシングにも。

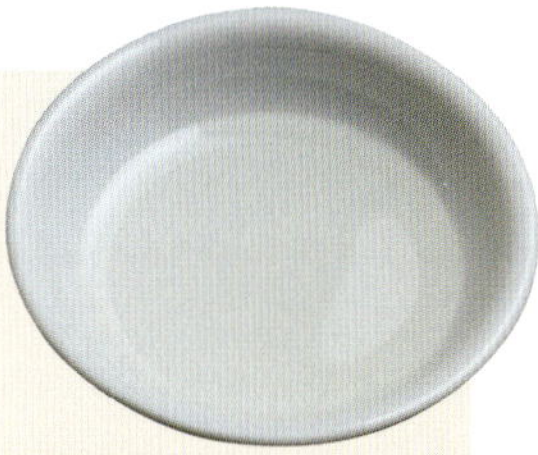

調合油（サラダ油）37kcal
くせがなく、炒め物、揚げ物、ドレッシングまで幅広く使える。

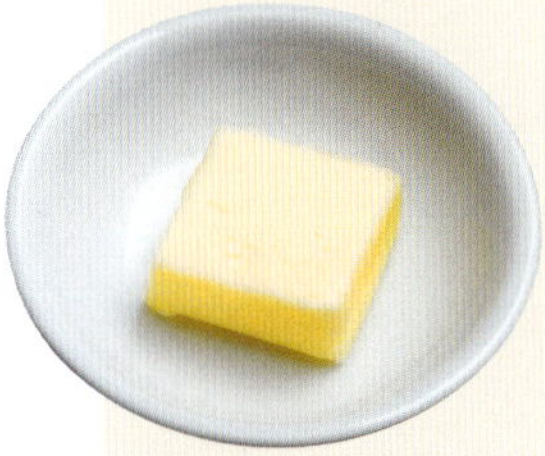

バター（有塩）　30kcal
まろやかなコクがあり、食べごたえが出る。

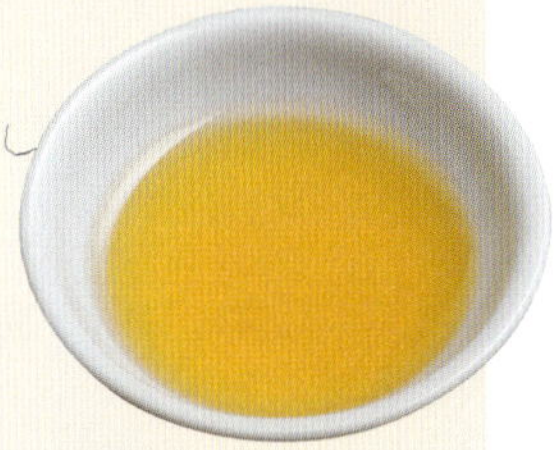

ごま油　37kcal
香ばしいごまの香りで、コクがある。料理の仕上げに使ってもよい。

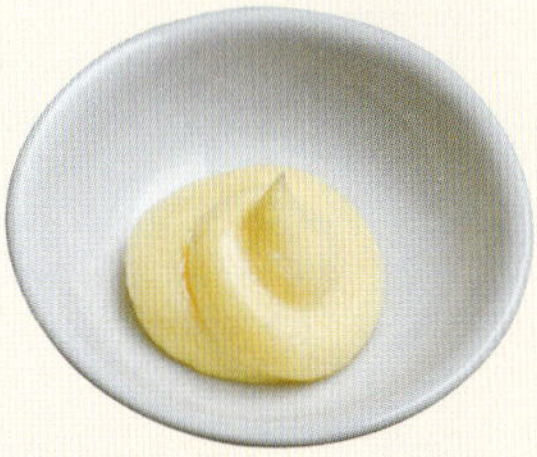

マヨネーズ　27kcal
エネルギー量やコレステロールを控えたタイプもある。

エネルギーや塩分が控えめのドレッシングを手づくりしよう

サラダなどに使うドレッシングは、市販のものを利用してもよいですが、自分でつくるとエネルギーや塩分の管理がしやすくなります。下記の割合で混ぜてつくりましょう。

◉フレンチドレッシング（つくりやすい分量）
[大さじ１杯分で82kcal、塩分0.3g]
酢大さじ2、サラダ油大さじ4、塩小さじ¼、黒こしょう少々

塩小さじ１

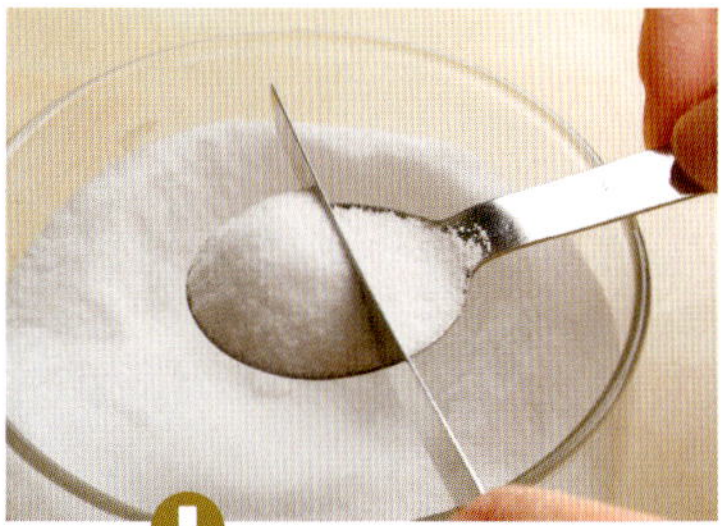

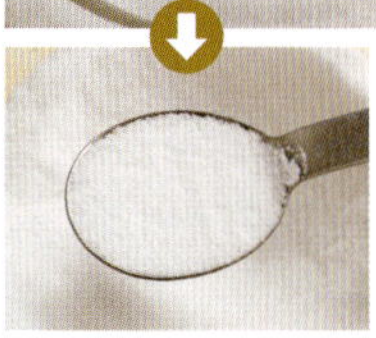

計量スプーン（小さじ）で塩をすくい、へらやスプーンの柄などですりきって平らにする。

塩小さじ½

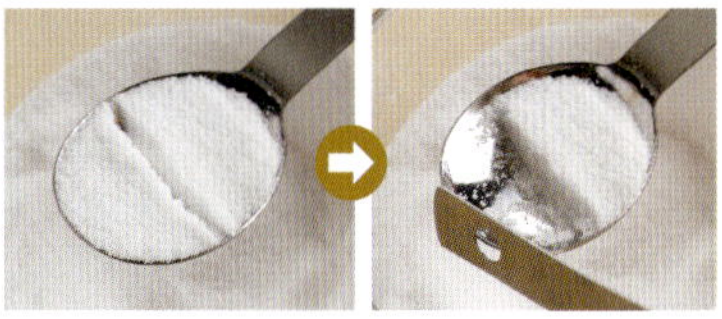

上の計量スプーンで小さじ１を量る。へらやスプーンの柄などで半分のところに線を引き、片側を落とす（小さじ½用の計量スプーンで量ることもできる）。

塩ミニスプーン１

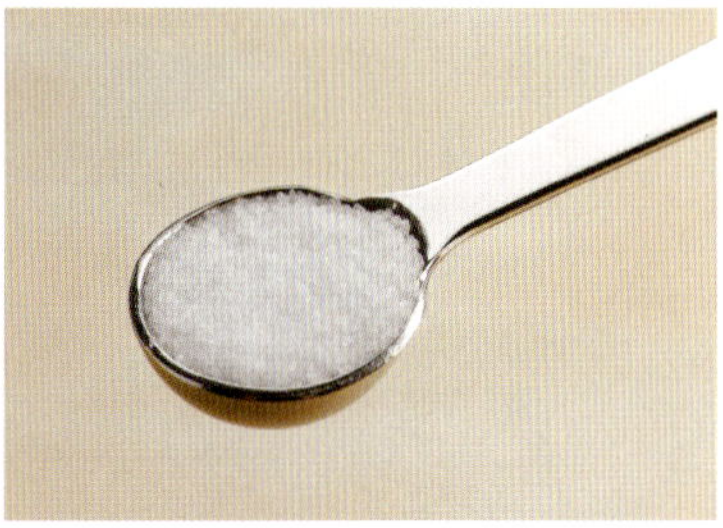

量り方は、計量スプーン（小さじ）と同様。塩をすくってへらやスプーンの柄などですりきって平らにする。

食塩を使う

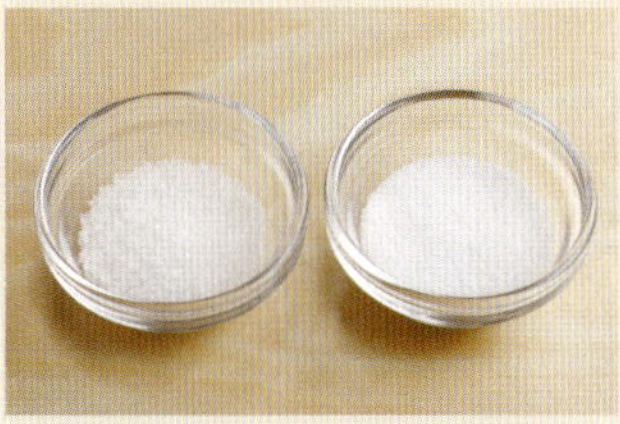

写真右が食塩、左があら塩。本書では、特に説明のないかぎり、計量のしやすい食塩を使っている。

本書を上手に活用しましょう

エネルギー摂取量を適正に保つポイントを紹介します。

☑ エネルギー摂取量を適正に保ちつつ、塩分を控えた食事が分かります

本書では、1600kcal 前後、1400kcal 前後、1200kcal 前後の献立、エネルギー控えめの主菜や副菜を紹介しています。また、糖尿病があるとなりやすい高血圧予防の観点から、塩分を抑えた料理となっています（「日本人の食事摂取基準 2015 年版」では、1 日当たり男性は塩分 8.0g 未満、女性は 7.0g 未満が目標）。本書を活用することで、栄養バランスよく食事をすることができます。

☑ 栄養価を確認しましょう

献立や料理単品のエネルギーと塩分は
大きな文字で表示しています。

調理時間の目安が分かります。

544kcal　塩分2.9g　T45分

炭75.7g　た23.9g　脂16.3g　繊維5.7g　コ56mg

炭水化物は「炭」、たんぱく質は「た」、脂質は「脂」、食物繊維は「繊維」、
コレステロールは「コ」として表示しています。

☑ 調理のポイントを参考に

調理のポイントは P（Pマーク）で表示しています。エネルギーを控えるためのコツなどが分かります。

☑ 献立のエネルギー摂取量を参考にしましょう

本書では 1600kcal 前後、1400kcal 前後、1200kcal 前後の方に向けた一日の献立を紹介しています。自分の適正なエネルギー摂取量に近い献立を利用しましょう。

☑ 主菜や副菜を組み合わせて献立がつくれます

朝、昼、晩の献立の中から気に入った料理（主菜・副菜の単品）を抜き出し、自分で献立をたてることもできます。栄養価を考慮し、主菜や副菜を組み合わせましょう。

☑ 主食はご飯を中心に

パンやうどんなどと比べて、ご飯は塩分を含まず、食物繊維を増やしたい場合は、玄米などにかえることもできます。糖尿病の人は、エネルギー摂取量のうち 50 ～ 60％を炭水化物でとる必要があるため、主食のご飯を減らしすぎたり、増やしすぎたりしないように気をつけましょう。

ご飯（白米）の量とエネルギー
1食**120g**は**202kcal**
1食**150g**は**252kcal**
1食**180g**は**302kcal**

☑ エネルギー摂取量の計算方法

エネルギー摂取量は、年齢、性別や体格、身体活動レベル、血糖値、合併症の有無などによって違ってきます。その目安はP.123 の計算式で求めることができますが、医師から指示がある場合はそれに従いましょう。

Part. 1

糖尿病の献立と主菜1

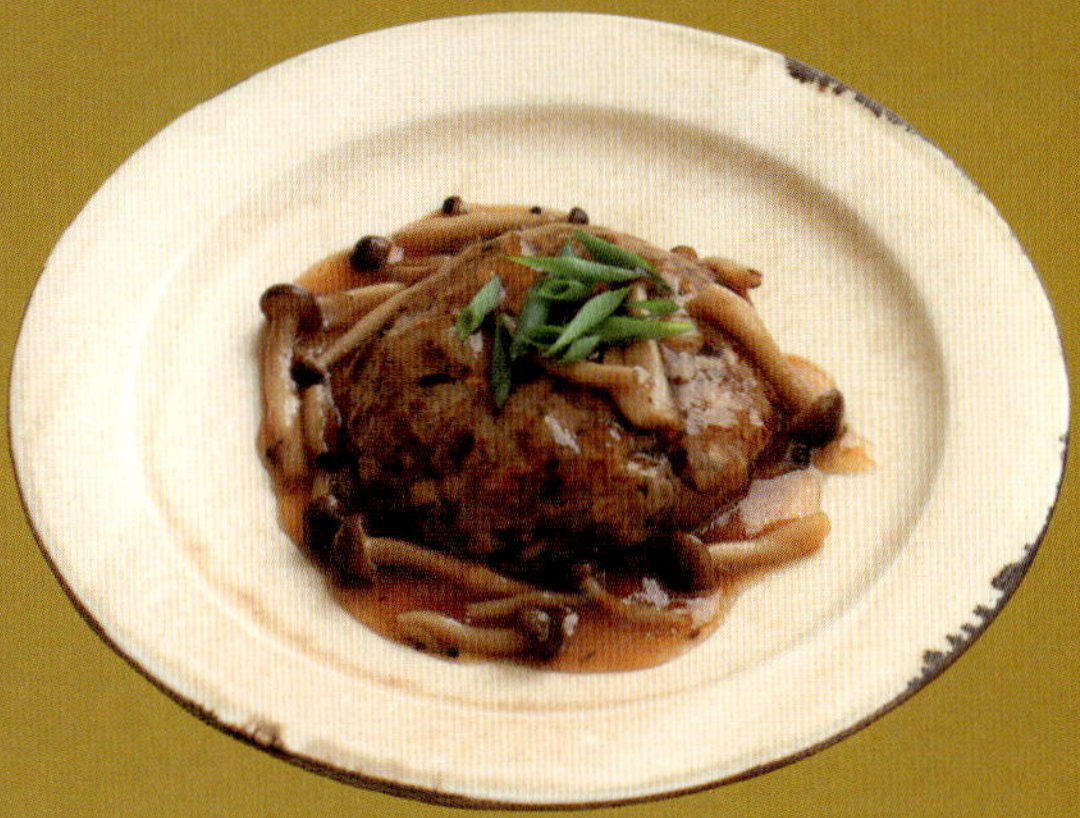

◎1600kcal前後の一日の献立

1600kcal 前後の一日の献立を紹介します。

◎600kcal以下の晩の献立

1食 600kcal 以下の晩の献立を紹介します。

◎250kcal以下の主菜

1品 250kcal 以下の主菜を紹介します。

ここで紹介する一日の献立は、適正エネルギーが 1600kcal に近い方におすすめの例です。

- 献立の中の白いご飯の分量は主に1食1人分150gとしています。
- 料理の材料とつくり方は、基本的に2人分として紹介しています。
- 栄養価は1人分の値です。
- 調理時間には、ご飯を炊く時間や、材料を冷ましたり、調味料につけたり、味をなじませたりする時間などは含みません。

しらすとチーズのトースト献立

しらすやチーズはカルシウムが豊富。サラダは手づくりドレッシングでエネルギーを控えます。

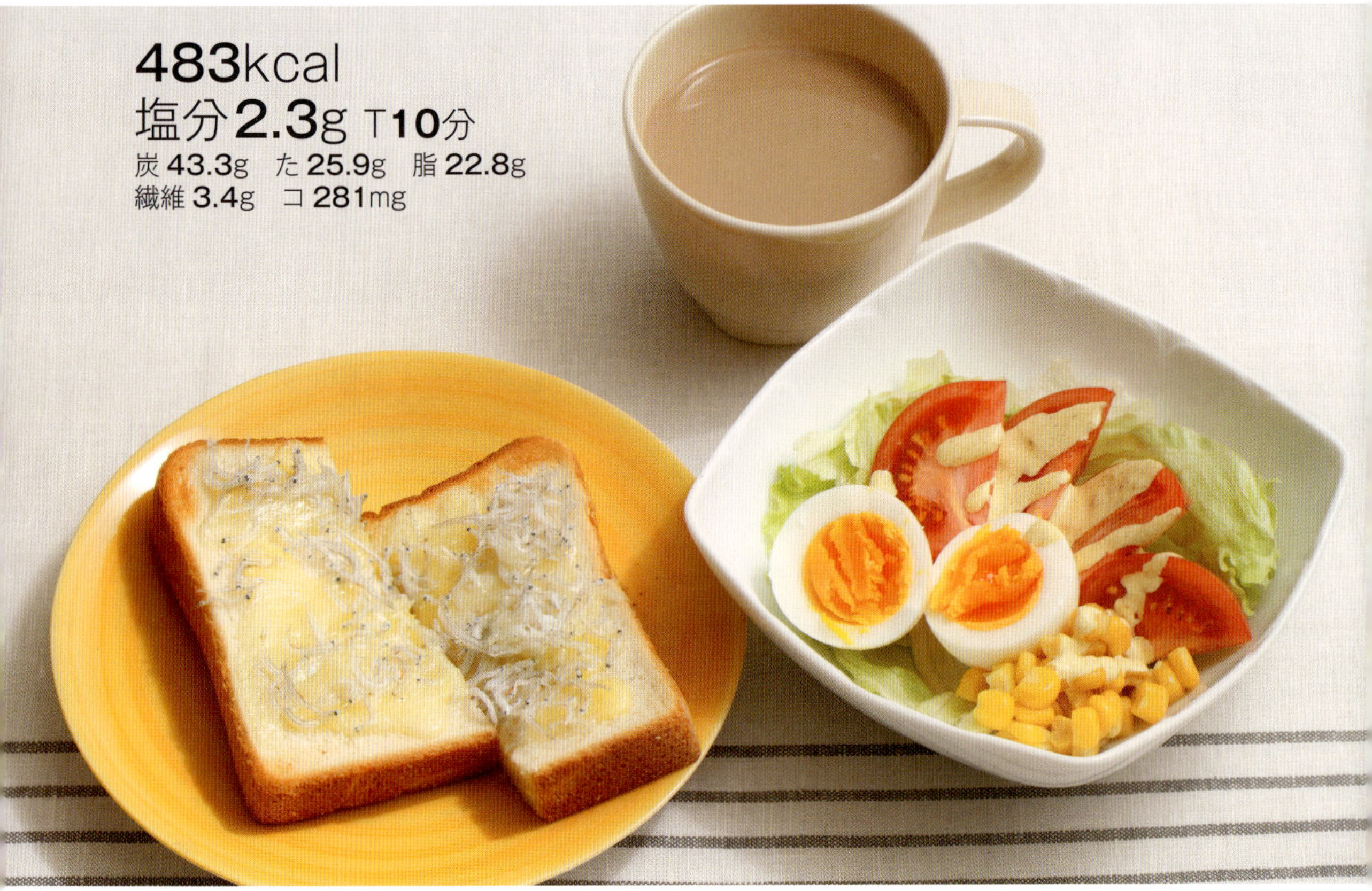
483kcal
塩分2.3g T10分
炭43.3g　た25.9g　脂22.8g
繊維3.4g　コ281mg

カフェオレ

74kcal／塩分0.1g

炭5.7g／た3.7g／脂4.0g／
繊維0g／コ13mg

材料(2人分)

牛乳…カップ1
コーヒー…カップ1

1 牛乳とコーヒーを合わせて温める。

ゆで卵入りサラダ

159kcal／塩分0.5g

炭8.9g／た8.0g／脂10.1g／
繊維1.9g／コ232mg

材料(2人分)

ゆで卵…2コ
レタス(ちぎる)…40g
トマト(くし形に切る)
…1コ分(150g)
ホールコーン(缶詰)…48g
A【マヨネーズ…大さじ1、カレー粉…小さじ¼、プレーンヨーグルト(無糖)…小さじ1】

1 ゆで卵は殻をむき、半分に切る。**A**は混ぜる。

2 器にレタス、トマト、汁けをきったコーン、ゆで卵を盛り、**A**をかける。

しらすとチーズのトースト

250kcal／塩分1.7g

炭28.7g／た14.2g／脂8.7g／
繊維1.5g／コ36mg

材料(2人分)

食パン(6枚切り)…2枚(120g)
ピザ用チーズ…40g
しらす干し…30g

1 食パンにチーズ、しらす干しを広げてのせる。

2 オーブントースターで焼き、食べやすく切る。

厚揚げの照り焼き丼献立

肉の代わりに厚揚げを使ってエネルギーを抑えます。しっかり味で食べごたえは十分。

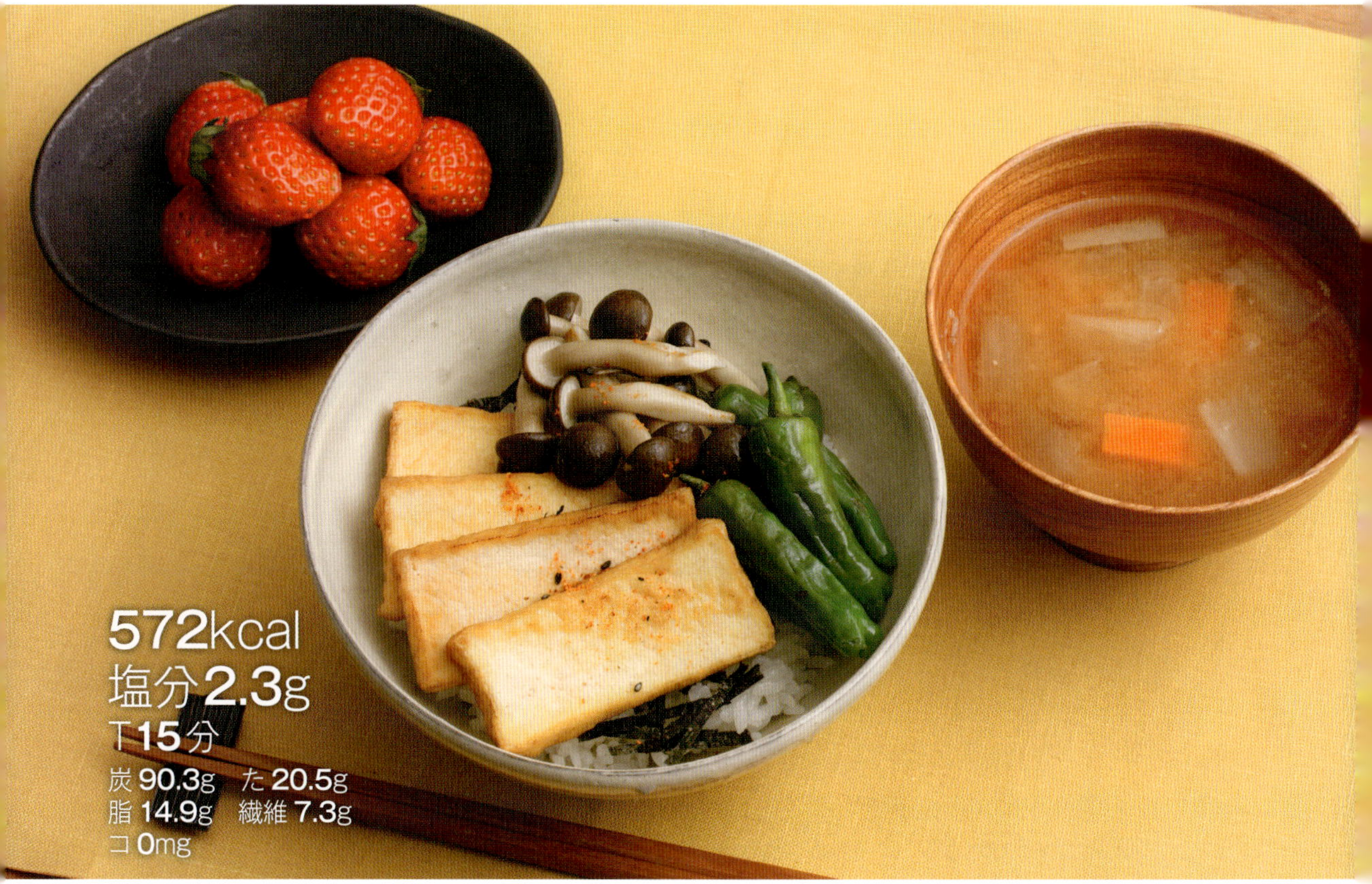
572kcal
塩分2.3g
T15分
炭 90.3g　た 20.5g
脂 14.9g　繊維 7.3g
コ 0mg

根菜のみそ汁

35kcal ／ 塩分 1.3g

炭 5.9g ／た 1.8g ／脂 0.6g ／繊維 1.5g ／コ 0mg

材料(2人分)

大根(短冊形に切る)…60g
にんじん(短冊形に切る)…50g
だし…カップ1½
●みそ

1 鍋にだしと野菜を入れ、中火で野菜が柔らかくなるまで煮て、みそ大さじ1を溶き入れる。

厚揚げの照り焼き丼

501kcal ／ 塩分 1.0g

炭 75.5g ／た 17.8g ／脂 14.2g ／繊維 4.3g ／コ 0mg

材料(2人分)

厚揚げ(薄切り)…200g
ししとうがらし…10本(70g)
しめじ(石づきを除いてほぐす)…90g
ご飯(温かいもの)…360g
刻みのり…適量
A【しょうゆ・みりん・酒…各小さじ2】
●サラダ油・塩・七味とうがらし

1 ししとうは切り目を入れる。

2 フライパンにサラダ油小さじ1を中火で熱し、厚揚げを焼く。1としめじを加えてふたをし、弱火で2分間焼く。

3 2の野菜に塩ミニスプーン¼をふって取り出す。厚揚げは、Aを加えてからめる。

4 器にご飯を盛り、刻みのり、3をのせる。七味とうがらし少々をふる。

いちご

36kcal ／ 塩分 0g

炭 8.9g ／た 0.9g ／脂 0.1g ／繊維 1.5g ／コ 0mg

材料(2人分)

いちご…14コ(210g)

1 いちごは洗って器に盛る。

和風ハンバーグ献立

肉ダネにきのこを加えると、エネルギーを控えつつ、ボリュームが出せます。野菜を多く使った副菜2品を添えましょう。

544kcal　塩分2.9g　T45分

炭 75.7g　た 23.9g　脂 16.3g　繊維 5.7g　コ 56mg

※白米のご飯150g(252kcal)の栄養価を含む。

白菜とにんじんの甘酢あえ

18kcal ／ 塩分 0.3g

炭 4.2g ／た 0.5g ／脂 0.1g ／
繊維 0.9g ／コ 0mg

材料(2人分)

白菜…100g
にんじん…20g
A［酢…大さじ1
　 砂糖…小さじ1
●塩

1 白菜は軸と葉に切り分け、軸は食べやすい長さに縦に切る。葉はザク切りにする。にんじんはせん切りにする。

2 ボウルに1を合わせて入れ、塩ミニスプーン1をふって混ぜ、しんなりとしたら、水けを絞る。

3 Aを合わせ、2に加えてあえる。

小松菜とわかめのみそ汁

28kcal ／ 塩分 1.3g

炭 3.8g ／た 2.4g ／脂 0.7g ／
繊維 1.6g ／コ 0mg

材料(2人分)

小松菜…100g
カットわかめ(乾)…1g
だし…カップ1½
●みそ

1 小松菜は根元を切って、ザク切りにする。わかめは水で戻す。

2 鍋にだしを入れて中火で温め、小松菜を加える。火が通ったら、わかめを加えてひと煮立ちさせ、みそ大さじ1を溶き入れる。

和風ハンバーグ

246kcal ／ 塩分 1.3g

炭 12.0g ／た 17.2g ／脂 15.0g ／
繊維 2.7g ／コ 56mg

材料(2人分)

合いびき肉…150g
生しいたけ…4枚(60g)
たまねぎ…¼コ(50g)
しめじ…60g
細ねぎ…1本
A［パン粉・牛乳…各大さじ1
B［だし…カップ¾
　 しょうゆ・みりん…各小さじ2
水溶きかたくり粉
［かたくり粉…大さじ½
 水…大さじ1
●塩・こしょう・サラダ油

1 しいたけは石づきを除き、みじん切りにする。たまねぎも同様に切る。Aは混ぜ合わせる。

2 しめじは石づきを除き、食べやすくほぐす。細ねぎは1～2cm長さの斜め切りにする。

3 ボウルに合いびき肉と1を入れて混ぜ合わせ、塩ミニスプーン½、こしょう少々を加えて混ぜる。2等分にして、小判形にまとめる。

4 フライパンにサラダ油大さじ½を中火で熱し、3を並べる。焼き色がついたら裏返し、火を弱めてふたをし、5分間蒸し焼きにする。中まで火が通ったら器に盛る。

5 フライパンをサッと拭いてBを入れて中火にかけ、煮立ったらしめじを加えて煮る。しんなりとしたら、**水溶きかたくり粉**を回し入れ、4にかけて細ねぎをのせる。

◉一日の合計 1599kcal ／塩分 7.5g

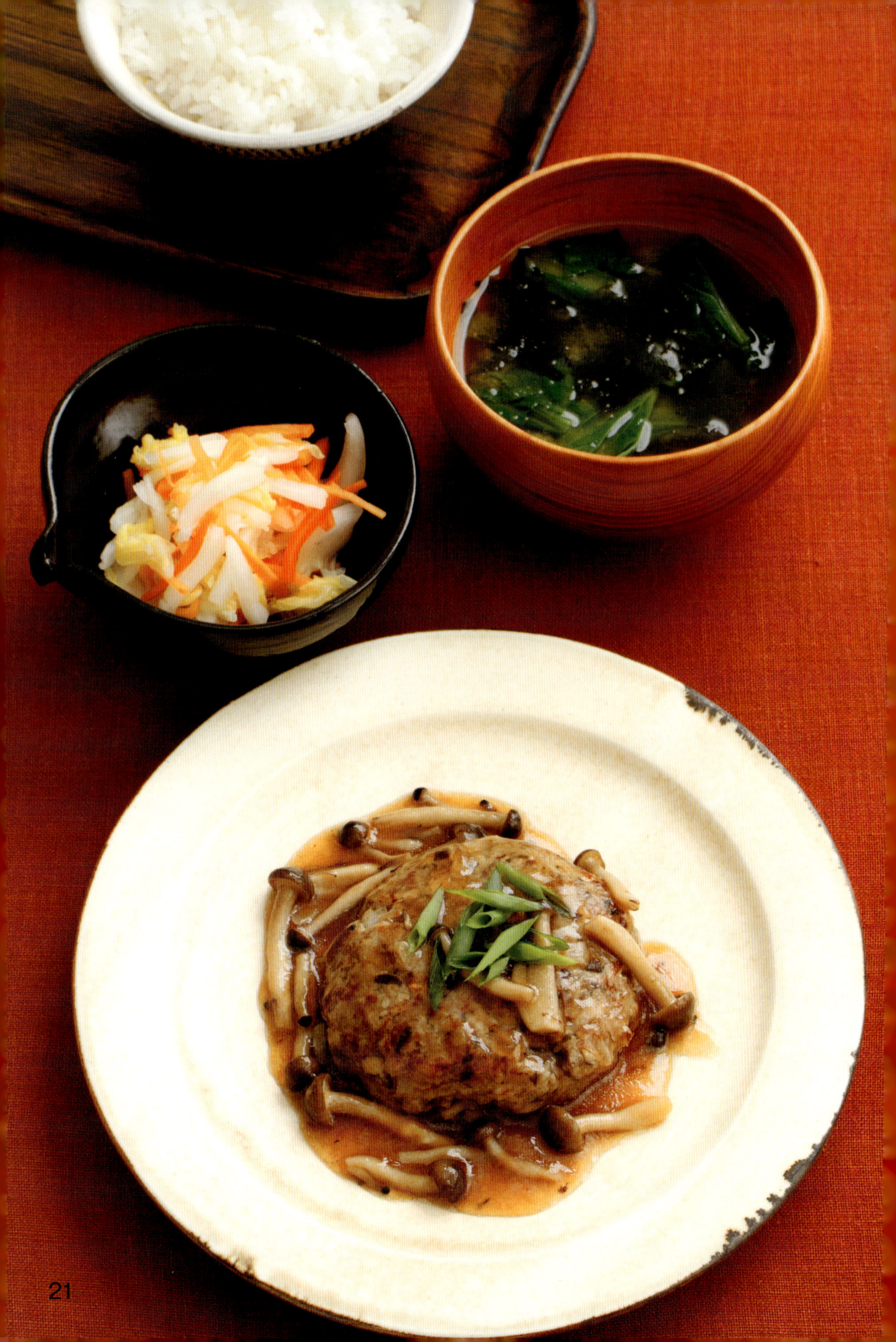

鶏ささ身の梅肉蒸し献立

電子レンジを使えば、蒸し料理も簡単。低エネルギーの鶏ささ身で、さっぱりとしたおかずに。

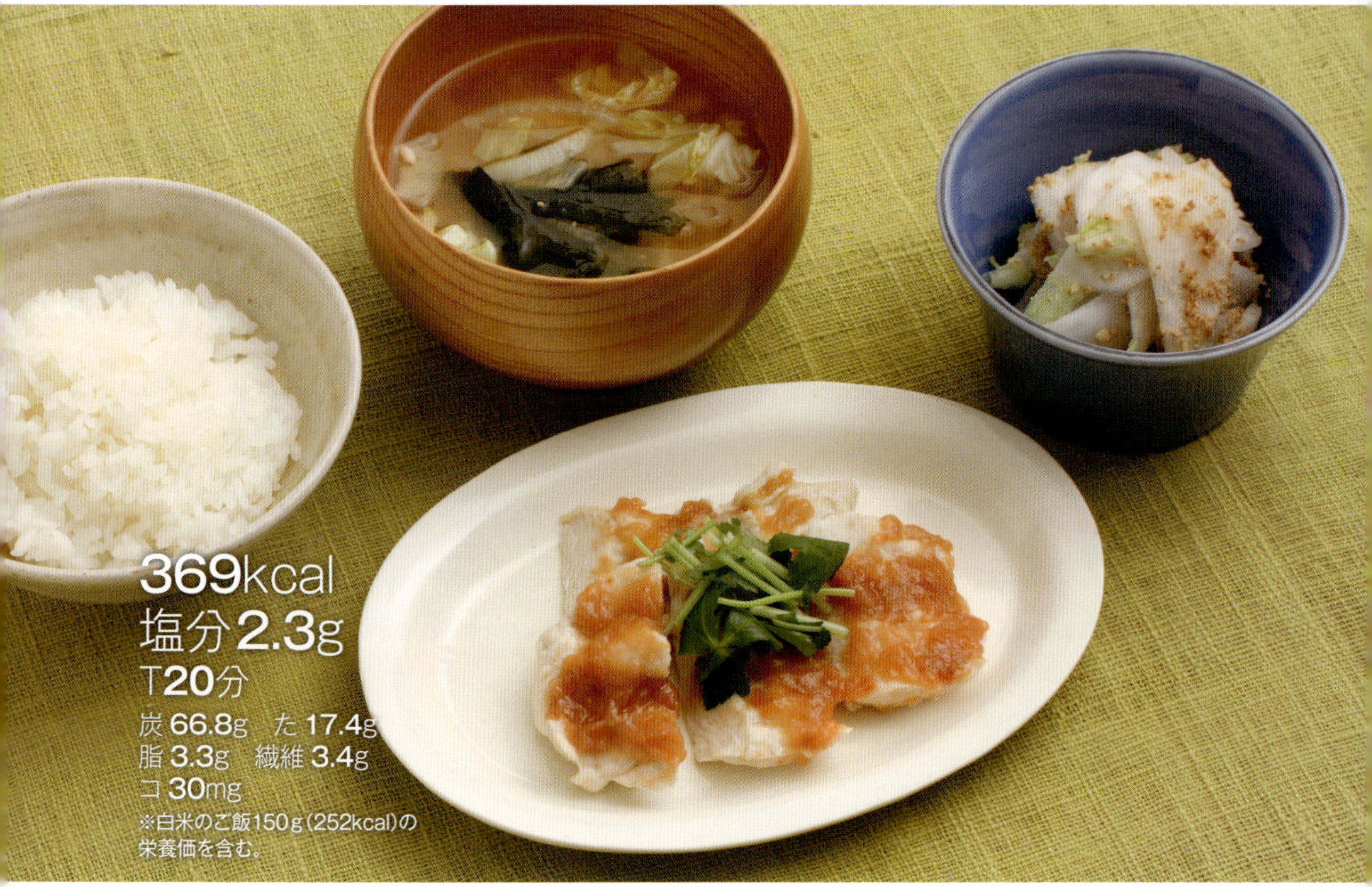

369kcal
塩分2.3g
T20分
炭 66.8g　た 17.4g
脂 3.3g　繊維 3.4g
コ 30mg
※白米のご飯150g(252kcal)の栄養価を含む。

野菜とわかめのみそ汁

37kcal ／ 塩分 1.3g

炭 6.3g ／た 2.3g ／脂 0.7g ／
繊維 1.6g ／コ 0mg

材料(2人分)

キャベツ…(小)1枚(50g)
たまねぎ…¼コ(50g)
カットわかめ(乾)…2g
だし…カップ1½
●みそ

1 キャベツは一口大に切る。たまねぎは横に薄く切る。わかめは水で戻す。

2 鍋にだしを入れて温め、1の野菜を加えて煮る。わかめを加え、ひと煮立ちさせ、みそ大さじ1を溶き入れる。

かぶのごまあえ

27kcal ／ 塩分 0.3g

炭 2.7g ／た 0.9g ／脂 1.7g ／
繊維 1.0g ／コ 0mg

材料(2人分)

かぶ…(小)2コ(90g)
すりごま(白)…小さじ2
●塩

1 かぶは葉を1cm残して切り落とし、縦半分に切ってから縦に薄く切る。塩ミニスプーン1をふり、混ぜる。

2 かぶがしんなりとしたら水けを絞ってボウルに入れる。ごまを加えてあえる。

鶏ささ身の梅肉蒸し

53kcal ／ 塩分 0.7g

炭 2.1g ／た 10.4g ／脂 0.4g ／
繊維 0.3g ／コ 30mg

材料(2人分)

鶏ささ身…90g
みつば(ザク切り)…3g
A【梅干しの果肉*…2コ分、酒・みりん…各小さじ1】
*梅干しは塩分12%のものを使用。

1 鶏ささ身は観音開きにする。

2 耐熱皿にささ身をのせ、混ぜ合わせた**A**を塗る。ラップをふんわりとかけて電子レンジに2分間かけ、そのまま2～3分間蒸らす。

3 食べやすく切って器に盛り、みつばを添える。

納豆おろしそば献立

冷たいかけそば風にしてつくる納豆おろしそば。ボリュームがあるので、副菜は果物を一品添えます。

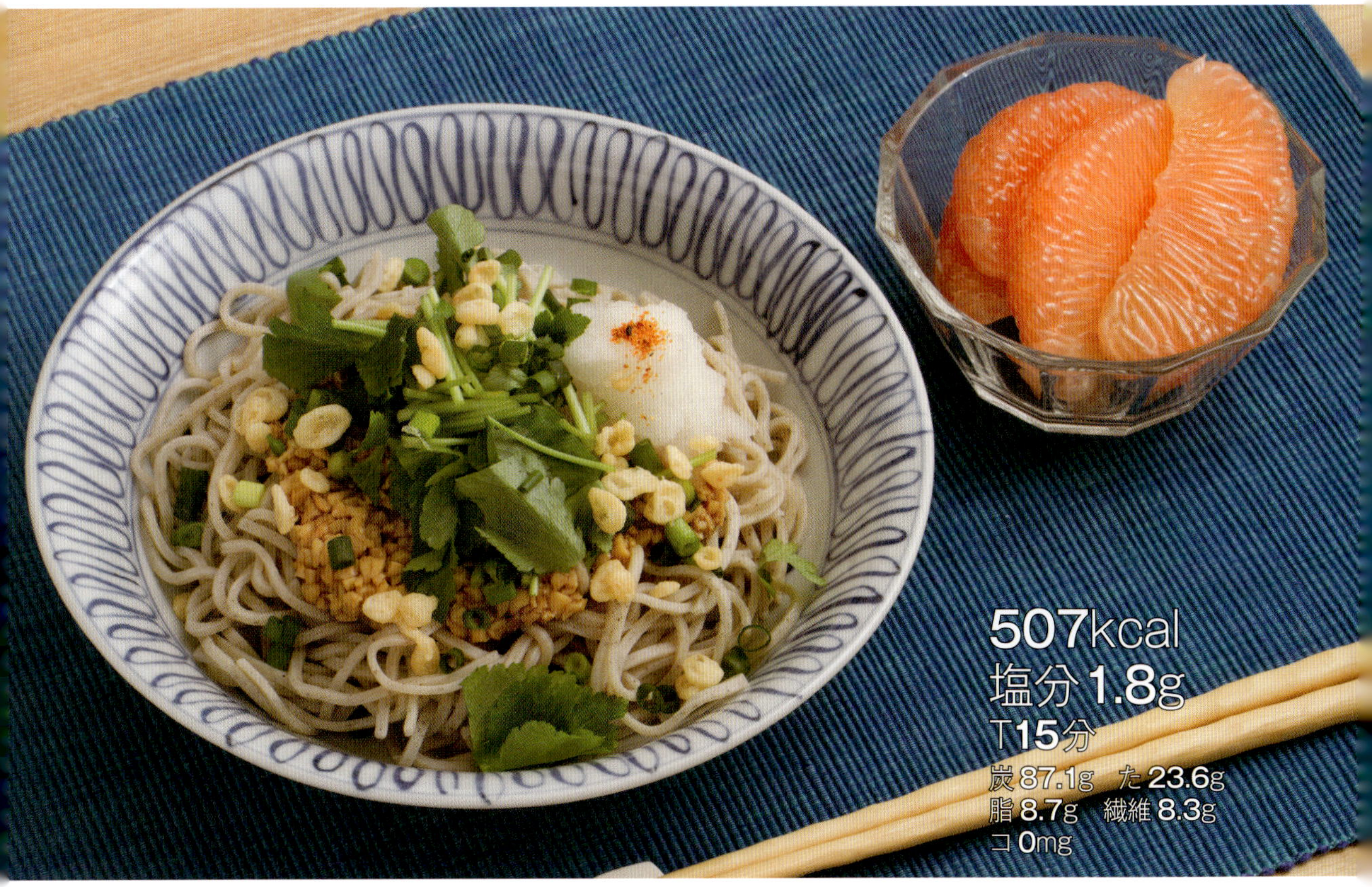
507kcal
塩分 1.8g
T 15分
炭 87.1g　た 23.6g
脂 8.7g　繊維 8.3g
コ 0mg

グレープフルーツ

48kcal ／ 塩分 0g

炭 12.0g ／た 1.1g ／脂 0.1g ／
繊維 0.8g ／コ 0mg

材料（2人分）

グレープフルーツ…1 コ（250g）

1 皮と薄皮をむき、器に盛る。

納豆おろしそば

459kcal ／ 塩分 1.8g

炭 75.1g ／た 22.5g ／脂 8.6g ／
繊維 7.5g ／コ 0mg

材料（2人分）

そば（乾）…180g
ひき割り納豆…2 パック（100g）
めんつゆ（左記参照）…大さじ 2
大根おろし…100g
揚げかす…大さじ 1
みつば（ザク切り）…40g
細ねぎ（小口切り）…1 本分（5g）
●七味とうがらし

1 そばはゆでて冷水にとり、水けをきる。

2 ボウルに納豆を入れて混ぜ、めんつゆ、水小さじ 2 を加えて混ぜる。

3 器にそばを盛り、2をかける。軽く水けをきった大根おろし、揚げかす、みつば、細ねぎをのせ、七味とうがらし少々をふる。全体を混ぜて食べる。

P 納豆とめんつゆを混ぜることで、つゆの量を少なくできる。

手づくりのめんつゆで塩分を控えよう

めんつゆは、市販のものを利用してもよいですが、自分でつくると塩分の管理がしやすくなります。この手づくりめんつゆは大さじ 1 当たり塩分 1.6g です。

材料（つくりやすい分量）

削り節（かつお、さばなどの混合）70g、干ししいたけ 5～6枚、昆布 15㎝角、しょうゆ・みりん各カップ 2 ½

つくり方

鍋に材料を入れて一晩おき、弱火にかけ、沸騰したら火を消してそのまま冷ます。こしてから容器などに入れる。冷蔵庫で 1 週間ほど保存可能。

ヘルシーあじフライ献立

主菜のあじは青背の魚の代表。栄養価が高いので積極的に利用したいものです。調理を工夫することで、油を控えた料理になっています。

679kcal　塩分2.8g　T40分

炭 96.4g　た 30.6g　脂 17.7g　繊維 5.0g　コ 177mg

※白米のご飯 150g(252kcal)の栄養価を含む。

かきたまスープ

79kcal ／ 塩分 1.3g

炭 6.5g ／た 4.7g ／脂 3.9g ／
繊維 1.3g ／コ 112mg

材料(2人分)

グリーンアスパラガス…60g
たまねぎ…½コ(100g)
顆粒《かりゅう》スープの素《もと》(洋風)…小さじ1
溶き卵…１コ分
●サラダ油・塩・こしょう

1 アスパラガスは堅い根元を切り、５㎜幅の小口切りにする。たまねぎは５㎜角に切る。

2 フライパンにサラダ油小さじ½を中火で熱し、1をサッと炒める。ふたをして弱火で２～３分間、蒸し焼きにする。

3 たまねぎが透き通ったら、水カップ1½、スープの素を加えてサッと煮、塩ミニスプーン½、こしょう少々で味を調える。溶き卵を回し入れ、ふんわりとしたら火を止める。

チーズ粉吹きいも

94kcal ／ 塩分 0.1g

炭 18.6g ／た 3.0g ／脂 1.0g ／
繊維 1.4g ／コ 3mg

材料(2人分)

じゃがいも…210g
粉チーズ…大さじ1
●黒こしょう(粗びき)

1 じゃがいもは皮をむき、一口大に切る。鍋に入れ、かぶるくらいの水を注ぎ、中火で10分間ゆでる。

2 柔らかくなったら湯を捨て、再び中火にかけて鍋を揺すりながら水分をとばし、粉を吹かせる。粉チーズ、黒こしょう少々を加えてあえる。

ヘルシーあじフライ

254kcal ／ 塩分 1.4g

炭 15.6g ／た 19.1g ／脂 12.3g ／
繊維 1.8g ／コ 62mg

材料(2人分)

あじ(フライ用)…(小)４匹(160g)
キャベツ…(大)１枚(100g)
トマト…½コ(75g)
パン粉…15g
トマトケチャップ・ウスターソース
…各小さじ2
●塩・こしょう・小麦粉・揚げ油

1 パン粉はざるに入れ、木べらで押しつけてこし、細かくする。キャベツはせん切りにする。トマトはヘタを除いてくし形に切る。

2 あじに塩ミニスプーン¾、こしょう少々をふる。さらに小麦粉大さじ１を水大さじ１で溶いたもの、パン粉の順に薄く衣をつける。

3 揚げ油を170℃に熱し、2を入れて返しながら２～３分間揚げる。油をきって器に盛り、キャベツ、トマトを添える。ケチャップとソースを混ぜ合わせてかける。

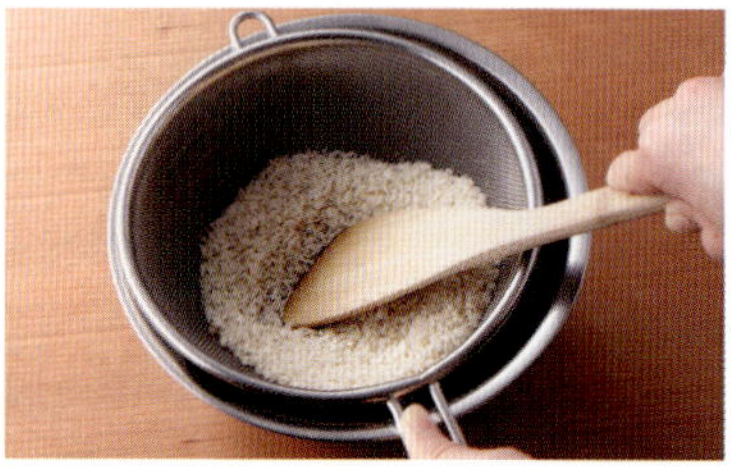

P ざるにパン粉を入れ、木べらで押しつけてこす。粒子を細かくすることで、衣の吸油率が下がり、摂取エネルギーが控えられる。

◉一日の合計 1555kcal ／塩分 6.9g

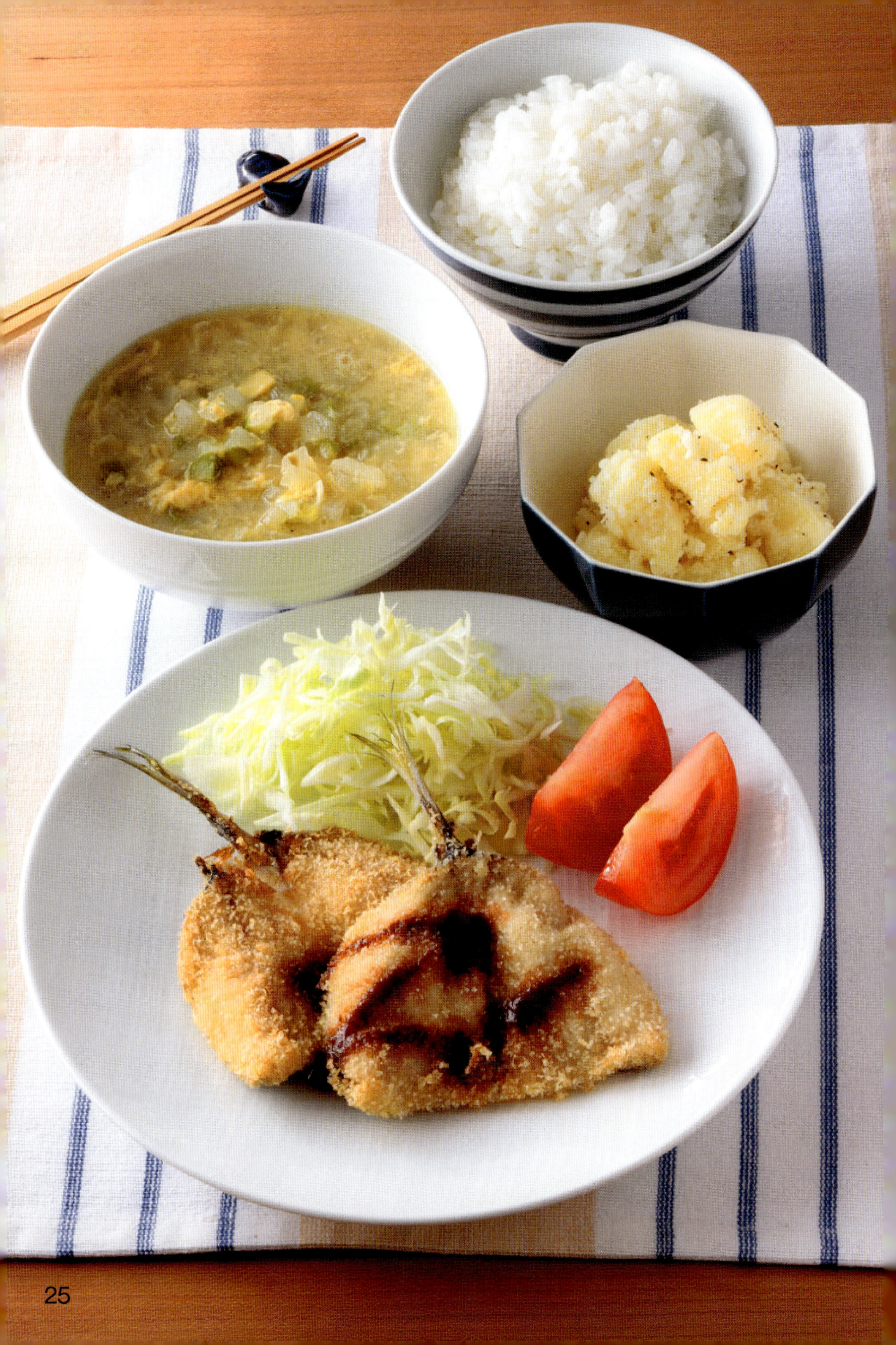

パセリ入りオムレツの献立

オムレツは刻んだパセリを入れて香りよく。食物繊維の多いキウイを副菜に添えます。

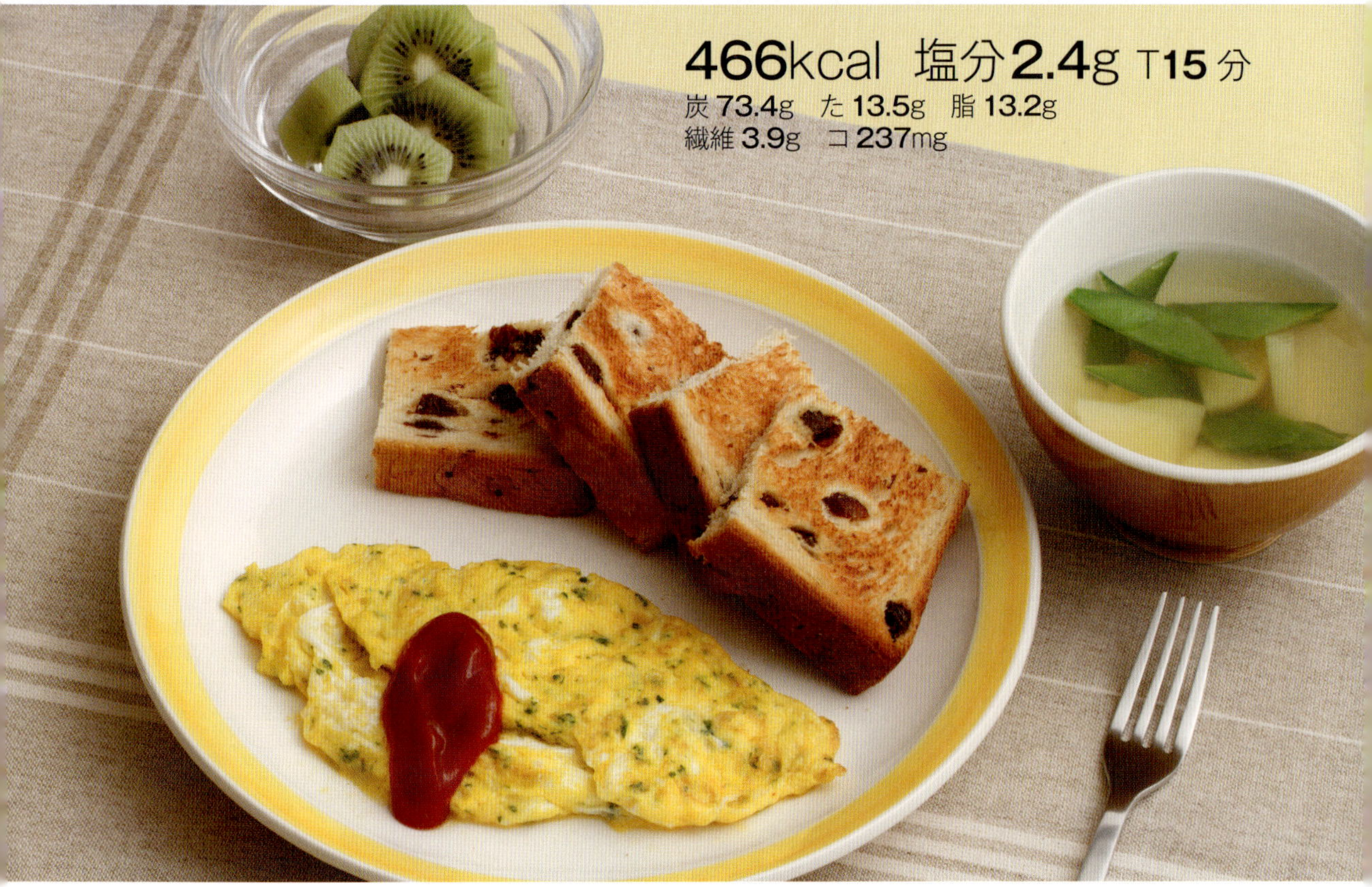

466kcal　塩分 2.4g　T 15 分

炭 73.4g　た 13.5g　脂 13.2g
繊維 3.9g　コ 237mg

絹さやとじゃがいものスープ

116kcal ／ 塩分 0.9g

炭 28.1g ／た 0.5g ／脂 0.1g ／
繊維 0.3g ／コ 0mg

材料（2人分）

絹さや…10 枚（20g）
じゃがいも…65g
顆粒《かりゅう》スープの素《もと》（洋風）…小さじ1
●こしょう

1 絹さやは筋を取って斜めに切る。じゃがいもはいちょう形に切る。

2 鍋に水カップ 1½、じゃがいもを入れて中火で煮る。じゃがいもが柔らかくなったら、絹さや、スープの素を加えてサッと煮、こしょう少々をふる。

レーズンパントースト

161kcal ／ 塩分 0.6g

炭 30.7g ／た 4.9g ／脂 2.1g ／
繊維 1.3g ／コ 0mg

材料（2人分）

レーズンパン（6 枚切り）
…2 枚（120g）

1 焼いて食べやすく切る。

キウイ

45kcal ／ 塩分 0g

炭 11.5g ／た 0.9g ／脂 0.1g ／
繊維 2.1g ／コ 0mg

材料（2人分）

キウイ…2コ（170g）

1 皮をむいて食べやすく切る。

パセリ入りオムレツ

144kcal ／ 塩分 0.9g

炭 3.1g ／た 7.2g ／脂 10.9g ／
繊維 0.2g ／コ 237mg

材料（2人分）

溶き卵…2コ分、牛乳…大さじ2、
パセリ（みじん切り）…大さじ1
●塩・こしょう・バター・
トマトケチャップ

1 ボウルに卵、牛乳、パセリ、塩ミニスプーン½、こしょう少々を入れて混ぜる。

2 フライパンにバター大さじ½を中火で溶かし、1の½量を流し入れてオムレツをつくる。同様にもう1つつくる。

3 1人分につきトマトケチャップ大さじ½をかける。

スープカレーの献立

豚肉を細切りにすることで手早くつくることができるスープカレーです。野菜もたっぷり。

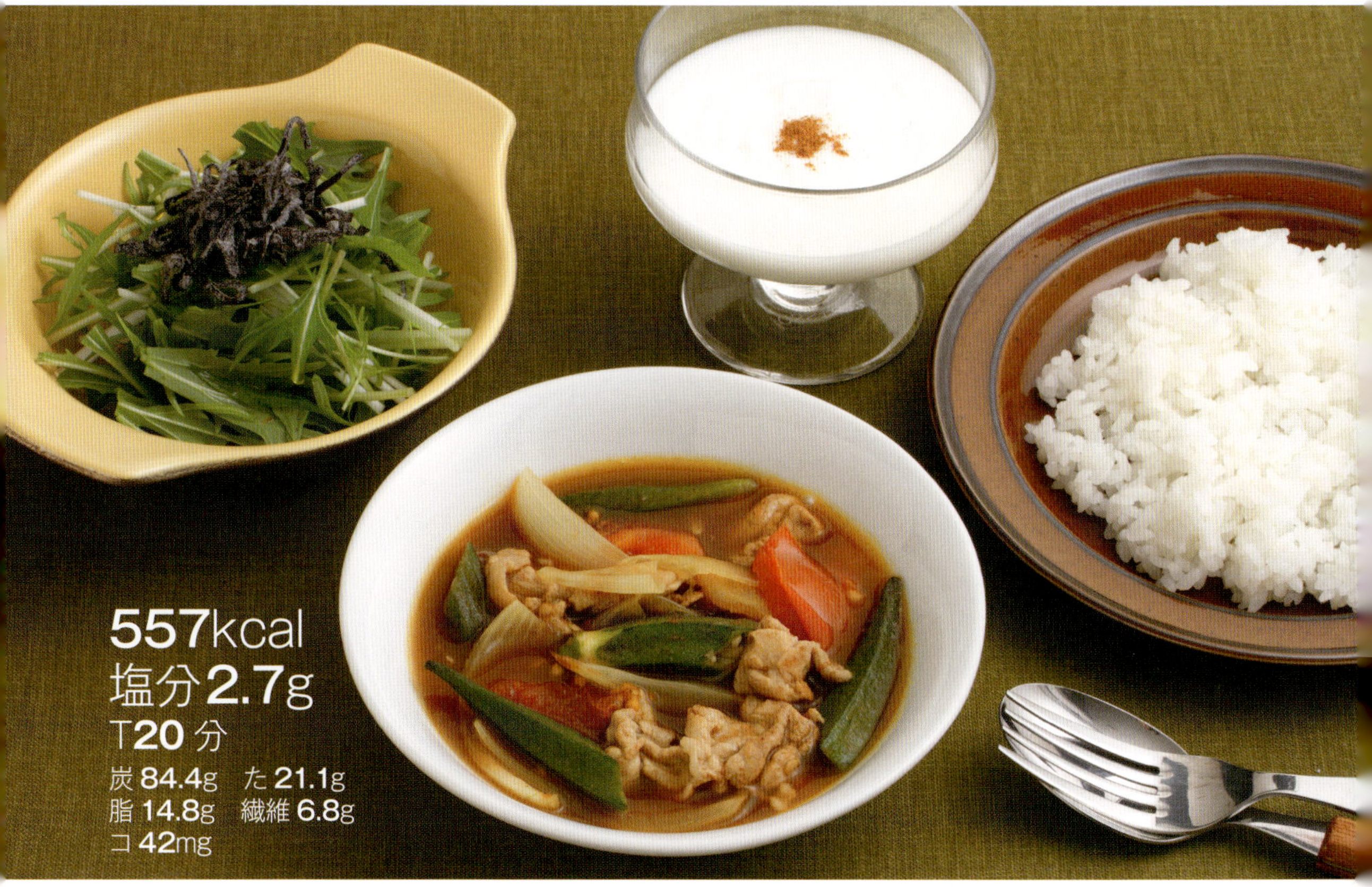
557kcal
塩分2.7g
T20分
炭84.4g　た21.1g
脂14.8g　繊維6.8g
コ42mg

シナモンヨーグルト

32kcal／塩分0.1g

炭2.6g／た1.8g／脂1.5g／
繊維0g／コ6mg

材料(2人分)

プレーンヨーグルト(無糖)
…100g
シナモン(粉末)
…ミニスプーン¼

1 器にヨーグルトを盛り、シナモンをふる。

スープカレー

493kcal／塩分2.1g

炭78.7g／た17.9g／脂11.2g／
繊維5.1g／コ36mg

材料(2人分)

豚もも肉…100g
たまねぎ(くし形に切る)
…½コ分(100g)
オクラ(斜めに切る)…12本分(84g)
ミニトマト…12コ(180g)
しょうが(薄切り)…½かけ分
A【塩…ミニスプーン½、こしょう…少々、かたくり粉…大さじ1】
だし…カップ2
カレールウ…1かけ(20g)
ご飯(温かいもの)…300g
●サラダ油・しょうゆ

1 豚肉は一口大に切り、**A**を加えてなじませる。

2 鍋にサラダ油小さじ1を中火で熱してしょうがを炒める。たまねぎ、豚肉を炒め、だしを加えて5分間煮る。

3 オクラ、ミニトマト、カレールウ、しょうゆ小さじ1を加えて煮る。器に盛り、ご飯を添える。

水菜のサラダ

32kcal／塩分0.5g

炭3.1g／た1.4g／脂2.1g／
繊維1.7g／コ0mg

材料(2人分)

水菜(ザク切り)…90g
塩昆布…5g　●オリーブ油

1 水菜に塩昆布をのせ、オリーブ油小さじ1をかける。あえて食べる。

ぶりの洋風照り焼き献立

主菜にはぶりを使います。ぶりは、脂質の代謝や動脈硬化予防に大切なビタミンB_2も多く、血合いを食べることでタウリンや鉄の摂取も期待できます。

599kcal　塩分2.6g　T35分

炭 81.1g　た 26.2g　脂 17.4g　繊維 4.8g　コ 50mg

※白米のご飯150g（252kcal）の栄養価を含む。

パプリカのマリネ

28kcal ／ 塩分 0.7g

炭 6.5g ／た 0.6g ／脂 0.1g ／
繊維 0.9g ／コ 0mg
※栄養価はマリネ液70%摂取で計算。

材料（2人分）

パプリカ（赤・黄）…各½コ（各60g）

マリネ液
- 酢…大さじ2
- 砂糖…小さじ2
- 塩…小さじ⅓

1 **マリネ液**を混ぜ合わせておく。パプリカはヘタと種を除き、小さめの乱切りにし、サッとゆでて水けをきる。

2 **マリネ液**にパプリカを入れて混ぜ、20分間ほどおく。

P マリネ液に油を使わず、低エネルギーな仕上がりに。

豆乳コーンスープ

98kcal ／ 塩分 0.7g

炭 13.9g ／た 5.2g ／脂 2.4g ／
繊維 2.1g ／コ 0mg

材料（2人分）

ホールコーン（缶詰）…115g
無調整豆乳…カップ1
顆粒《かりゅう》スープの素《もと》（洋風）…小さじ½
●黒こしょう（粗びき）

1 小鍋に汁けをきったホールコーンと豆乳を入れて混ぜ合わせ、中火にかける。

2 スープの素を加え、温まったら、黒こしょう少々で味を調える。

P 生クリームより低エネルギーの豆乳を使うと、エネルギーが控えられる。

ぶりの洋風照り焼き

221kcal ／ 塩分 1.2g

炭 5.0g ／た 16.6g ／脂 14.4g ／
繊維 1.3g ／コ 50mg

材料（2人分）

ぶり（切り身）…（小）2切れ（140g）
カリフラワー…80g
カレー粉…少々

A
- バルサミコ酢…大さじ1
- しょうゆ・みりん…各大さじ½

●塩・こしょう・オリーブ油

1 ぶりは塩ミニスプーン¾、こしょう少々をふる。カリフラワーは小房に分けて耐熱の器に入れ、ラップをかけて、電子レンジに30秒～1分間かける。

2 フライパンにオリーブ油小さじ1を中火で熱し、1を並べる。両面に焼き色がついたら、紙タオルで油脂を拭き取る。ふたをして弱火にし、4～5分間蒸し焼きにする。

3 もう一度、余分な油脂を紙タオルで拭き取り、カリフラワーにだけカレー粉をふって取り出す。ぶりには混ぜ合わせた**A**をかけ、煮からめる。

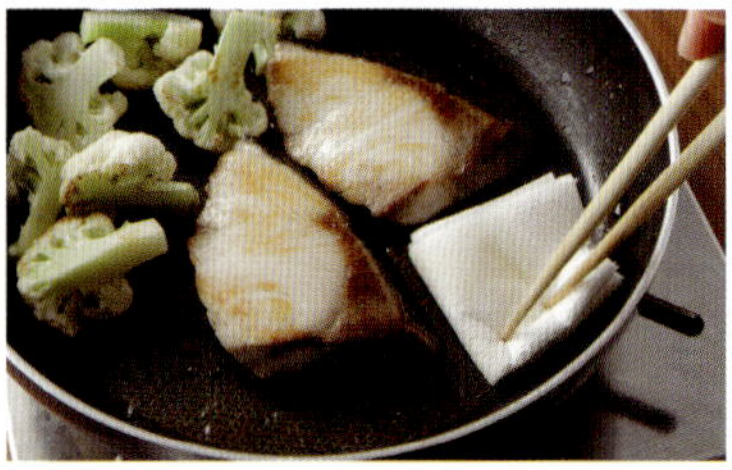

P ソテーして出てきた脂は、紙タオルなどで拭き取ると、エネルギーを抑えることができる。その後ふたをして火を通すことで、ふっくらジューシーに仕上がり、油脂を減らしてもおいしく食べられる。

◉一日の合計 1622kcal ／塩分7.7g

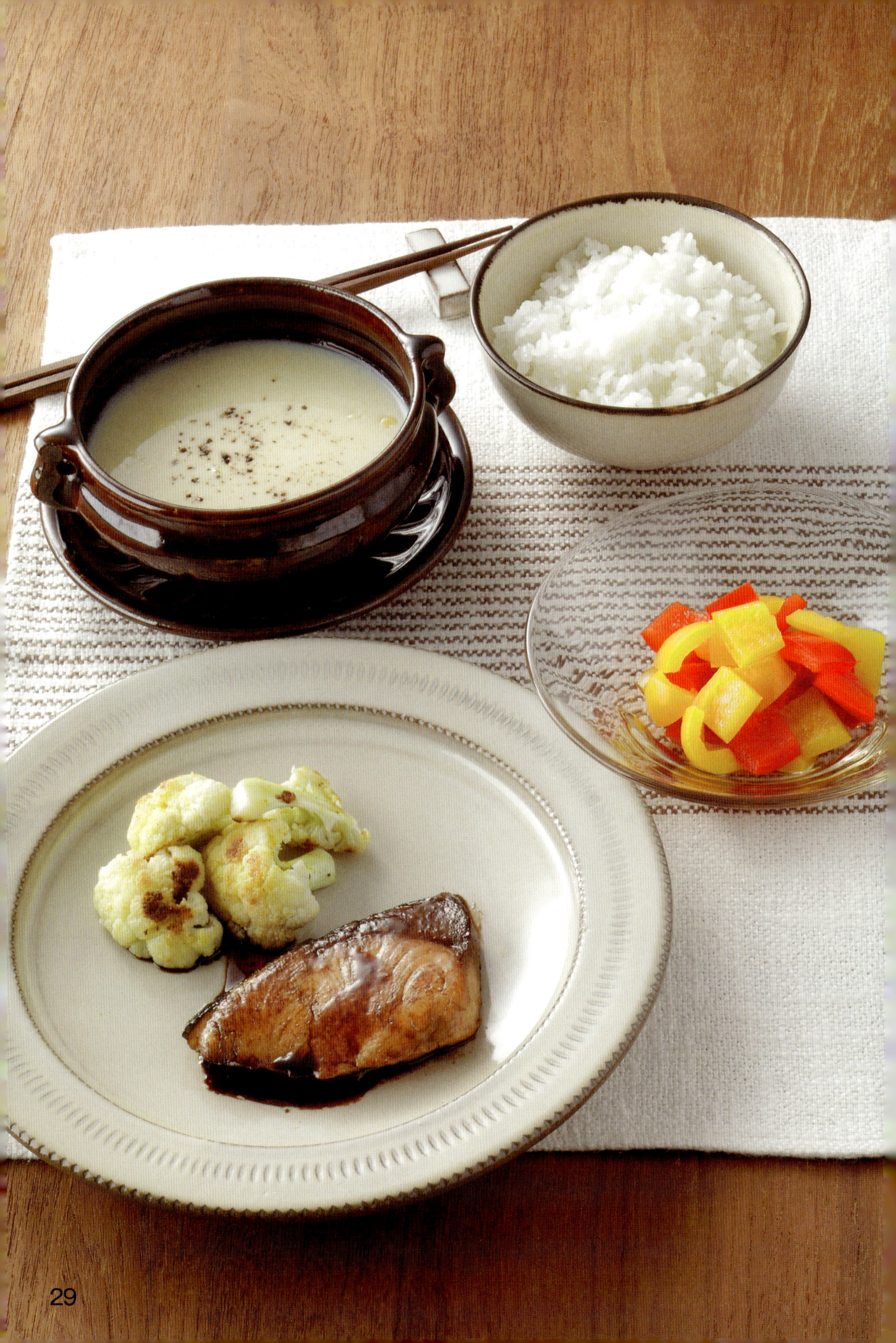

牛肉とひじきの炒め物献立

赤身の肉とひじきを使った炒め物は、鉄を効率よくとれる手軽な一品です。副菜は油脂を使わずにつくり、献立全体のエネルギーを抑えます。

564kcal　塩分3.2g　T35分

炭 90.0g　た 26.1g　脂 10.8g　繊維 5.3g　コ 63mg

※白米のご飯 150g（252kcal）の栄養価を含む。

新じゃがのからしあえ

113kcal ／ 塩分 0.5g

炭 25.4g ／た 2.8g ／脂 0.4g ／
繊維 2.1g ／コ 0mg

材料（2人分）

新じゃがいも…270g
絹さや…10 枚（20g）
A ┌ 練りがらし…小さじ½
　 │ しょうゆ…小さじ 1
　 └ だし…小さじ 1

1 新じゃがいもは皮付きのままよく洗い、拍子木形に切ってサッとゆでる。絹さやは筋を取り、サッとゆでて水けをきり、斜めに切る。

2 ボウルに**A**を合わせ、新じゃが、絹さやを加えてあえる。

P 新じゃがいもに豊富に含まれるビタミンCは、鉄の吸収をよくする働きがある。

レタスと桜えびのスープ

12kcal ／ 塩分 1.0g

炭 1.2g ／た 1.5g ／脂 0.1g ／
繊維 0.1g ／コ 14mg

材料（2人分）

レタス…20g
桜えび…大さじ 1（4g）
A ┌ 顆粒《かりゅう》チキンスープの素《もと》（中国風）
　 │ 　…小さじ 1
　 │ 酒…大さじ 1
　 └ 水…カップ 1½
●塩・こしょう

1 レタスは食べやすくちぎる。

2 鍋に**A**を入れて煮立たせ、1、桜えびを加えてサッと煮る。塩ミニスプーン½、こしょう少々で味を調える。

牛肉とひじきの炒め物

187kcal ／ 塩分 1.7g

炭 7.7g ／た 18.0g ／脂 9.8g ／
繊維 2.6g ／コ 49mg

材料（2人分）

牛赤身肉…150g
ひじき（乾）…10g
パプリカ（赤）…½コ（60g）
A ┌ しょうゆ…小さじ 2
　 └ 酒・みりん…各小さじ 1
●しょうゆ・酒・塩・こしょう・サラダ油

1 ひじきは多めの水につけて戻し、水けをきって食べやすく切る。パプリカは種とヘタを除いて、縦に細切りにする。牛肉も細切りにし、しょうゆ・酒各小さじ 1 を加えてなじませる。

2 フライパンにひじきを入れて中火で 3 ～ 4 分間からいりし、塩ミニスプーン½、こしょう少々をふって取り出す。

3 同じフライパンにサラダ油大さじ 1 を中火で熱し、1の牛肉を入れて炒める。色が変わったら、パプリカ、ひじきを加えて炒め合わせ、**A**を回し入れて味がなじむまで炒める。

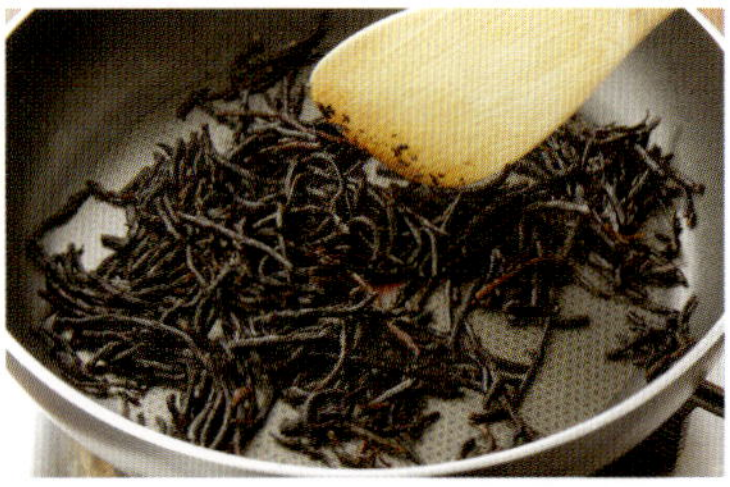

P ひじきはからいりして下味をつけると、炒めたときに味がなじみやすい。

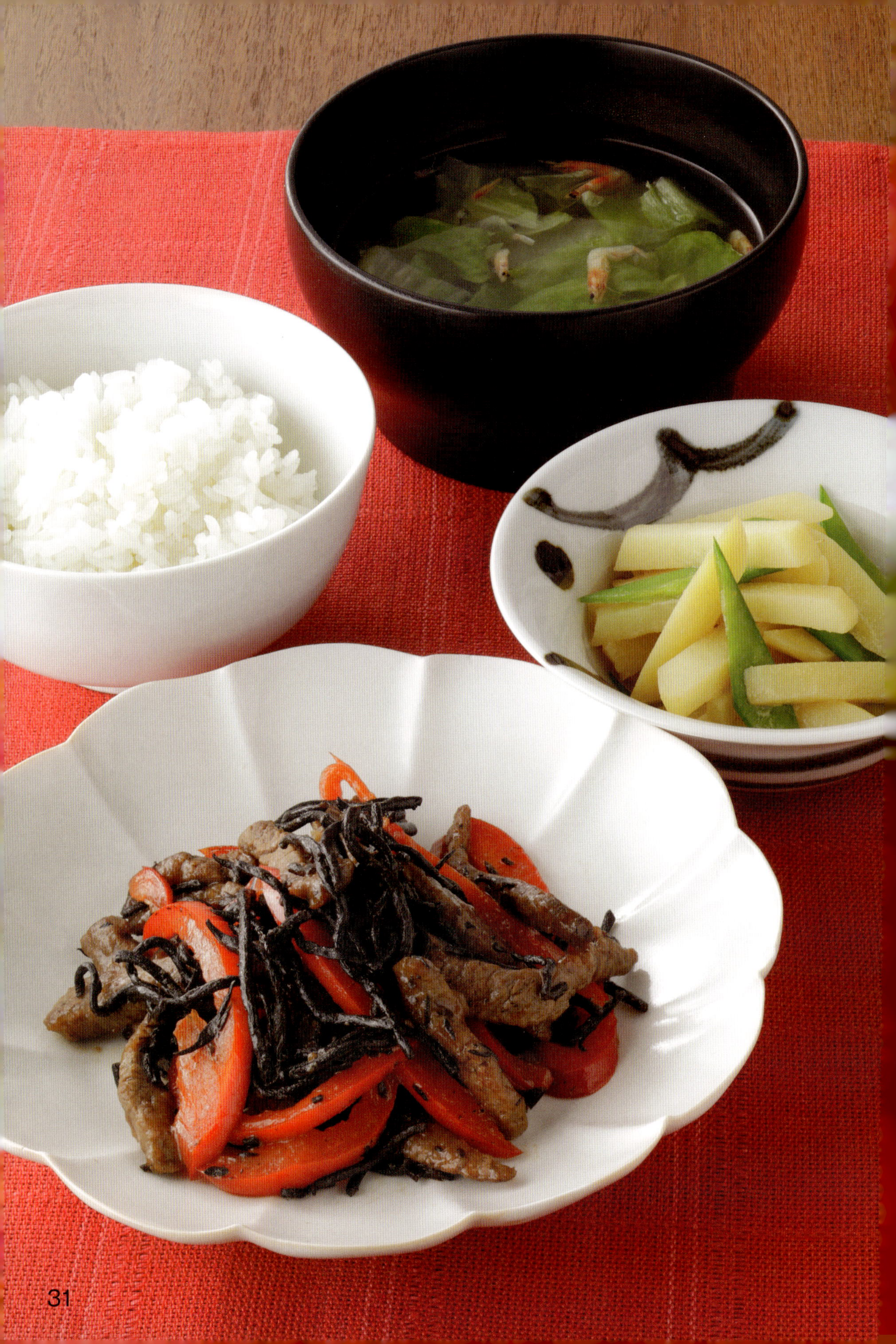

厚揚げの和風カレー献立

肉の代わりにコクのある厚揚げを使って、脂質を控えたカレーライスです。副菜の野菜おかずはエネルギーや塩分を控えめにしましょう。

600kcal　塩分3.6g　T45分

炭 83.3g　た 22.5g　脂 19.6g　繊維 6.5g　コ 115mg

春菊のゆで卵サラダ

66kcal ／ 塩分 0.9g

炭 3.0g ／た 4.8g ／脂 3.9g ／
繊維 1.6 g ／コ 111mg

材料（2人分）

春菊…100g
ゆで卵…1コ
ドレッシング
- ポン酢しょうゆ…大さじ1
- オリーブ油…小さじ½

1 春菊は葉先を摘む。ゆで卵は殻をむき、白身と黄身に分ける。白身は刻み、黄身は粗くほぐす。
2 ポン酢しょうゆ、オリーブ油を混ぜ合わせて**ドレッシング**をつくる。
3 春菊、ゆで卵を合わせ、**ドレッシング**をかけて食べる。

P ポン酢しょうゆにオリーブ油を加えて、塩分控えめのドレッシングをつくる。

焼きねぎのピクルス

21kcal ／ 塩分 0.5g

炭 5.0g ／た 0.3g ／脂 0.1g ／
繊維 1.1g ／コ 1mg
※栄養価はピクルス液 70%摂取で計算。

材料（2人分）

ねぎ…1本(100g)
ピクルス液
- 酢・水…各大さじ2
- 砂糖…小さじ1
- 塩…小さじ¼
- 黒こしょう（粒）…2粒

1 耐熱ボウルに**ピクルス液**の材料を合わせて混ぜる。ラップをかけて、電子レンジに30秒間かける。
2 ねぎは3㎝長さに切る。フライパンに油をひかずにねぎを並べ、中火でゆっくり焼きつける。軽く焼き色がついたら1につける。30分間ほどなじませて食べる。

厚揚げの和風カレー

513kcal ／ 塩分 2.2g

炭 75.3g ／た 17.4g ／脂 15.6g ／
繊維 3.8g ／コ 3mg

材料（2人分）

厚揚げ…200g
にんじん…90g
じゃがいも…50g
たまねぎ…½コ（100g）
しょうが（みじん切り）…½かけ分
だし…カップ2
カレールウ…1かけ(20g)
ご飯（温かいもの）…300g
●サラダ油・しょうゆ

1 厚揚げは電子レンジで使用可能な紙タオルで包んで耐熱皿にのせ、ラップをかけずに電子レンジに1分間かける。紙タオルで表面の油を拭き、一口大に切る。
2 にんじんとじゃがいもは皮をむき、半月形に切る。たまねぎは縦に薄切りにする。
3 フライパンにサラダ油小さじ1を中火で熱し、しょうが、たまねぎを炒める。香りがたったら、にんじん、じゃがいもを加えてさらに炒め、だしを加えてふたをして、野菜が柔らかくなるまで煮る。
4 厚揚げを加えてサッと煮、火を止め、ルウを加えて溶かす。しょうゆ小さじ2を加えて混ぜ、3分間煮る。器に盛ったご飯にかける。

P 煮汁は水ではなく、うまみのあるだしを使うと、カレールウやしょうゆを減らしても、おいしく食べられる。

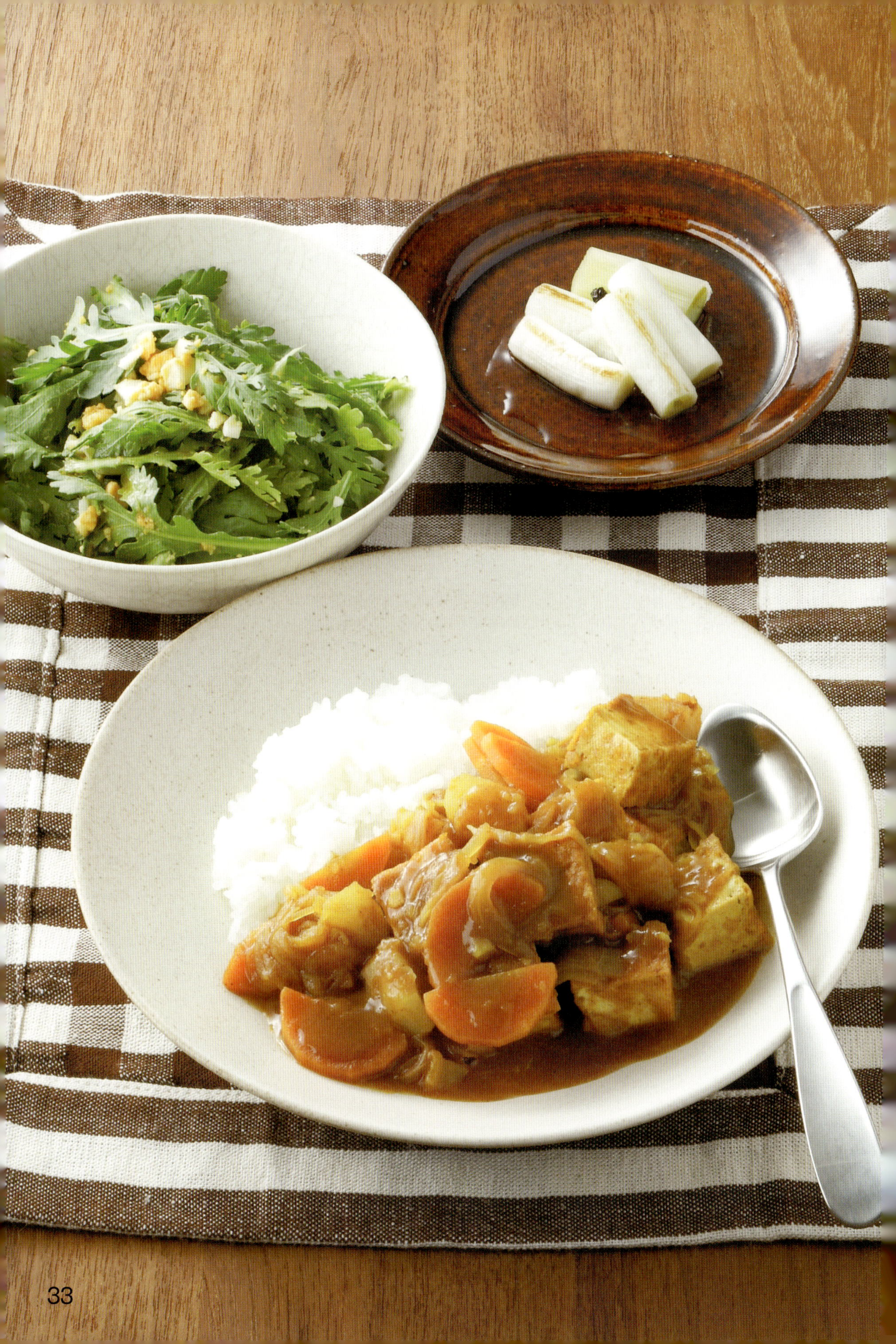

きのことシーフードのグラタン献立

クリームグラタンは、きのこやシーフードなどエネルギーが少ない具材を使うのがコツ。副菜は粒マスタードやパセリで風味豊かに。

600kcal　塩分3.6g　T40分

炭 90.7g　た 34.4g　脂 11.6g　繊維 7.4g　コ 115mg

※白米のご飯150g（252kcal）の栄養価を含む。

コールスローサラダ

46kcal ／ 塩分 0.7g

炭 7.1g ／た 1.4g ／脂 1.6g ／
繊維 2.0g ／コ 0mg

材料（2人分）

キャベツ…（小）3枚（150g）
にんじん…30g
ホールコーン（缶詰）…16g
A ［オリーブ油…小さじ½
　 酢…小さじ2
　 粒マスタード…小さじ1
●塩

1 キャベツとにんじんはせん切りにしてボウルに入れ、塩ミニスプーン1をふって軽くもむ。しばらくおき、水けが出たら絞る。

2 1に汁けをきったホールコーンを加え、混ぜ合わせたAであえる。

P 油が少ないので粒マスタードを加えて風味をよくするとよい。

ミニトマトとレタスのコンソメスープ

15kcal ／ 塩分 1.2g

炭 3.3g ／た 0.5g ／脂 0.1g ／
繊維 0.5g ／コ 0mg

材料（2人分）

ミニトマト…4コ（60g）
レタス…20g
顆粒スープの素（洋風）…小さじ1
パセリ（みじん切り）…少々
●塩・こしょう

1 ミニトマトはヘタを除き、半分に切る。レタスは食べやすくちぎる。

2 鍋に水カップ1½とスープの素を入れて温め、1を加える。煮立ったら、塩ミニスプーン½、こしょう少々で味を調える。器に盛り、パセリをふる。

きのことシーフードのグラタン

287kcal ／ 塩分 1.7g

炭 24.6g ／た 28.7g ／脂 9.4g ／
繊維 4.4g ／コ 115mg

材料（2人分）

帆立て貝柱…100g
むきえび…100g
しめじ…45g
まいたけ…45g
エリンギ…60g
グリーンアスパラガス…60g
たまねぎ…½コ（100g）
牛乳…カップ1
顆《か》粒《りゅう》スープの素《もと》（洋風）…小さじ½
粉チーズ・パン粉…各大さじ2
●オリーブ油・小麦粉・塩・こしょう

1 帆立て貝柱は大きければ食べやすく切る。むきえびはあれば背ワタを取る。しめじは石づきを切ってほぐす。まいたけは根元を除いてほぐす。エリンギは輪切りにする。アスパラガスは斜め切りにする。たまねぎは薄切りにする。

2 フライパンにオリーブ油小さじ1を中火で熱し、たまねぎを炒める。油が回ったら、きのこ類を加えて炒め、しんなりとしたら帆立て、むきえび、アスパラガスを加えてさらに炒める。

3 小麦粉大さじ2をふり、なじむまで炒めたら、牛乳とスープの素を加えて煮込む。とろりとしたら塩ミニスプーン½、こしょう少々で味を調え、耐熱の器に移し入れる。粉チーズとパン粉をふり、オーブントースターで、焼き色がつくまで焼く。

P 生クリームを使わずに、牛乳でつくると、エネルギーが抑えられる。

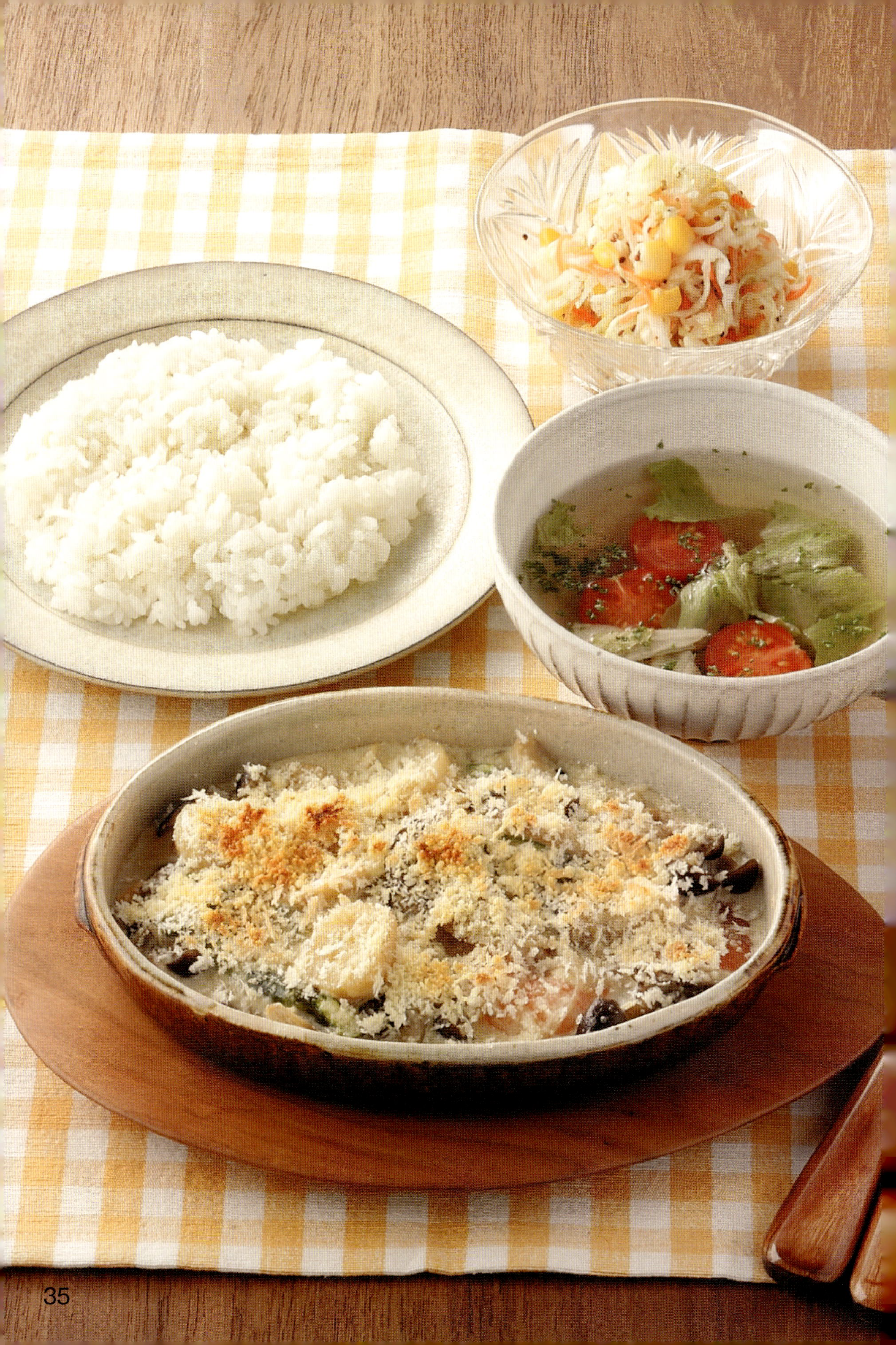

にんじんの筑前煮献立

定番の煮物おかずは、野菜を多めにしてエネルギーを控えめにします。少量の油を効果的に使うと、野菜のカロテンが効率よくとれます。

587kcal　塩分2.9g　T40分

炭 81.6g　た 23.7g　脂 18.5g　繊維 6.7g　コ 74mg

※白米のご飯 150g（252kcal）の栄養価を含む。

ほうれんそうのごまあえ

45kcal ／ 塩分 0.4g

炭 2.9g ／た 2.2g ／脂 3.1g ／
繊維 2.3g ／コ 0mg

材料（2人分）

ほうれんそう…150g

A ［しょうゆ・ごま油・すりごま（白）…各小さじ1

1 ほうれんそうはゆでて水にとり、水けを絞る。3㎝長さに切り、さらに水けを絞る。

2 ボウルに**A**を混ぜ合わせ、1を加えてあえる。

P 油脂で調味すると、緑黄色野菜のカロテンが効率よくとれる。

白菜と豆腐のすまし汁

33kcal ／ 塩分 0.9g

炭 3.0g ／た 2.9g ／脂 1.2g ／
繊維 0.8g ／コ 0mg

材料（2人分）

白菜…100g
絹ごし豆腐…75g
だし…カップ1½
●うす口しょうゆ・塩

1 白菜はザク切りにする。豆腐は小さめの角切りにする。

2 鍋にだしを入れて中火で温め、白菜を加えて煮る。白菜が柔らかくなったら豆腐を加えてサッと煮、うす口しょうゆ小さじ1、塩ミニスプーン½で味を調える。

P だしのうまみを生かしてうす味に仕上げる。市販のだしの素《もと》を使う場合は、塩分表示を確認してから使う。

にんじんの筑前煮

257kcal ／ 塩分 1.6g

炭 20.0g ／た 14.8g ／脂 13.7g ／
繊維 3.1g ／コ 74mg

材料（2人分）

にんじん…150g
れんこん…60g
生しいたけ…2枚（30g）
鶏もも肉（皮付き）…150g
だし…カップ1

A ［砂糖…大さじ½
　しょうゆ…大さじ1
　みりん…大さじ1
　酒…大さじ1

絹さや…3枚（6g）
●酢・サラダ油

1 にんじんは乱切りにする。れんこんは乱切りにしてサッと酢水にさらし、水けをきる。しいたけは軸を除いてそぎ切りにする。鶏肉は一口大に切る。絹さやは筋を取り、ゆでて斜め半分に切る。

2 鍋にサラダ油大さじ½を中火で熱し、鶏肉を皮側から入れて全体を焼きつける。出てきた脂は紙タオルで拭き取る。

3 にんじん、れんこん、しいたけを加えて炒める。全体に油が回ったらだしを加え、10分間煮る。

4 にんじんにスッと竹串が通ったら、**A**を加えて3～4分間、時々鍋を揺すって具を返しながら煮る。煮汁がほとんどなくなったら器に盛り、絹さやを散らす。

P にんじんをはじめ、野菜の割合を多くして、肉の量を控えめにするとエネルギーが抑えられる。

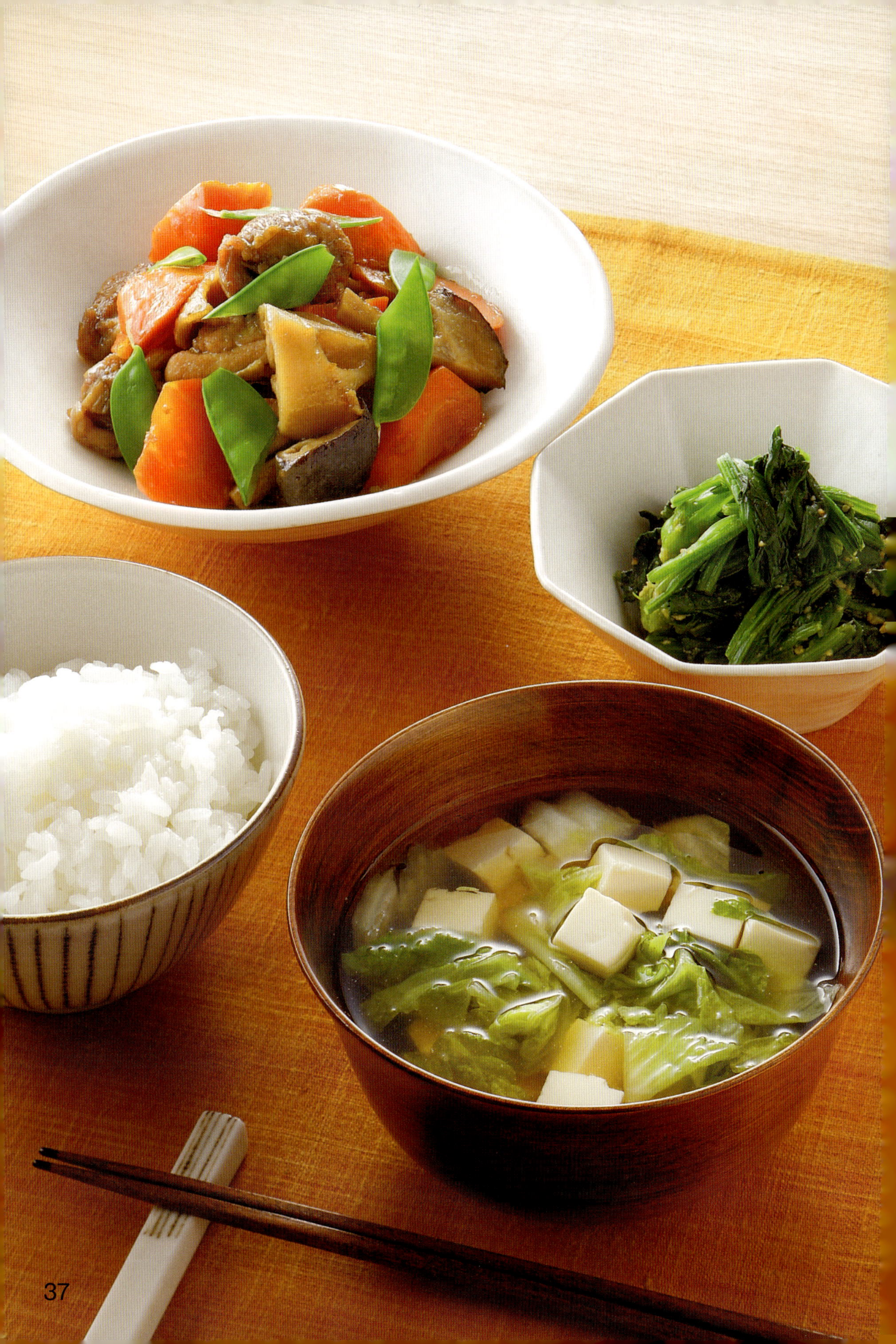

このページからは主菜

たらフライ

脂肪の少ない白身魚・たらを使って、揚げ物のエネルギーを抑えます。サクッと軽く、食べやすい1品です。

231kcal 塩分1.1g T15分

炭6.8g た21.0g 脂12.5g 繊維0.6g コ130mg

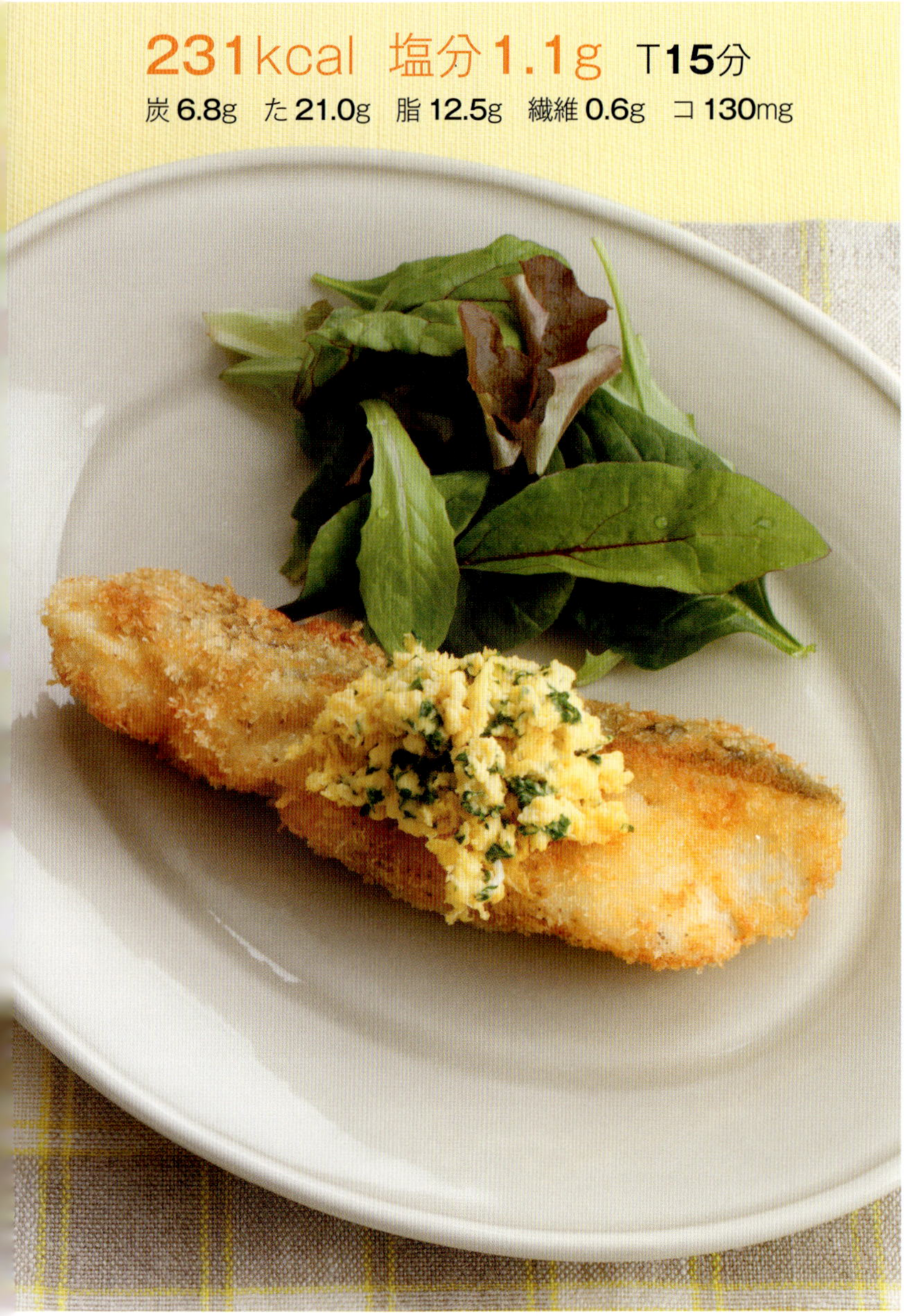

材料（2人分）

たら…2切れ（200g）
溶き卵…1コ分
パン粉（細かいもの）…大さじ4
A［マヨネーズ…大さじ½
　 パセリ（みじん切り）…少々
ベビーリーフ…20g
●塩・こしょう・小麦粉・揚げ油

1 たらは塩ミニスプーン1、こしょう少々をふり、小麦粉を薄くまぶす。溶き卵の½量にくぐらせてからパン粉をつける。

2 170℃に熱した揚げ油で1を3〜4分間揚げ、油をきって器に盛る。

3 残りの溶き卵にAを加えて混ぜ、フライパンを弱めの中火にかけて、いり卵をつくる。ベビーリーフとともに2に添える。

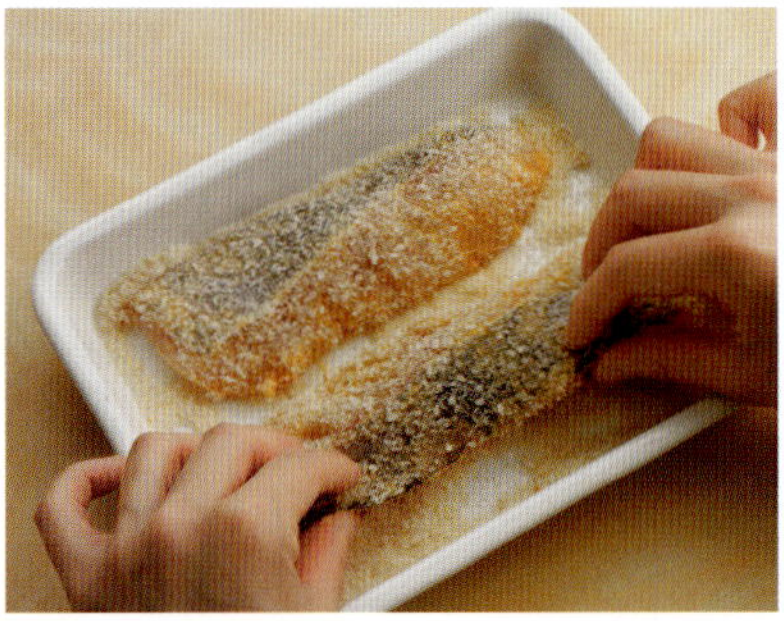

P パン粉は細かいものを使う。吸油量が少ないため、エネルギーが抑えられる。

鶏むね肉のチーズサンドフライ

脂肪が少なく、淡泊な鶏むね肉は、フライにするとしっとり柔らかに。トロリと溶けたチーズのコクでおいしさアップ！

249kcal　塩分0.8g　T20分

炭 8.8g　た 21.2g　脂 13.6g　繊維 0.7g　コ 62mg

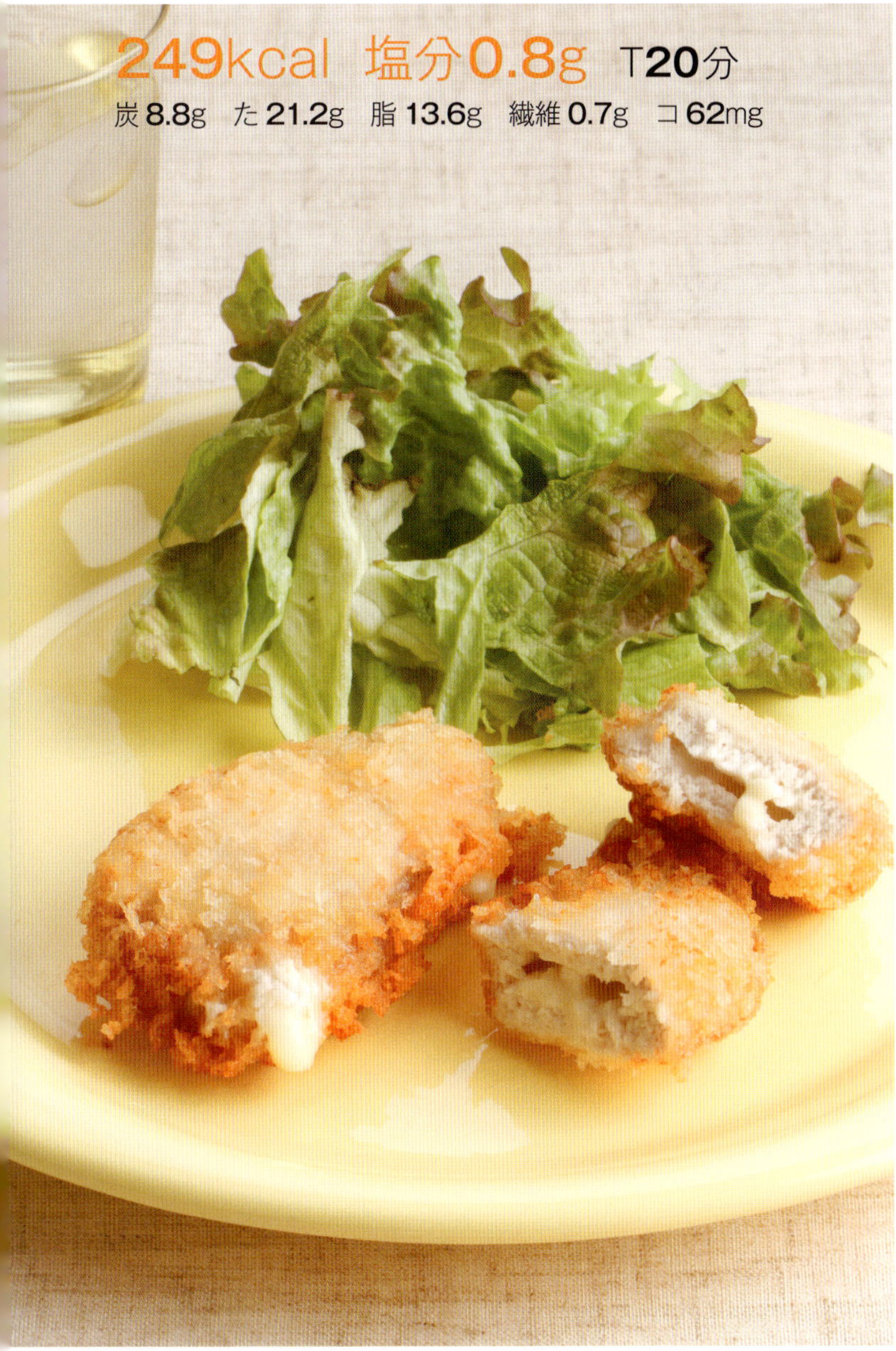

材料(2人分)

鶏むね肉(皮なし)…160g
スライスチーズ…1枚
A［小麦粉…大さじ1
　 水…大さじ1
パン粉…適量
サニーレタス…30g
●塩・こしょう・揚げ油

1 鶏肉は4等分のそぎ切りにし、厚みに切り目を入れる。チーズは縦4等分に切る。**A**はよく混ぜる。

2 鶏肉に塩ミニスプーン3/4、こしょう少々をふってチーズをはさむ。**A**をからめ、パン粉をまぶしつける。

3 揚げ油を170℃に熱して2を入れ、途中で返して3～5分間揚げる。油をきって器に盛り、食べやすくちぎったサニーレタスを添える。

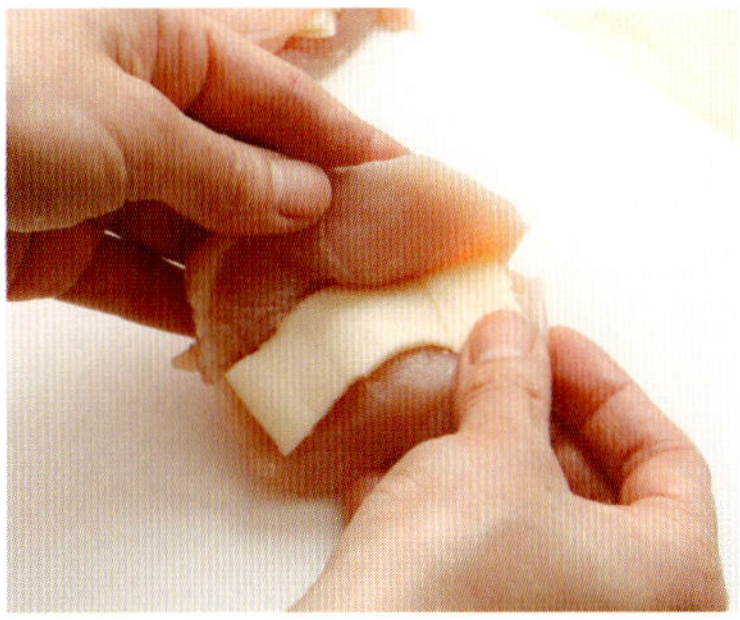

P 鶏むね肉にチーズをはさむと、コクが出るので満足感が得やすくなる。

あっさりすき焼き

脂肪の少ない赤身の牛肉を使ったすき焼きです。野菜やしらたきをたっぷり入れましょう。牛肉のうまみがしみて、おいしくなります。

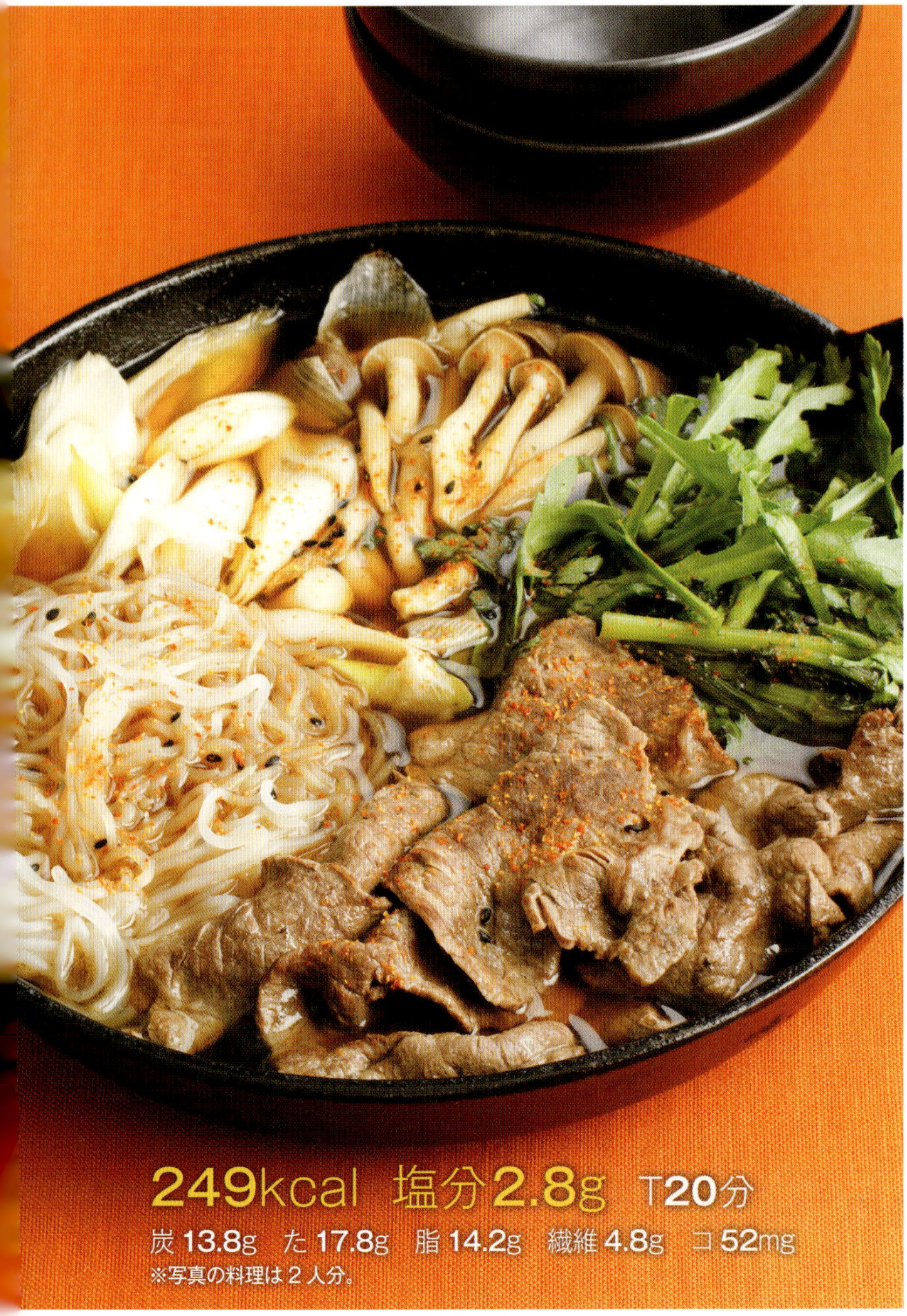

249kcal　塩分2.8g　T20分

炭 13.8g　た 17.8g　脂 14.2g　繊維 4.8g　コ 52mg

※写真の料理は２人分。

材料（2人分）

牛もも肉（すき焼き用）…150g
春菊…75g
しめじ…45g
ねぎ…½本（50g）
しらたき…150g
A［しょうゆ・酒…各大さじ２
　砂糖…大さじ１
　水…カップ２
●サラダ油・七味とうがらし

1 春菊はザク切りにする。しめじは石づきを切ってほぐす。ねぎは斜めに切る。しらたきはサッとゆでて食べやすく切る。

2 鍋にサラダ油小さじ2を中火で熱し、牛肉をサッと焼く。Aを加えて煮立ったら、しらたき、ねぎを加える。ねぎがしんなりとしたら、しめじ、春菊を加えて煮る。七味とうがらし少々をふる。

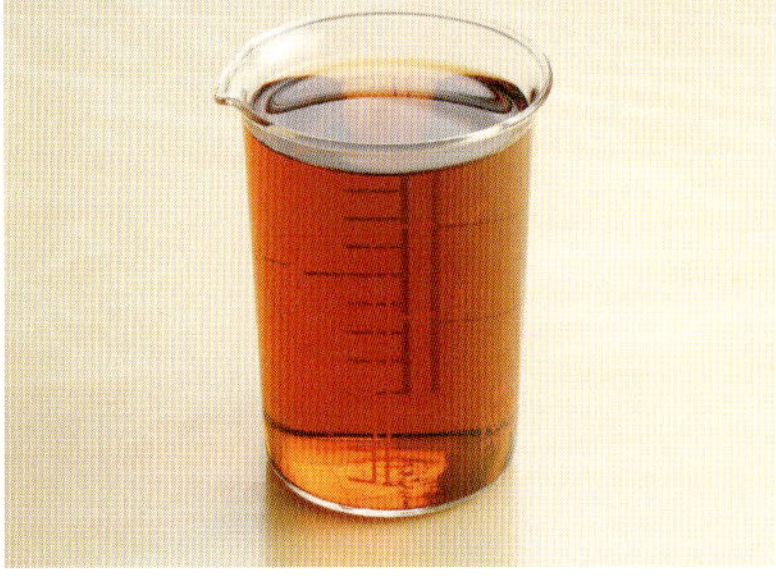

P 割り下（A）は１人分カップ１にし、つぎ足さないようにすると塩分が控えられる。

糸こんにゃくと鶏肉のみそ炒め

かみごたえのある糸こんにゃくを加えると、満腹感が得やすくなります。みそを使って、コクのある味に。

227kcal 塩分1.6g T10分

炭5.3g た15.9g 脂15.3g 繊維1.7g コ59mg

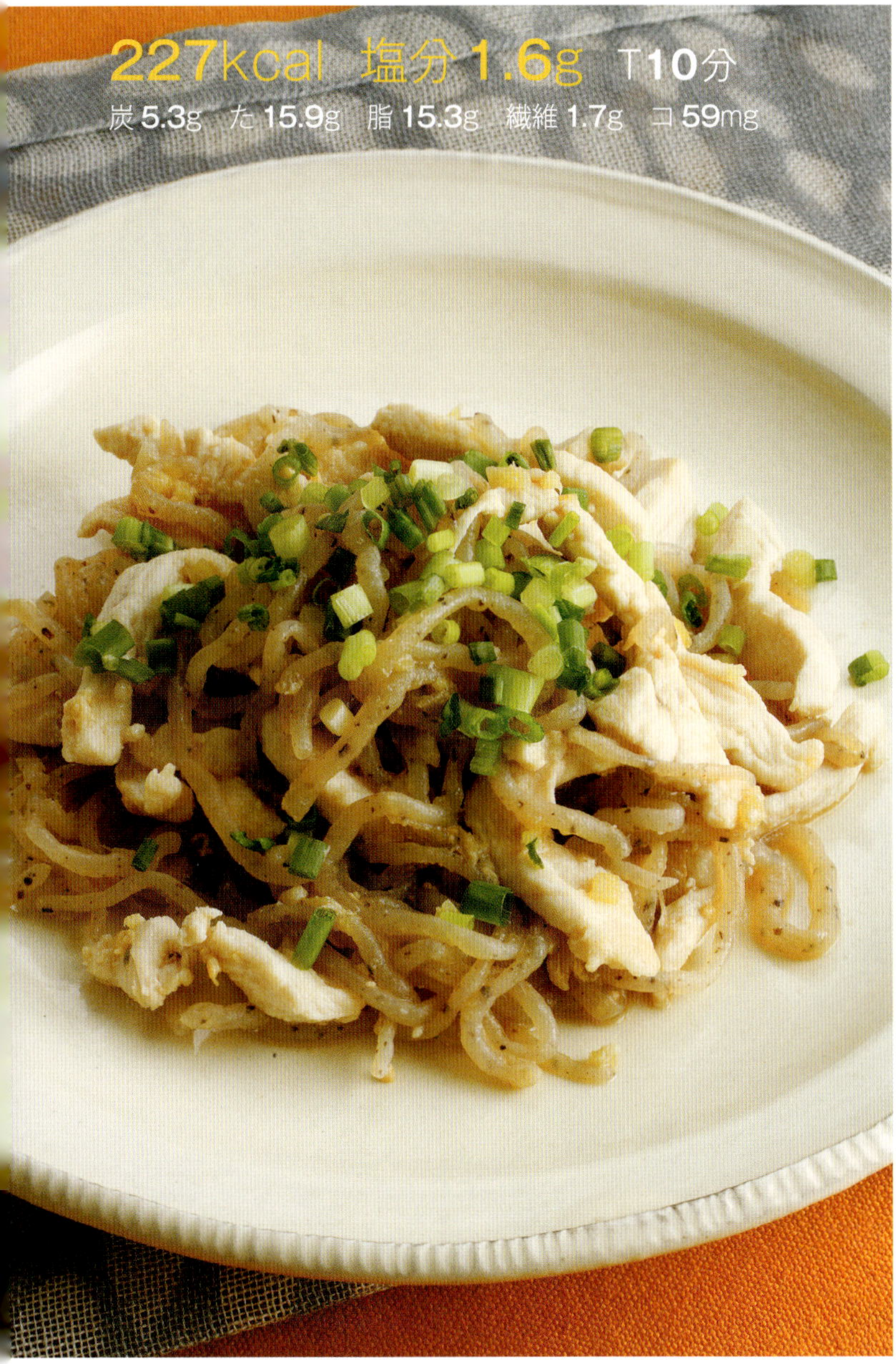

材料（2人分）

糸こんにゃく…100g
鶏むね肉（皮付き）…150g
しょうが（みじん切り）…½かけ分
A［みそ…大さじ1
　酒…大さじ½
　砂糖…小さじ1
細ねぎ（小口切り）…1本分（5g）
●塩・酒・サラダ油

1 鶏肉はそぐように切ってから、細く切る。塩ミニスプーン3/4、酒小さじ2を加えてなじませ、10分間おく。糸こんにゃくは3㎝長さに切る。

2 フライパンにサラダ油大さじ1としょうがを入れて弱火で炒める。香りがたったら糸こんにゃくを加えて炒める。

3 糸こんにゃくに油が回ったら、1の鶏肉を加え、白っぽくなるまで炒める。混ぜ合わせた**A**を回し入れてなじむように炒め、器に盛る。細ねぎを散らす。

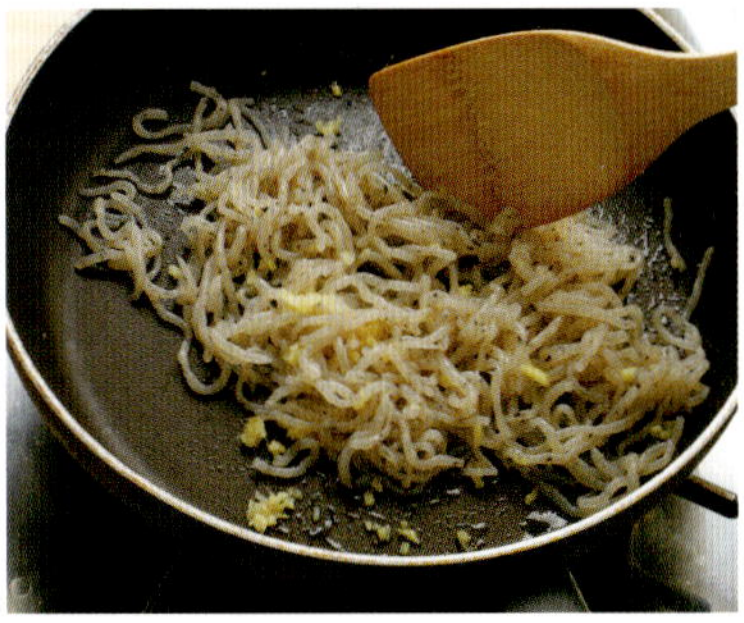

P 糸こんにゃくは先に炒めることで、味がしみ込みやすくなる。

豚肉のしょうが焼き

肉を焼くときは、出てきた脂を拭き取るとエネルギーが抑えられます。もやしとチンゲンサイを多めに添えて。

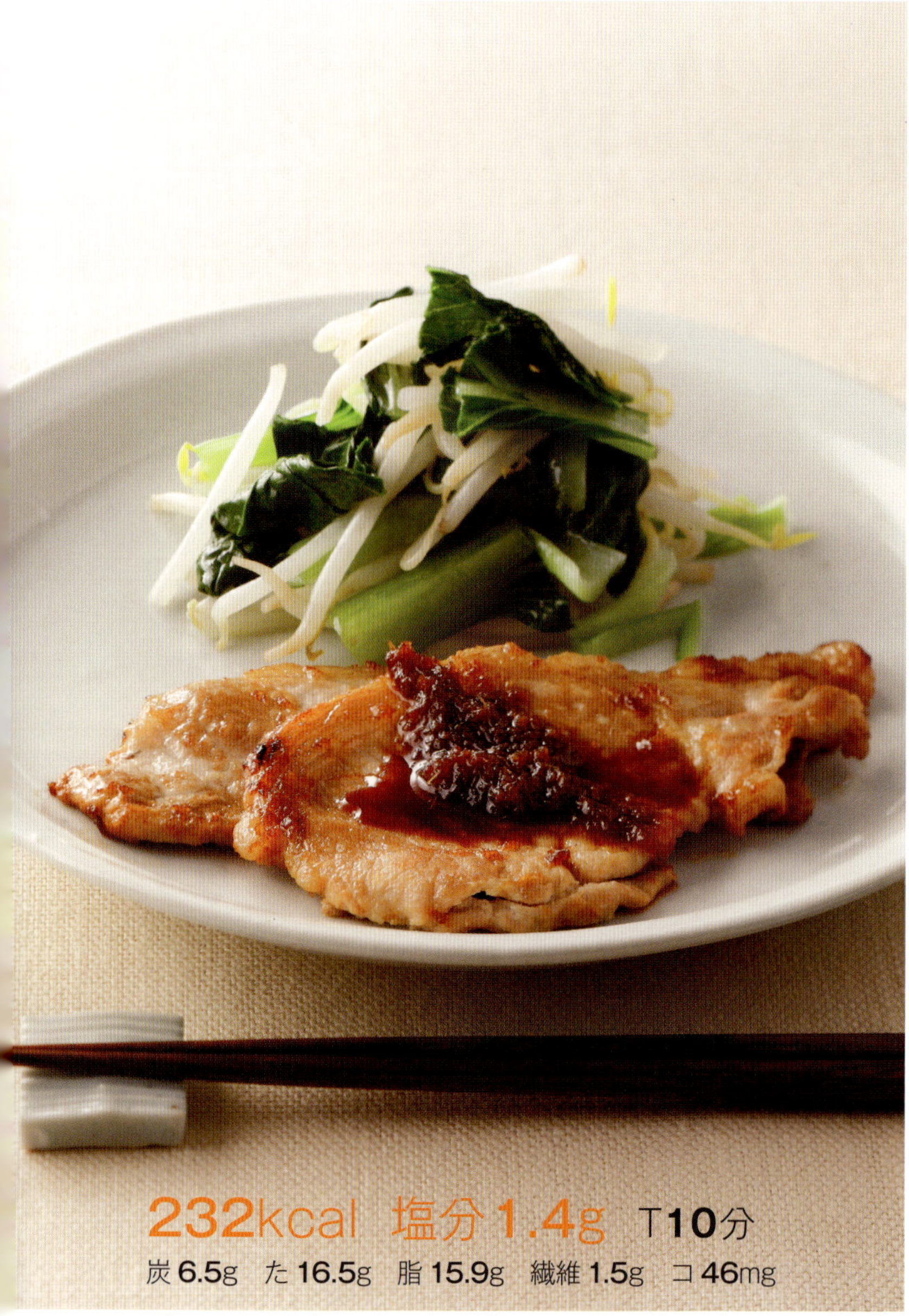

232kcal 塩分1.4g T10分

炭6.5g た16.5g 脂15.9g 繊維1.5g コ46mg

材料(2人分)

豚ロース肉(しょうが焼き用)
…4枚(150g)

A ［しょうが汁…大さじ½
　 酒…大さじ1

もやし…100g

チンゲンサイ…1株(100g)

B ［しょうゆ…大さじ1
　 酒・みりん…各大さじ½
　 しょうが(すりおろす)
　 …1かけ分

●サラダ油

1 バットなどにAを合わせて混ぜ、豚肉を加えてからめ、10分間つける。

2 もやしはひげ根を取る。チンゲンサイは軸と葉に切り分けて軸は縦に棒状に切り、葉はザク切りにする。サラダ油小さじ1/2を加えた湯で、もやしとチンゲンサイをサッとゆで、水けをきる。

3 フライパンにサラダ油小さじ1を中火で熱し、1の豚肉の両面を焼く。出てきた脂を拭き取り、Bを加えて肉にからめる。2とともに器に盛る。

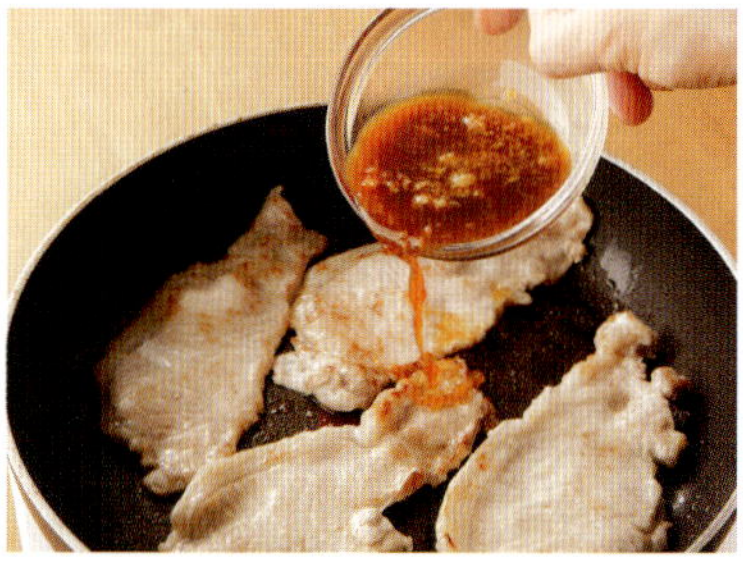

P 豚肉を焼いたら、余分な脂を拭き取ってから合わせ調味料を加えると、エネルギーが抑えられる。

まいたけとさばのホイル焼き

ビタミンB群が豊富なさばは、水煮缶詰を使うと調理が楽。アルミ箔《はく》で包んで蒸し焼きにし、蒸し汁ごと食べます。

218kcal 塩分1.1g T25分
炭2.2g た20.6g 脂14.0g 繊維1.3g コ76mg

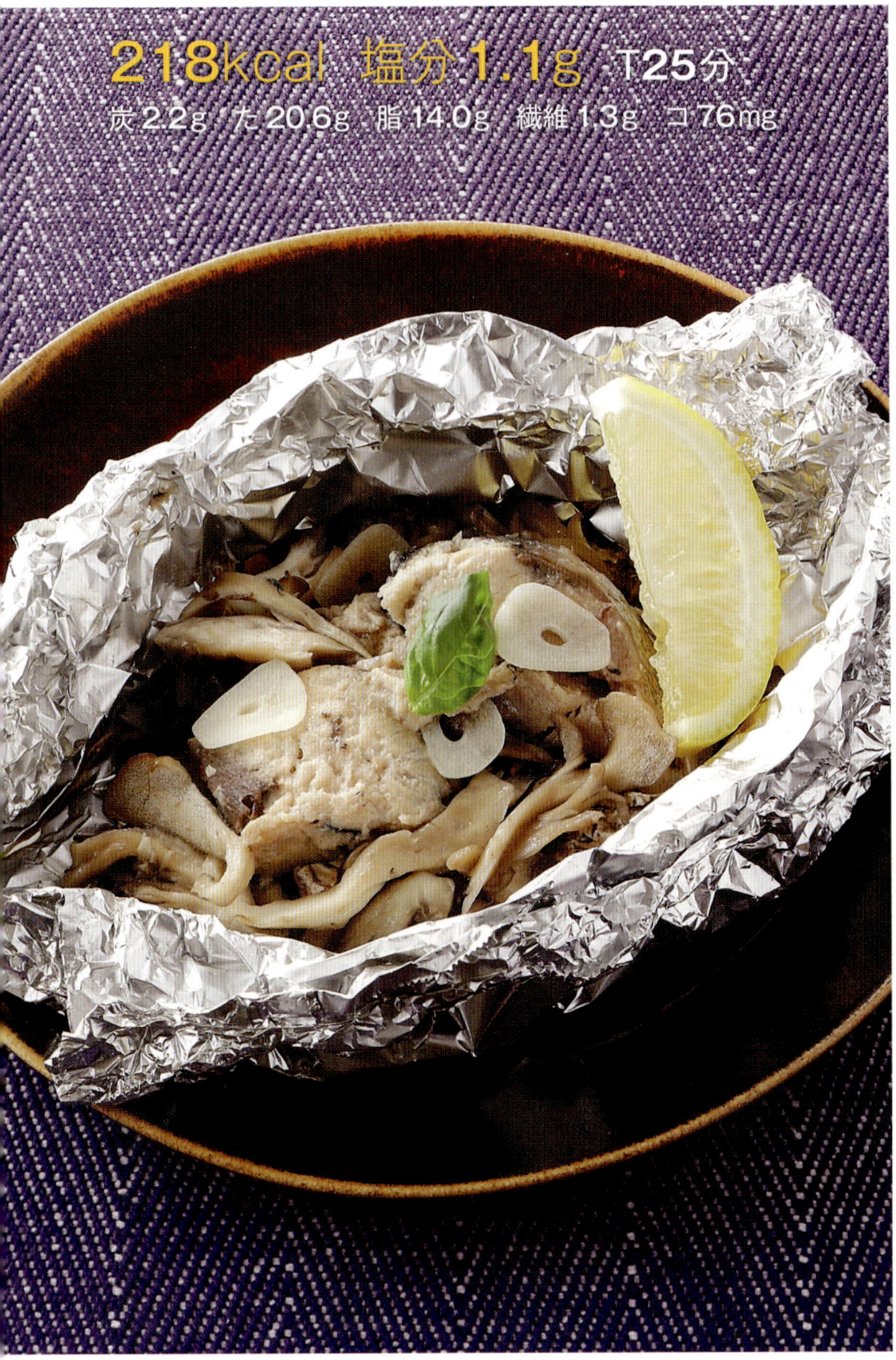

材料（2人分）
まいたけ…1パック(90g)
さば（缶詰／水煮）…1缶(180g)
にんにく…½かけ
レモン（くし形切り）…2切れ
バジル…適宜
●オリーブ油・塩・こしょう

1 まいたけは根元を除き、食べやすくほぐす。さばは軽く汁けをきる。にんにくは芯を除いて薄切りにする。

2 アルミ箔を2枚広げ、中央にまいたけ、さばをのせて、にんにくを散らす。1人分につきオリーブ油小さじ1、塩ミニスプーン1/4、こしょう少々をふり、ぴったりと閉じて包む。

3 オーブントースターに付属の受け皿を置き、2をのせて15～20分間焼く。アルミ箔を開いて器に盛り、レモンを添える。好みでバジルをのせる。

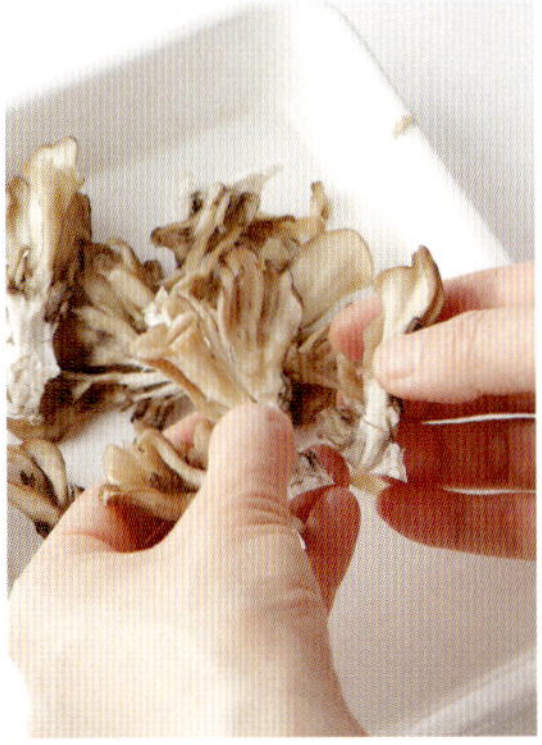

P
まいたけは疲労回復効果のあるビタミンB_1・B_2が豊富。低エネルギーで歯ごたえもよいため、積極的に利用したい。

かじきの炒め煮 甘みそ風味

炒め煮にすることでかさが減るので、たっぷりの野菜をとることができます。ピリ辛みそ味で食が進むおかずです。

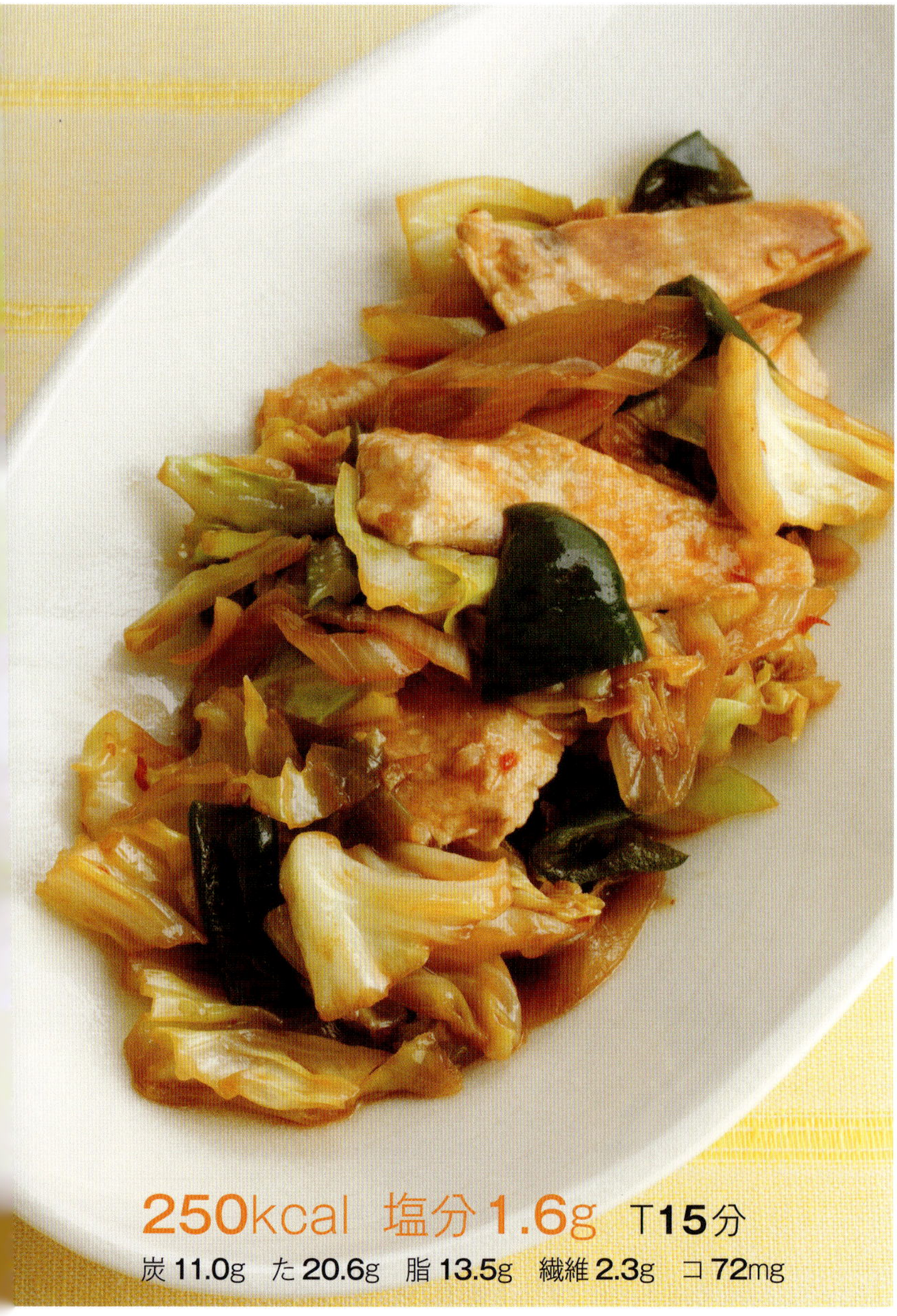

250kcal　塩分1.6g　T15分

炭 11.0g　た 20.6g　脂 13.5g　繊維 2.3g　コ 72mg

材料(2人分)

かじき…2切れ(200g)
キャベツ…150g
ピーマン…1コ(30g)
ねぎ…½本(50g)

A
- 甜麺醤(テンメンジャン)…小さじ2
- 豆板醤(トーバンジャン)…小さじ½

B
- 酒…大さじ2
- しょうゆ…大さじ½

●酒・かたくり粉・サラダ油

1 かじきは一口大のそぎ切りにする。酒小さじ2をふり、5分間おいて汁けを拭き、かたくり粉少々をまぶす。フライパンに湯を沸かしてゆで、周りが透き通ったらざるに上げる。

2 キャベツは一口大に切る。ピーマンは種とヘタを除き、一口大に切る。ねぎは斜めに切る。

3 フライパンにサラダ油大さじ1を弱火で熱し、**A**を入れる。フツフツと泡立ってきたら水カップ½を加えてのばし、強火にする。

4 再び煮立ったら2を加え、1分間炒める。**B**を加え、さらに2分間炒めてから1を加えて、炒め合わせる。

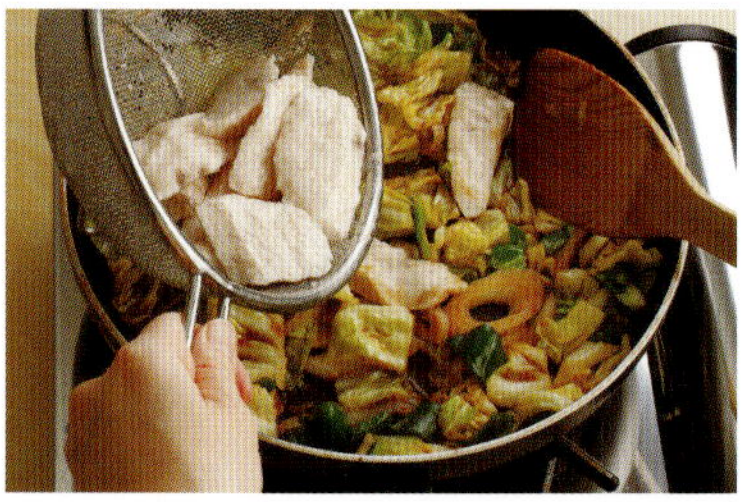

P かじきはかたくり粉をまぶして下ゆですると、味がからみやすくなる。炒めるときは、身が堅くならないように、最後に加える。

カレー風味のレバにら炒め

ビタミンB群や鉄が豊富なレバーとにらは、疲労回復にも。にら以外の野菜も加えて、全体のエネルギーを抑えましょう。

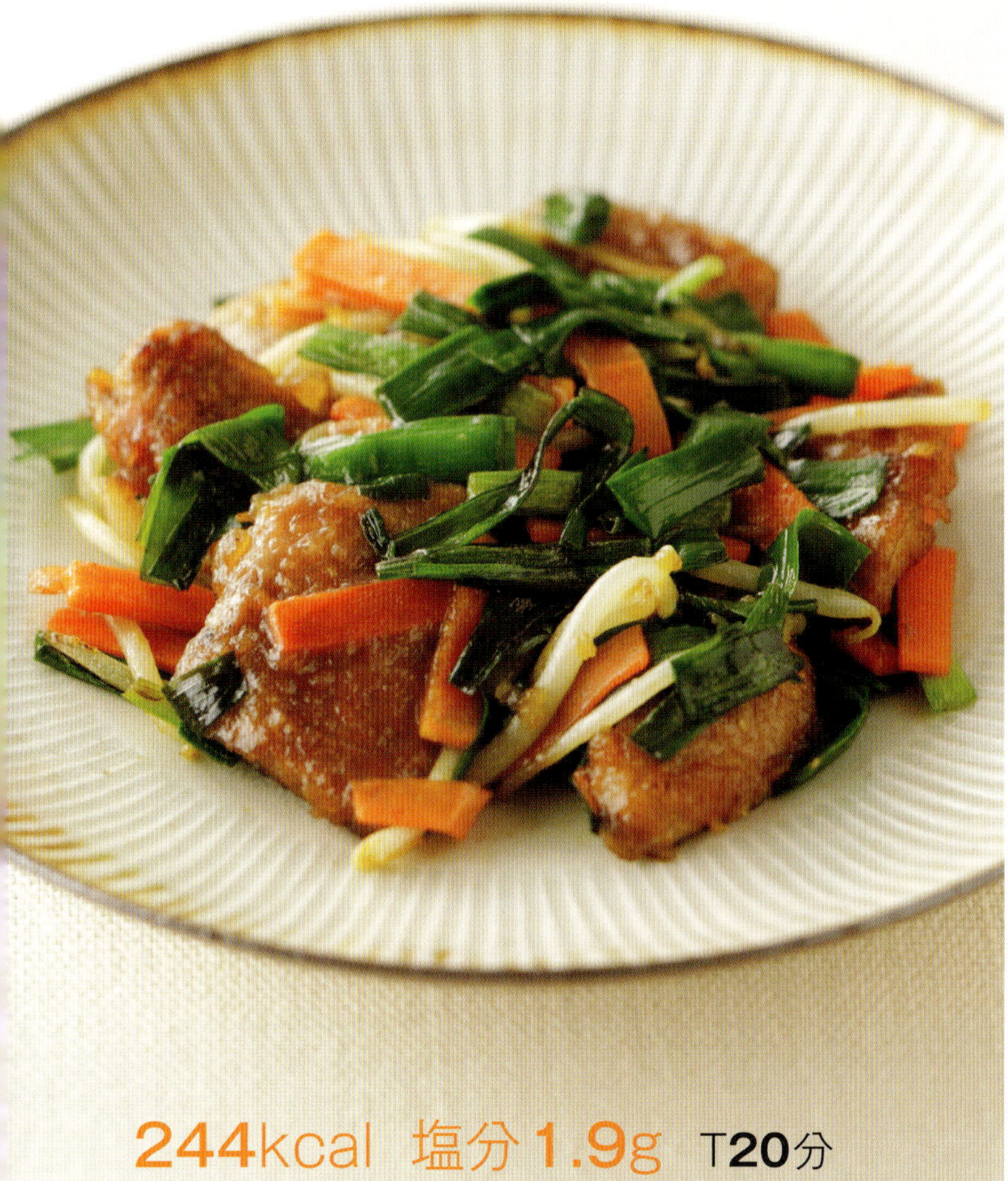

244kcal　塩分1.9g　T20分

炭14.1g　た14.2g　脂14.2g　繊維1.6g　コ150mg

材料（2人分）

豚レバー…120g
にら…50g
にんじん…40g
もやし…50g
しょうが汁…少々

A
- 酒…小さじ2
- オイスターソース…小さじ1
- しょうゆ…小さじ1
- カレー粉…ミニスプーン1

●しょうゆ・サラダ油・かたくり粉・塩・こしょう

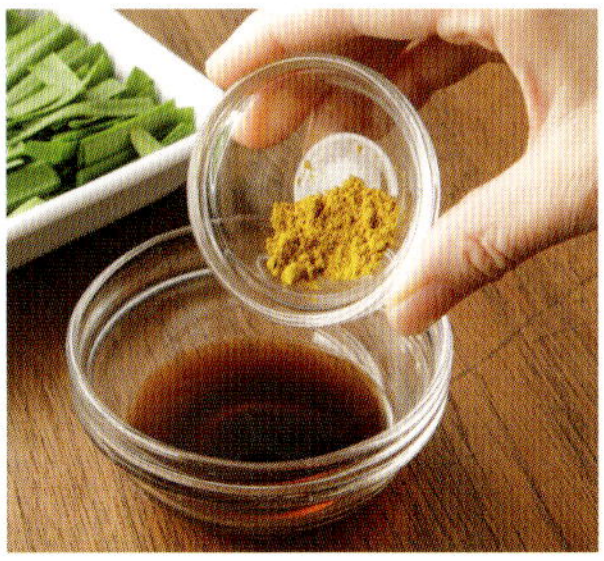

P カレー粉を加えると、レバーやにらのくさみがやわらぎ、食べやすくなる。

1 ボウルに豚レバーを入れて流水で10分間血抜きをする。水けを拭いて薄切りにし、しょうゆ小さじ2、しょうが汁をからめて15分間おく。

2 にらは4㎝長さに切り、根元と葉先に分ける。にんじんは4㎝の短冊形に切る。もやしはひげ根を取る。

3 フライパンにサラダ油大さじ1を中火で熱し、1のレバーにかたくり粉大さじ2をまぶして並べ入れる。両面を焼いて取り出す。

4 フライパンにサラダ油大さじ1を足して中火で熱し、にんじん、もやし、にらの根元、葉先の順に加えて炒め合わせる。3を戻し、混ぜ合わせたAを回し入れて全体になじませ、塩ミニスプーン1/4、こしょう少々で味を調える。

こんにゃく入り角煮

肉のうまみがしみ込んだこんにゃくが美味。
板状のこんにゃくをちぎってつくることもできます。
豚肉の量が控えめでも満足のできる一品です。

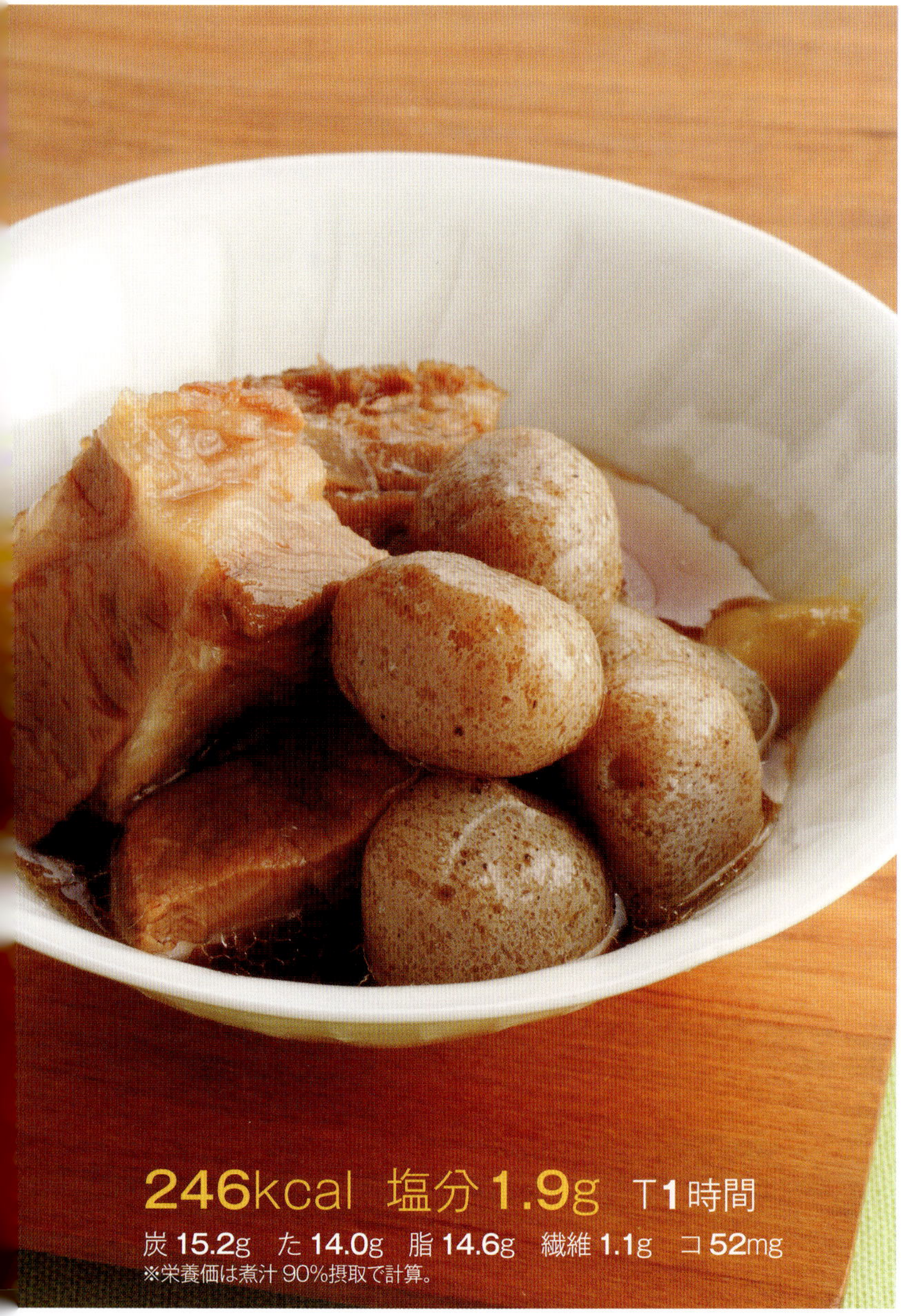

246kcal　塩分1.9g　T1時間

炭15.2g　た14.0g　脂14.6g　繊維1.1g　コ52mg

※栄養価は煮汁90%摂取で計算。

材料（2人分）

豚肩ロース肉（塊）…150g
玉こんにゃく…100g
ねぎ（青い部分）…1本分
しょうが（薄切り）…3～4枚
A［酒…カップ¼
　 砂糖・みりん・しょうゆ
　 …各大さじ1½
練りがらし…適宜

1 鍋に塊のままの豚肉とねぎ、しょうが、かぶるくらいの水を入れ、強火にかける。煮立ったら、アクを取り、こんにゃくを加えて、弱火で30分間煮る。

2 豚肉とこんにゃくを取り出し（ゆで汁は残しておく）、粗熱を取って、豚肉は6等分に切る。

3 別の鍋に2の豚肉とこんにゃくを入れ、ゆで汁カップ1½、Aを加える。弱火にかけ、煮汁が少なくなるまで20分間煮る。器に盛り、好みで練りがらしを添える。

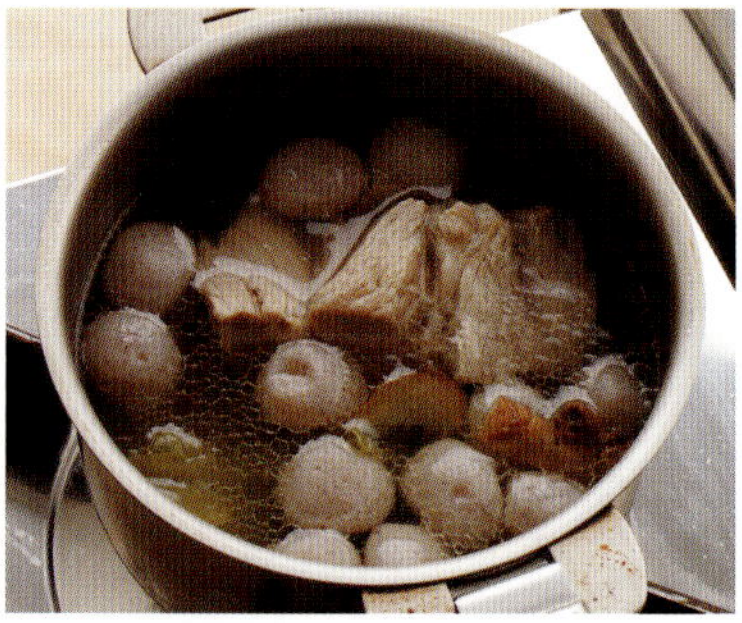

P こんにゃくは豚肉と一緒に下ゆでするると、肉のうまみがしみ込む。

鶏むね肉のマリネ焼き

肉を調味液につけておくと、柔らかくなるうえ、使う油脂を少量に抑えることができます。レモンやセロリの香りが爽やか。

214kcal 塩分1.1g T**15**分

炭 5.9g た 16.4g 脂 13.4g 繊維 1.2g コ 64mg

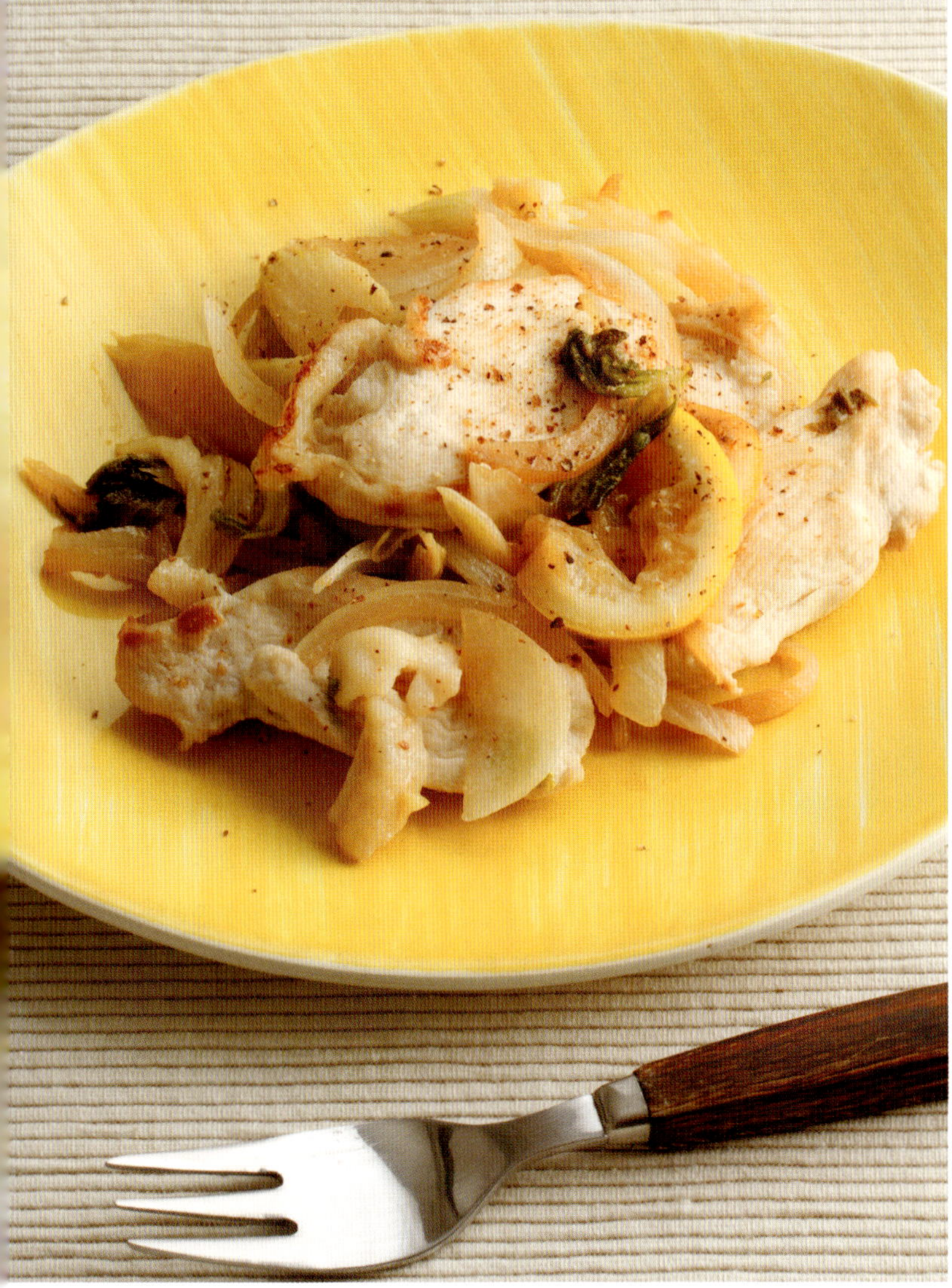

材料（2人分）

鶏むね肉（皮付き）…160g
セロリ…50g
たまねぎ…$\frac{1}{2}$コ（100g）
レモン（国産／輪切り）…2枚
●塩・こしょう・オリーブ油

1 セロリは斜めに薄く切る。たまねぎは薄く切る。

2 鶏肉に塩小さじ$\frac{1}{3}$、こしょう少々をふってなじませ、ポリ袋などに入れる。1、レモン、オリーブ油小さじ2を入れてもみ、15分間おく。

3 表面加工のしてあるフライパンを中火で熱し、鶏肉を皮側から焼く。空いているところに野菜、レモンを入れて炒め、ふたをして約5分間、弱火で蒸し焼きにする。火が通ったら鶏肉をそぎ切りにして、野菜と盛り合わせる。

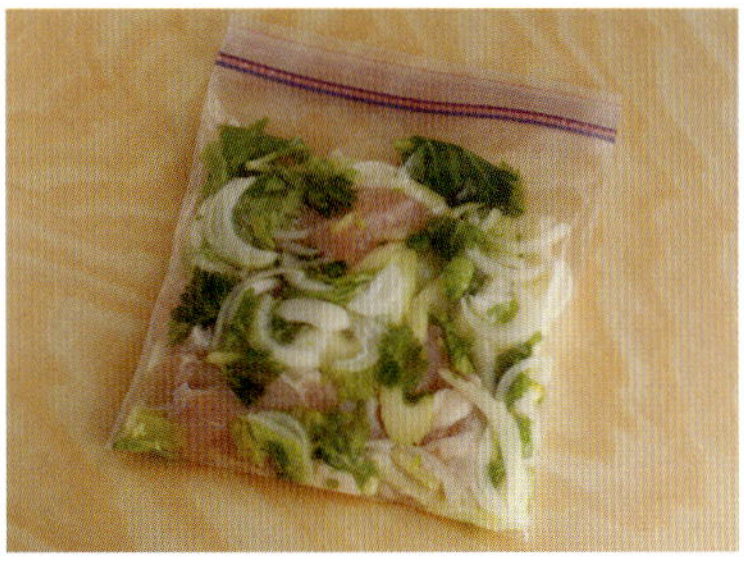

P 鶏肉はセロリやレモンと一緒につけておくと、香りと酸味で、塩分も控えられる。

糖尿病の食事 Q&A

管理栄養士の牧野直子さんが、素朴なギモンに答えます！

Q1
食べすぎたときは運動量を増やせばよいですか？

A

食べすぎの問題点は、血糖値が上がり、摂取エネルギーが過剰になることです。運動すると血糖値はある程度下げられるのですが、過剰摂取した分を帳消しにできるほどのエネルギーはなかなか消費できません。摂取エネルギーは、食事で適正になるよう調節しましょう。ただし運動には、血糖値や体重をコントロールし、筋肉量を維持して代謝を円滑にする効果などがあるので、適度な運動を心がけてください。

Q2
食事の量を少なくしたらなんだか物足りなくて……

A

早食いはせずに、よくかんでゆっくりと食べていますか？　脳の満腹中枢から信号が送られてくるまでには、食べ始めてから15～20分間かかるといわれています。早食いをすると、つい食べすぎてエネルギーをとりすぎてしまったり、血糖値が急に上がったりしてしまいます。早食い予防に、かみごたえのある食材を加えるのもおすすめです。

Q3
適正エネルギー内であればお菓子を食べてもよいですか？

A

たとえ一日のエネルギー摂取量を守っていたとしても、お菓子を食べるために食事の量を減らすのは避けましょう。必要な栄養がとりにくくなるからです。食べるなら、市販のお菓子よりも、食物繊維がとれる果物（果糖が含まれるので食べすぎに注意）や芋類、カルシウム豊富な乳製品がおすすめです。また、甘さ控えめのおやつを手づくりしてもよいでしょう。本書ではP.108～109で、間食やデザートに向くおやつのレシピを紹介しています。

Q4
血糖値を上げにくくする食べ方はありますか？

A

食事をするときは、こんにゃくや海藻、きのこや野菜を使った料理など、食物繊維が多いものから食べ始めるのが理想です。食物繊維の働きで、ブドウ糖の吸収がゆるやかになるため、血糖値が急に上がるのを防ぐことができます。その後、肉や魚といったたんぱく質のおかず、ご飯などの主食の順に食べるとよいでしょう。

Part. 2

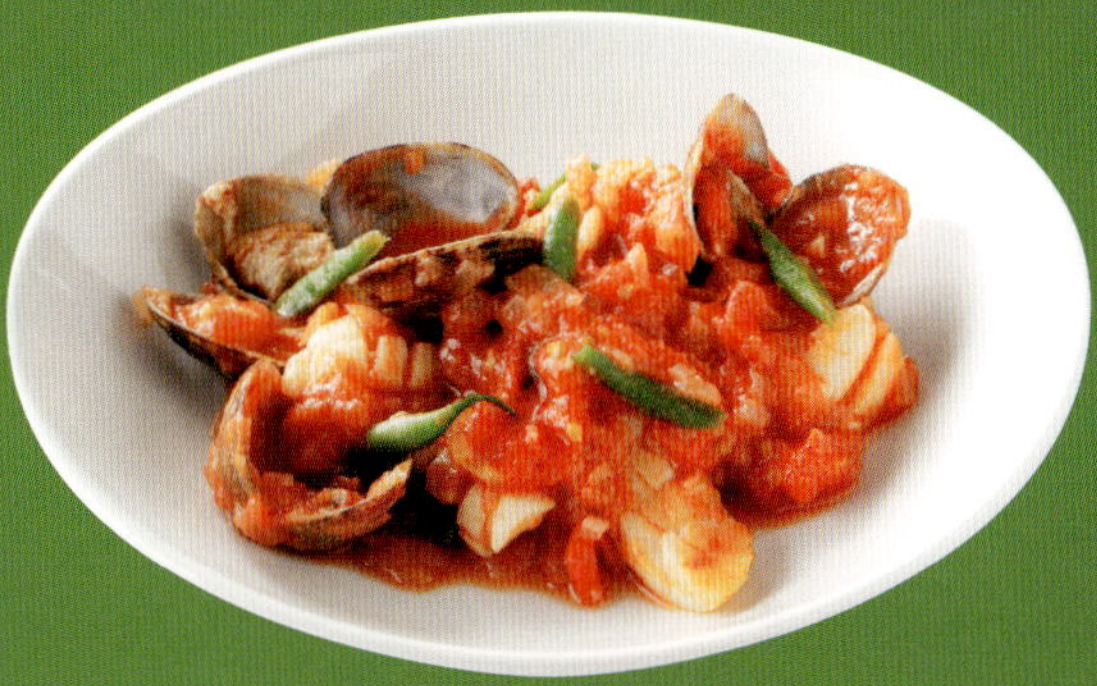

糖尿病の献立と主菜 2

◎ 1400kcal前後の一日の献立

1400kcal前後の一日の献立を紹介します。

◎ 1200kcal前後の一日の献立

1200kcal前後の一日の献立を紹介します。

◎ 500kcal以下の晩の献立

1食500kcal以下の晩の献立を紹介します。

◎ 200kcal以下の主菜

1品200kcal以下の主菜を紹介します。

ここで紹介する一日の献立は、適正エネルギーが1400kcalや1200kcalに近い方におすすめです。

・献立の中の白いご飯や発芽玄米の分量は主に1食1人分150gまたは120gとしています。
・料理の材料とつくり方は、基本的に2人分として紹介しています。
・栄養価は1人分の値です。
・調理時間には、ご飯を炊く時間や、材料を冷ましたり、調味料につけたり、味をなじませたりする時間などは含みません。

ホットドッグ献立

コールスローをはさんだヘルシーなホットドッグに、トマトジュースでつくる冷製スープを添えて。

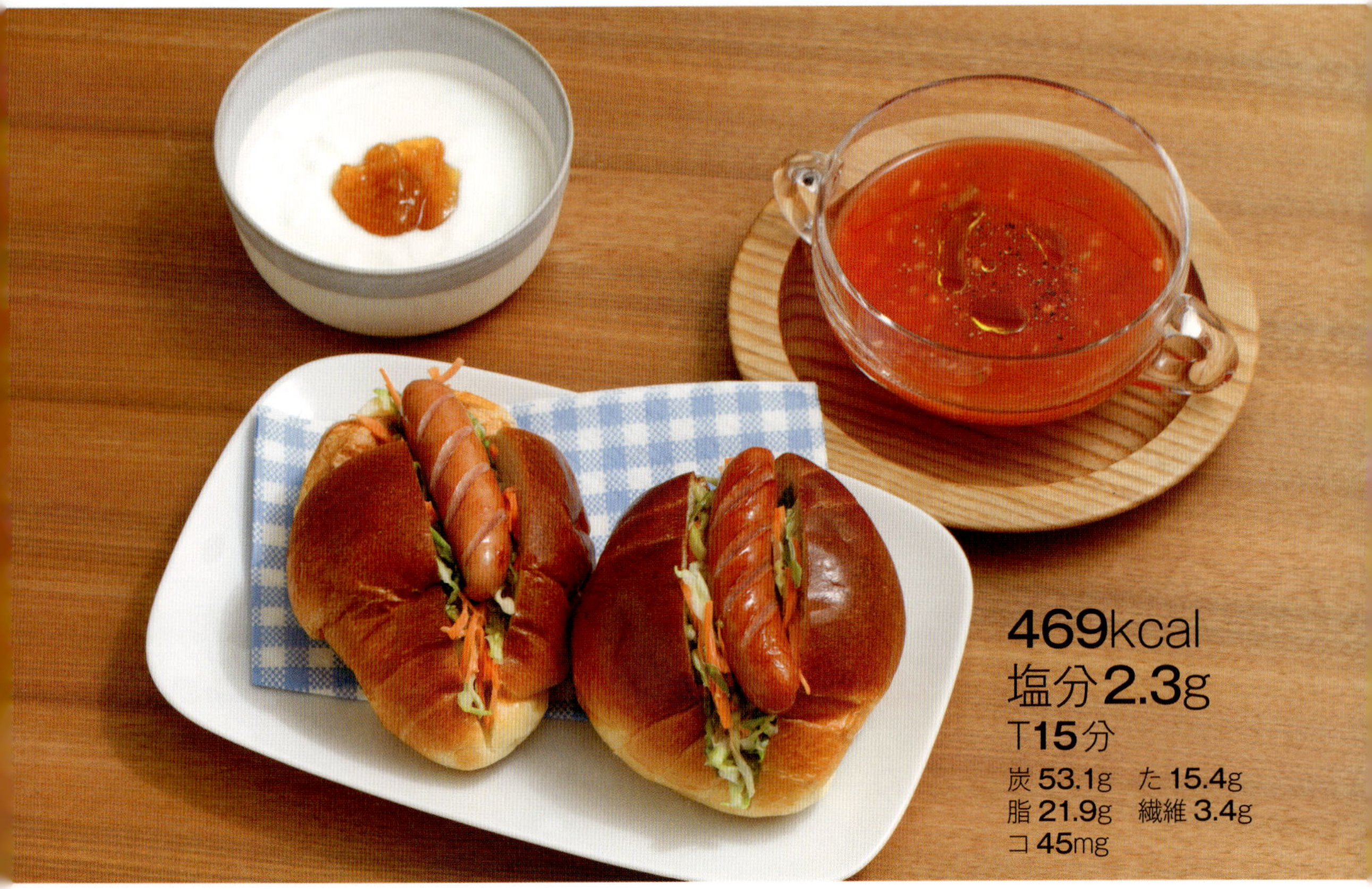
469kcal
塩分2.3g
T15分
炭 53.1g　た 15.4g
脂 21.9g　繊維 3.4g
コ 45mg

トマトのスープ

24kcal ／ 塩分 0.2g

炭 4.4g ／た 0.8g ／脂 0.6g ／
繊維 0.9g ／コ 0mg

材料（2人分）

トマトジュース（食塩不使用）
…1 缶（190㎖）
セロリ（みじん切り）…25g
顆粒《かりゅう》スープの素《もと》（洋風）…小さじ¼
●オリーブ油・黒こしょう（粗びき）

1 スープの素は湯小さじ１で溶かす。

2 ボウルにトマトジュース、セロリ、1を入れて混ぜ、器に盛る。オリーブ油小さじ¼と黒こしょう少々をふる。

マーマレードヨーグルト

103kcal ／ 塩分 0.1g

炭 14.9g ／た 3.7g ／脂 3.0g ／
繊維 0.3g ／コ 12mg

材料（2人分）

プレーンヨーグルト（無糖）
…200g
マーマレード…42g

1 器にヨーグルトを盛り、マーマレードをのせる。

ホットドッグ

342kcal ／ 塩分 2.0g

炭 33.8g ／た 10.9g ／脂 18.3g ／
繊維 2.2g ／コ 33mg

材料（2人分）

キャベツ（せん切り）…（小）1 枚分（50g）
にんじん（せん切り）…40g
ソーセージ…4 本（80g）
ロールパン…4 コ（120g）
●塩・マヨネーズ・バター

1 コールスローをつくる。野菜に塩ミニスプーン１をふり混ぜてしんなりさせ、水けを絞る。ボウルに入れ、マヨネーズ小さじ２とあえる。

2 ソーセージは切り目を入れ、油をひかないフライパンで焼く。

3 ロールパンは切り目を入れて温める。断面にバター小さじ１を塗り、1、2をはさむ。

鮭《さけ》混ぜご飯献立

きゅうりの食感で、食べごたえが出ます。メインにボリュームがあるので、副菜の１品は果物に。

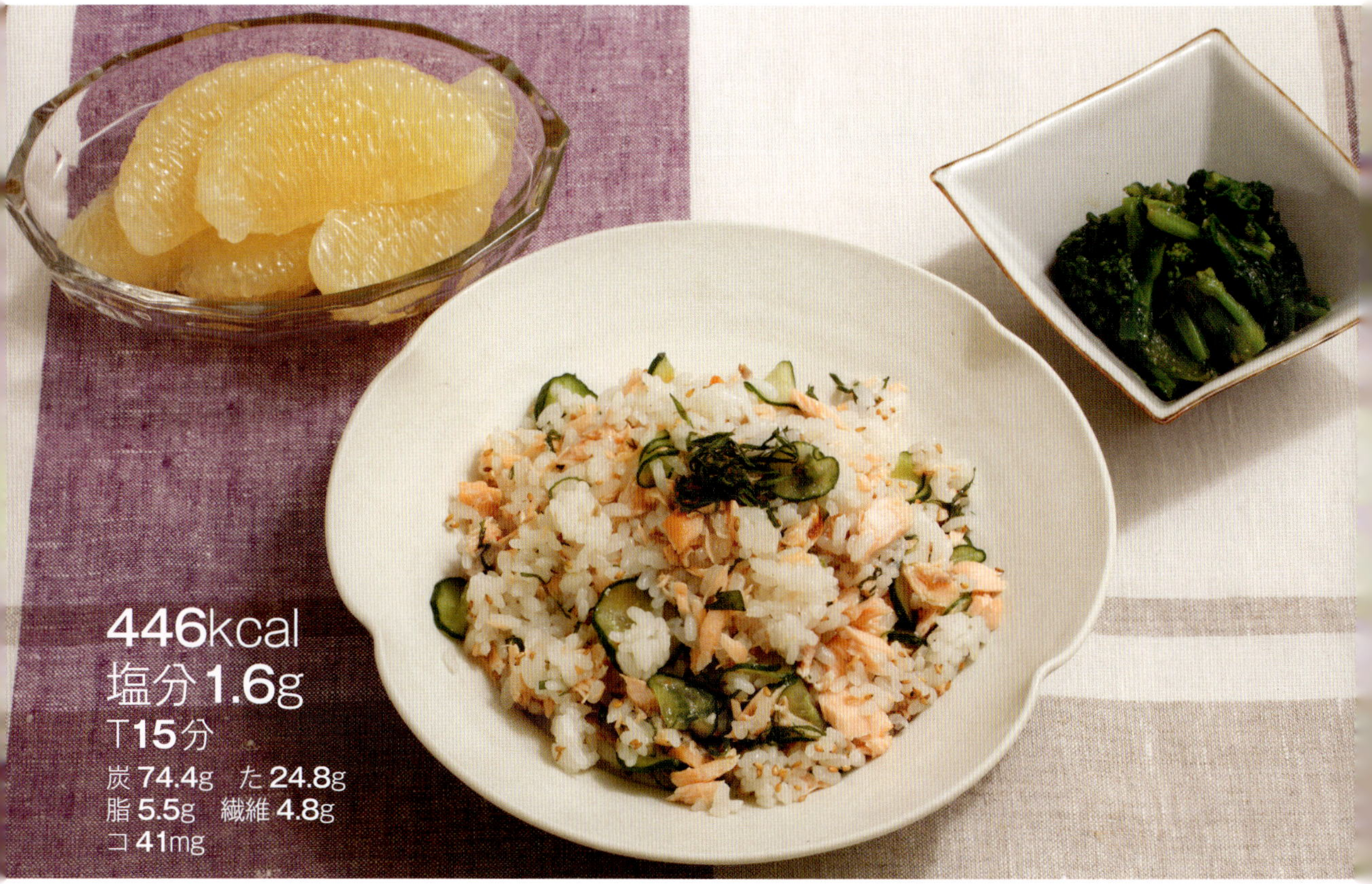
446kcal
塩分1.6g
T15分
炭 74.4g　た 24.8g
脂 5.5g　繊維 4.8g
コ 41mg

グレープフルーツ

48kcal ／ 塩分 0g

炭 12.0g ／た 1.1g ／脂 0.1g ／
繊維 0.8g ／コ 0mg

材料（2人分）

グレープフルーツ…1 コ（250g）

1 グレープフルーツは皮と薄皮を除き、器に盛る。

菜の花のからしあえ

31kcal ／ 塩分 0.5g

炭 5.1g ／た 3.4g ／脂 0.4g ／
繊維 2.8g ／コ 0mg

材料（2人分）

菜の花…150g
A【練りがらし…小さじ¼、しょうゆ…小さじ1】

1 菜の花はゆでて水けを絞り、3㎝長さに切る。
2 ボウルにAを入れて混ぜ、1を加えてあえる。

鮭混ぜご飯

367kcal ／ 塩分 1.1g

炭 57.3g ／た 20.3g ／脂 5.0g ／
繊維 1.2g ／コ 41mg

材料（2人分）

生鮭…（小）2 切れ（140g）
きゅうり（薄切り）
…½本分（50g）
白ごま…小さじ 2
ご飯（温かいもの）…300g
青じそ（せん切り）…2 枚分
●塩・酒

1 鮭は塩小さじ¼、酒小さじ2をふり、10 分間おいてからグリルで焼く。皮と骨を除いてほぐす。
2 きゅうりは塩ミニスプーン1をふり混ぜ、しんなりとしたら水けを絞る。
3 ボウルにご飯を入れ、1、2、白ごま、青じその½量を加えて混ぜる。器に盛り、残りの青じそを添える。

豆腐のチャンプルー献立

豆腐は植物性の良質なたんぱく質を豊富に含みます。低エネルギーの主菜を軸に、野菜と海藻を使った副菜を添えましょう。とてもヘルシーな献立になります。

548kcal　塩分2.7g　T40分

炭 71.3g　た 22.8g　脂 19.0g　繊維 6.2g　コ 112mg

※白米のご飯 150g（252kcal）の栄養価を含む。

にんじんのしりしり

78kcal ／ 塩分 0.4g

炭 4.6g ／た 3.6g ／脂 4.8g ／
繊維 1.1g ／コ 111mg

材料（2人分）

にんじん…90g
めんつゆ（市販／２倍濃縮）
…小さじ1
溶き卵…1コ分
●サラダ油

1 にんじんはスライサーを使ってせん切りにする。

2 フライパンにサラダ油小さじ1を中火で熱し、にんじんをしんなりするまで炒める。めんつゆを加えて混ぜ、溶き卵を回し入れて卵に程よく火が通るまで炒め合わせる。

絹さやとあおさのりのすまし汁

11kcal ／ 塩分 0.8g

炭 2.5g ／た 1.4g ／脂 0g ／
繊維 1.2g ／コ 0mg

材料（2人分）

絹さや…10 枚（20g）
だし…カップ 1½
あおさのり（乾）…6g
●しょうゆ・塩

1 絹さやは筋を取り、サッとゆでて斜め半分に切る。

2 鍋にだしを入れて温め、絹さやとあおさを加え、しょうゆ２～３滴、塩ミニスプーン½で味を調える。

P 海藻類は食物繊維やミネラルを含む。ただし塩分も含むので、調味料は控えめに。

豆腐のチャンプルー

207kcal ／ 塩分 1.5g

炭 8.5g ／た 14.0g ／脂 13.7g ／
繊維 3.4g ／コ 1mg

材料（2人分）

木綿豆腐…350g
チンゲンサイ…1 株（100g）
パプリカ…½コ（60g）
しめじ…90g
削り節（粗削り）…適量
●サラダ油・塩・こしょう・しょうゆ

1 豆腐はざるにのせて水をきり、4㎝四方に切る。チンゲンサイは軸と葉に切り分け、軸は棒状に、葉はザク切りにする。パプリカはヘタと種を除いて細切りにする。しめじは石づきを除いてほぐす。

2 フライパンにサラダ油大さじ½を中火で熱し、豆腐を焼きつける。塩小さじ¼、こしょう少々をふって取り出す。

3 サラダ油大さじ½を熱し、野菜としめじを炒める。油が回ったら、塩ミニスプーン½を加え、ざっと炒める。豆腐を戻し、しょうゆ小さじ１を回し入れて全体を混ぜる。器に盛り、削り節をのせる。

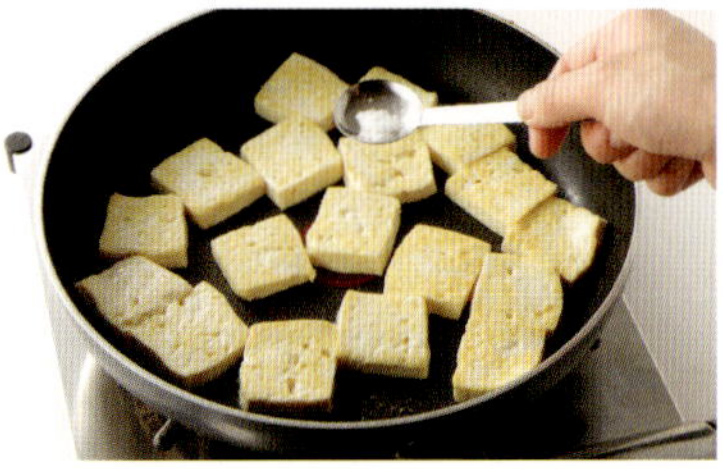

P ２回に分けて塩を加える。こうすることで少量の塩でもしっかりと味がつく。

◉一日の合計 1463kcal ／塩分 6.6g

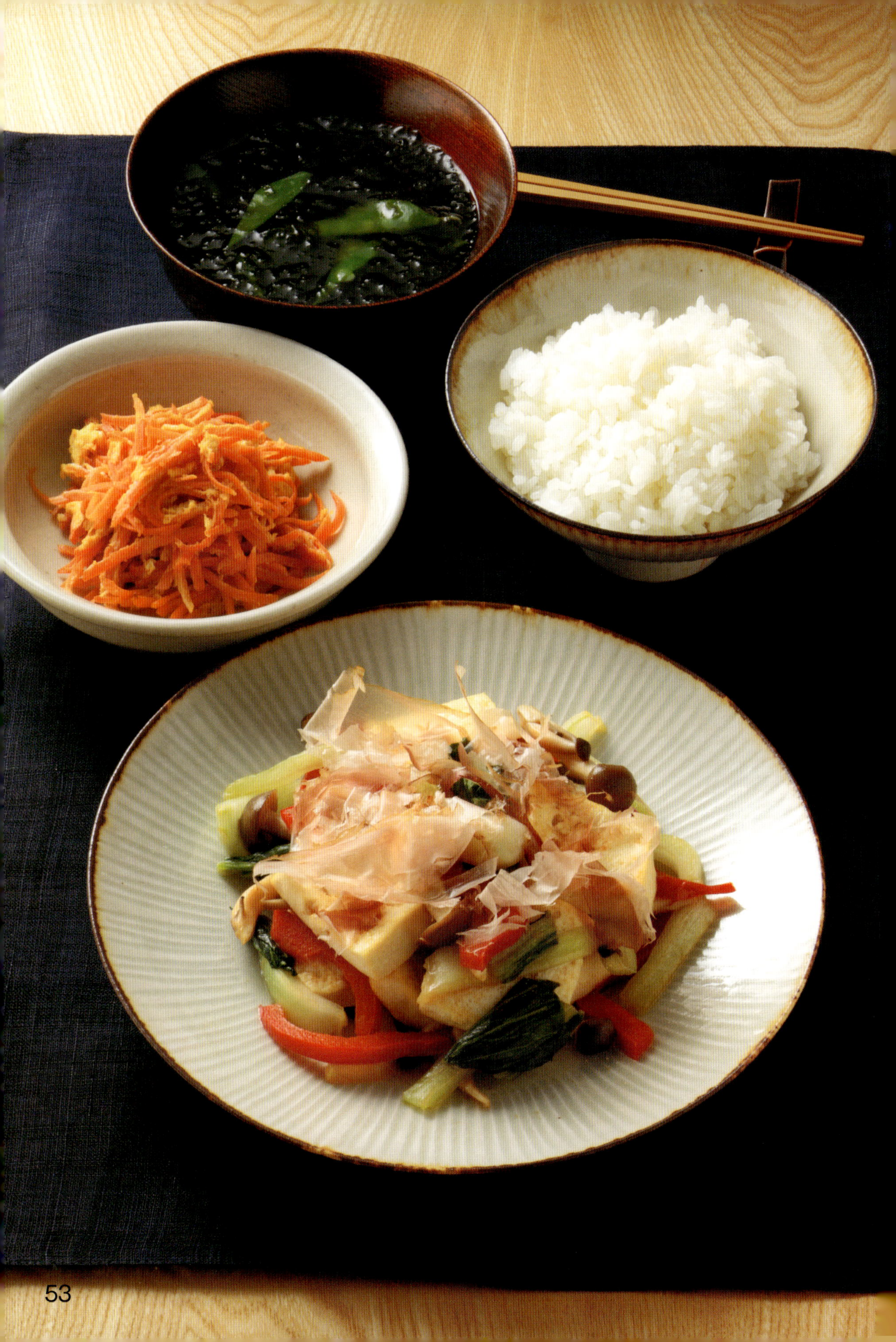

ふんわり卵焼き献立

豆乳を加えてふんわりと焼き上げた卵が主菜。汁と副菜で野菜をバランスよくとれる献立です。

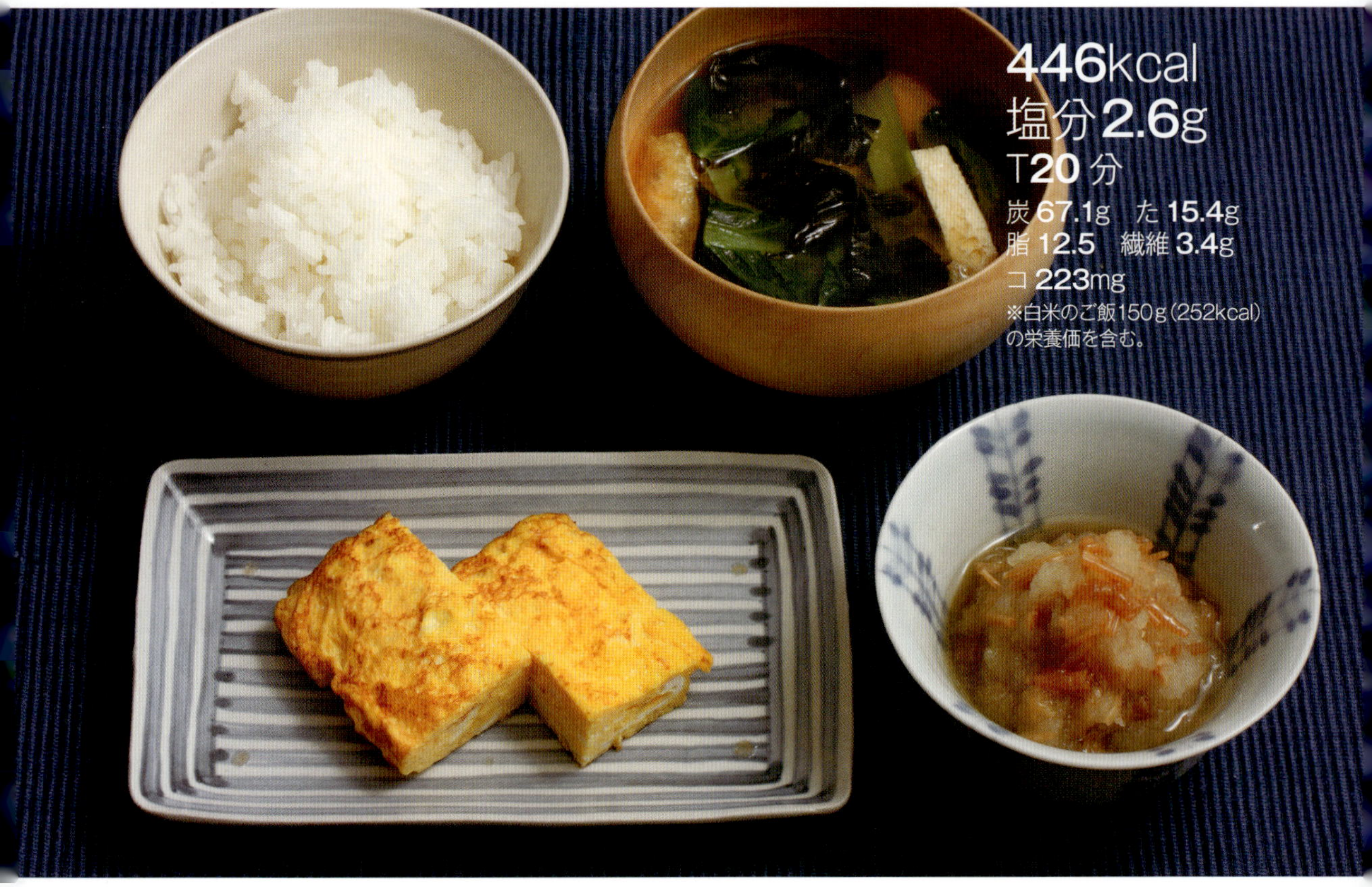
446kcal
塩分2.6g
T20分
炭67.1g　た15.4g
脂12.5　繊維3.4g
コ223mg
※白米のご飯150g(252kcal)の栄養価を含む。

なめたけおろし

20kcal ／ 塩分 0.6g

炭 5.6g ／た 0.8g ／脂 0.1g ／
繊維 1.6g ／コ 0mg

材料(2人分)

大根…150g
なめたけ(市販／味付き)
…大さじ2

1 大根はすりおろし、軽く水けをきる。
2 ボウルに1となめたけを入れてあえる。

青菜と油揚げのみそ汁

54kcal ／ 塩分 1.3g

炭 3.6g ／た 3.5g ／脂 3.1g ／
繊維 1.3g ／コ 0mg

材料(2人分)

小松菜…45g
油揚げ…½枚(15g)
カットわかめ(乾)…2g
だし…カップ1½
●みそ

1 小松菜はザク切りにする。油揚げは油抜きしてから短冊形に切る。わかめは水で戻す。
2 鍋にだしを沸かし、1を加える。火が通ったら、みそ大さじ1を溶き入れる。

ふんわり卵焼き

120kcal ／ 塩分 0.7g

炭 2.2g ／た 7.3g ／脂 8.8g ／
繊維 0g ／コ 223mg

材料(2人分)

卵…2コ
無調整豆乳…大さじ2
だし…大さじ2
A【うす口しょうゆ・みりん…各小さじ1】
●サラダ油

1 ボウルに卵を割りほぐし、豆乳、だし、**A**を加えて混ぜる。
2 卵焼き器を熱してサラダ油を塗り、1を3回に分けて流し入れ、焼き上げる(サラダ油はそのつど小さじ½量を塗る)。食べやすく切って器に盛る。

えびと野菜の塩焼きそば献立

焼きそばは、えびのうまみと食感で食べごたえを出します。香りのよいスープを添えて。

436kcal　塩分2.2g
T20分
炭64.1g　た21.0g　脂9.4g
繊維5.0g　コ80mg

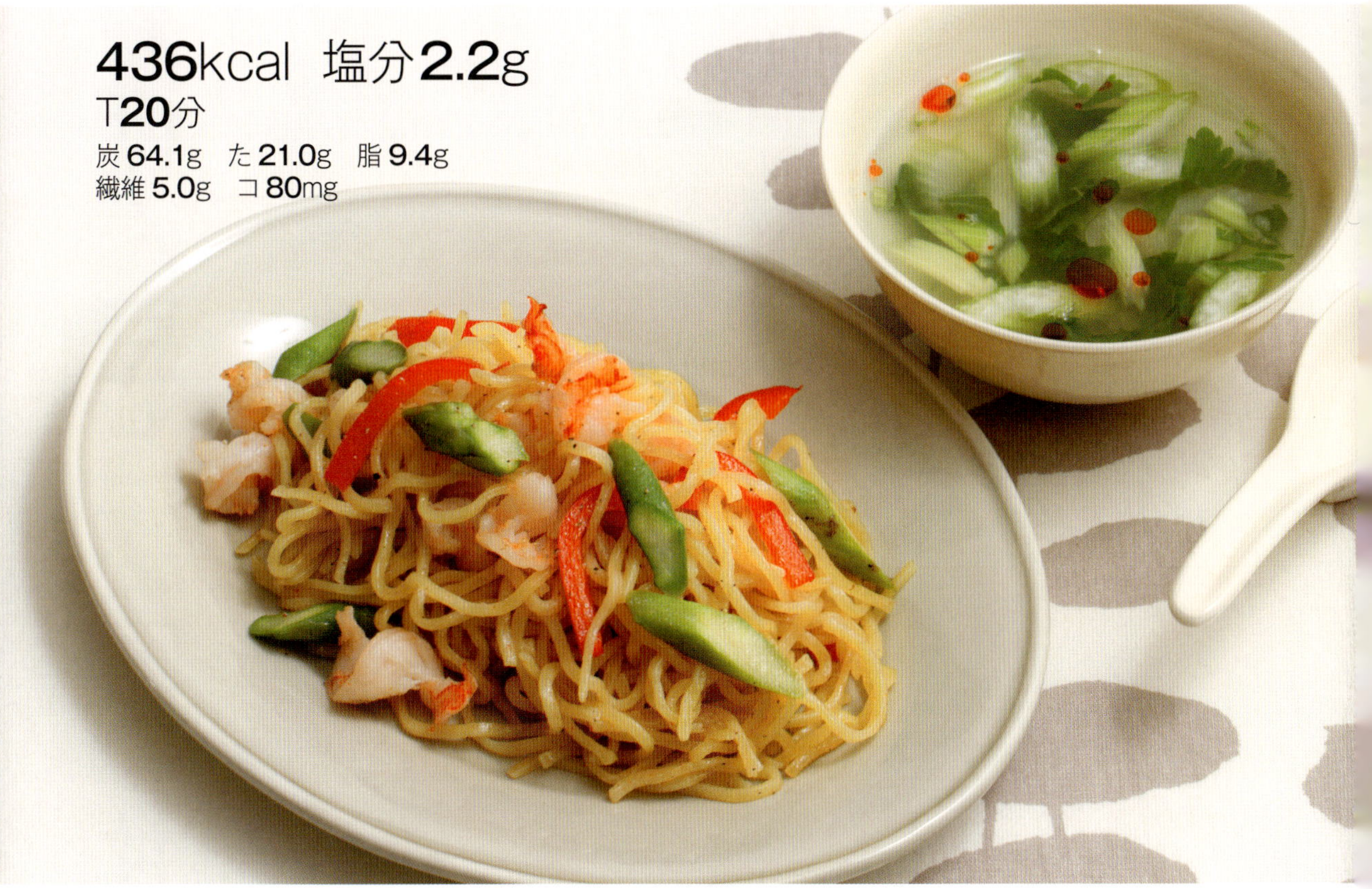

セロリのスープ

20kcal／塩分0.9g
炭3.2g／た0.9g／脂0.6g／
繊維1.2g／コ0mg

材料(2人分)

セロリ…160g
顆粒チキンスープの素(中国風)
…小さじ1
ラー油…適量
●塩

1 セロリは軸と葉に切り分け、軸は斜め薄切り、葉はザク切りにする。

2 鍋に水カップ1½とスープの素を合わせて煮立たせ、[1]を加えてサッと煮る。

3 塩ミニスプーン¼で味を調え、器に盛ってラー油をふる。

えびと野菜の塩焼きそば

416kcal／塩分1.3g
炭60.9g／た20.1g／脂8.8g／
繊維3.8g／コ80mg

材料(2人分)

むきえび…100g
グリーンアスパラガス(斜め切り)
…80g
パプリカ(赤／細切り)
…¼コ分(30g)
中華麺(蒸し)…2玉(300g)
A【顆粒《かりゅう》チキンスープの素《もと》(中国風)…小さじ½、酒・水…各大さじ1、うす口しょうゆ…小さじ¼】
●サラダ油・黒こしょう(粗びき)

1 えびは背に切り目を入れて、背ワタを取り、水洗いして水けを拭く。

2 フライパンにサラダ油大さじ1を中火で熱し、[1]、アスパラガス、パプリカを炒める。麺をほぐしながら加え、混ぜた**A**を回し入れて炒め合わせ、黒こしょう少々をふる。

いんげん豆と豚肉の甘辛煮献立

大きないんげん豆を使った主菜は食物繊維もとれて、食べごたえも十分。主菜が煮物のときは、塩分が高めになるので、副菜の1品は果物に。

547kcal　塩分2.2g　T30分

炭81.6g　た22.8g　脂14.7g　繊維13.0g　コ31mg

※白米のご飯120g（202kcal）の栄養価を含む。

ブロッコリーの塩ごまあえ

56kcal／塩分0.7g

炭3.7g／た3.2g／脂3.9g／繊維3.0g／コ0mg

材料（2人分）

ブロッコリー…120g

A［すりごま（白）…小さじ2
　塩…ミニスプーン1
　ごま油…小さじ1

1 ブロッコリーは小房に分けてゆでる。

2 ボウルに**A**を合わせて混ぜ、1を加えてあえる。

ぶどう

30kcal／塩分0g

炭7.9g／た0.2g／脂0.1g／繊維0.3g／コ0mg

材料（2人分）

ぶどう…12粒（100g）

1 1人分につき、6粒添える。

いんげん豆と豚肉の甘辛煮

259kcal／塩分1.5g

炭25.5g／た16.4g／脂10.3g／繊維9.3g／コ31mg

※栄養価は煮汁65%摂取で計算。

材料（2人分）

ゆでいんげん豆…（大）120g

豚こま切れ肉（薄切り）…100g

にんじん…60g

たまねぎ…¼コ（50g）

絹さや…5枚（10g）

A［だし…カップ1½
　しょうゆ・みりん・酒
　　…各大さじ1½

1 豚肉は食べやすく切る。にんじんは小さめの乱切りにする。たまねぎはくし形に切る。絹さやは筋を取り、ゆでて斜めに切る。

2 鍋にたまねぎ、**A**を入れて火にかけ、煮立ったら弱火にして、にんじんを加える。ふたをして10分間煮る。

3 いんげん豆を加えて5分間煮、煮汁を含ませる。

4 強火にして、豚肉を少しずつ加えて煮る。肉に火が通ったら器に盛り、絹さやを散らす。

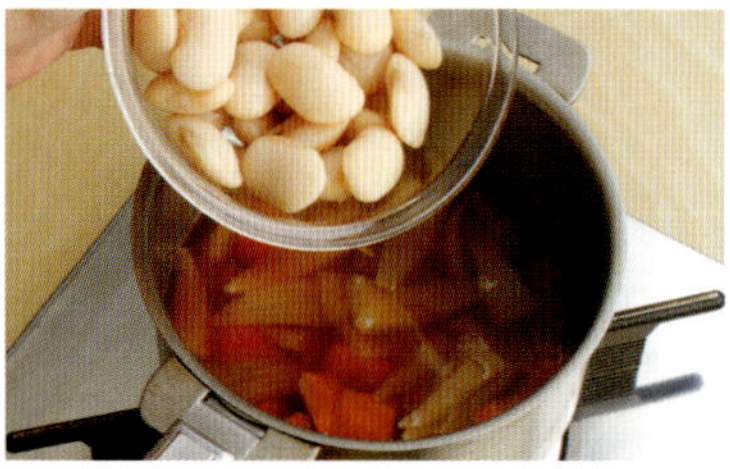

P いんげん豆は火が通っているので、煮汁を含ませるように短時間煮るだけでよい。

●一日の合計 1429kcal／塩分7.0g

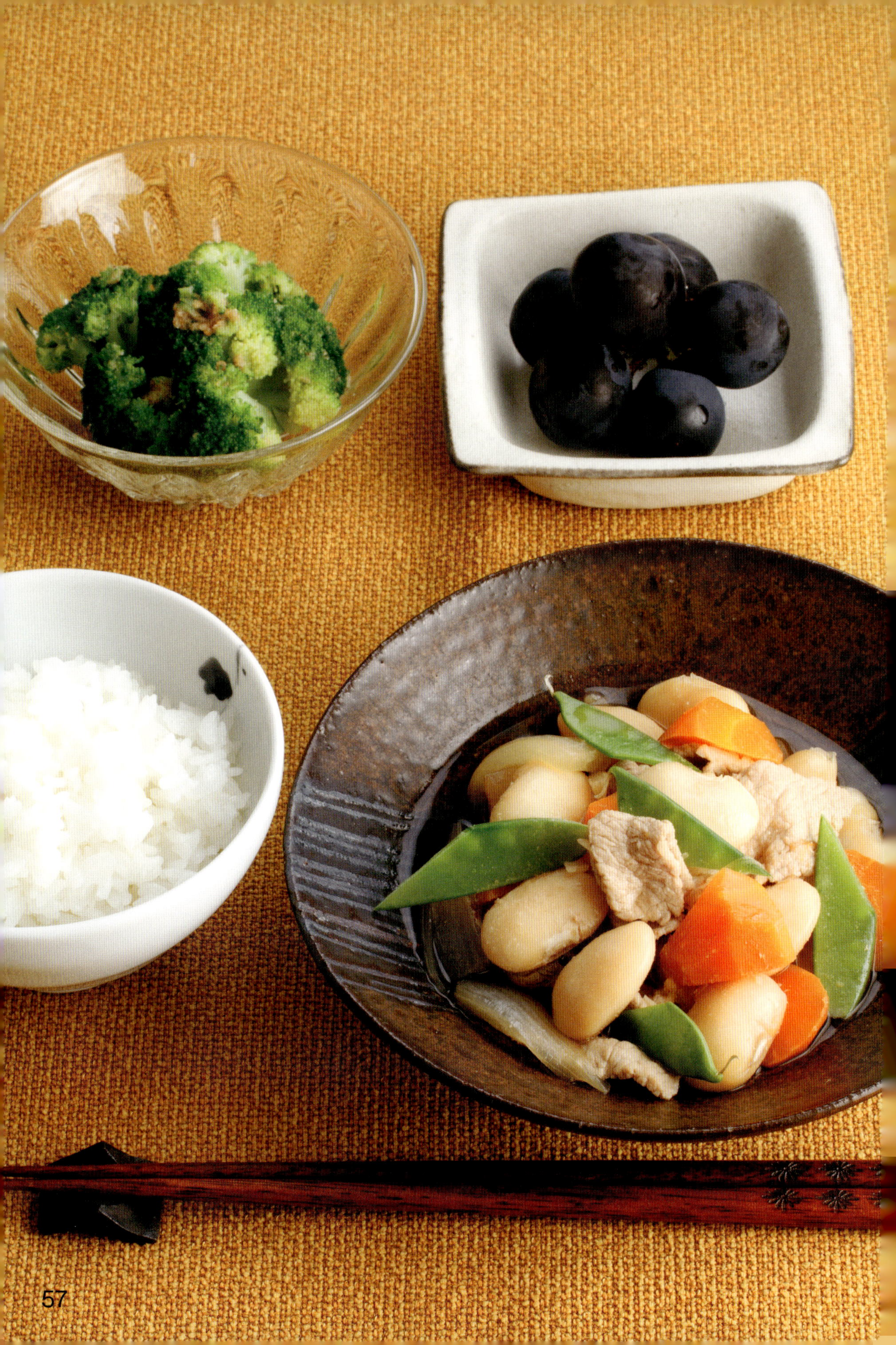

卵入り野菜スープ献立

野菜スープに、卵を入れてボリュームを出した朝食です。

439kcal　塩分2.7g　T15分
炭 54.6g　た 19.3g　脂 16.8g　繊維 5.3g　コ 248mg

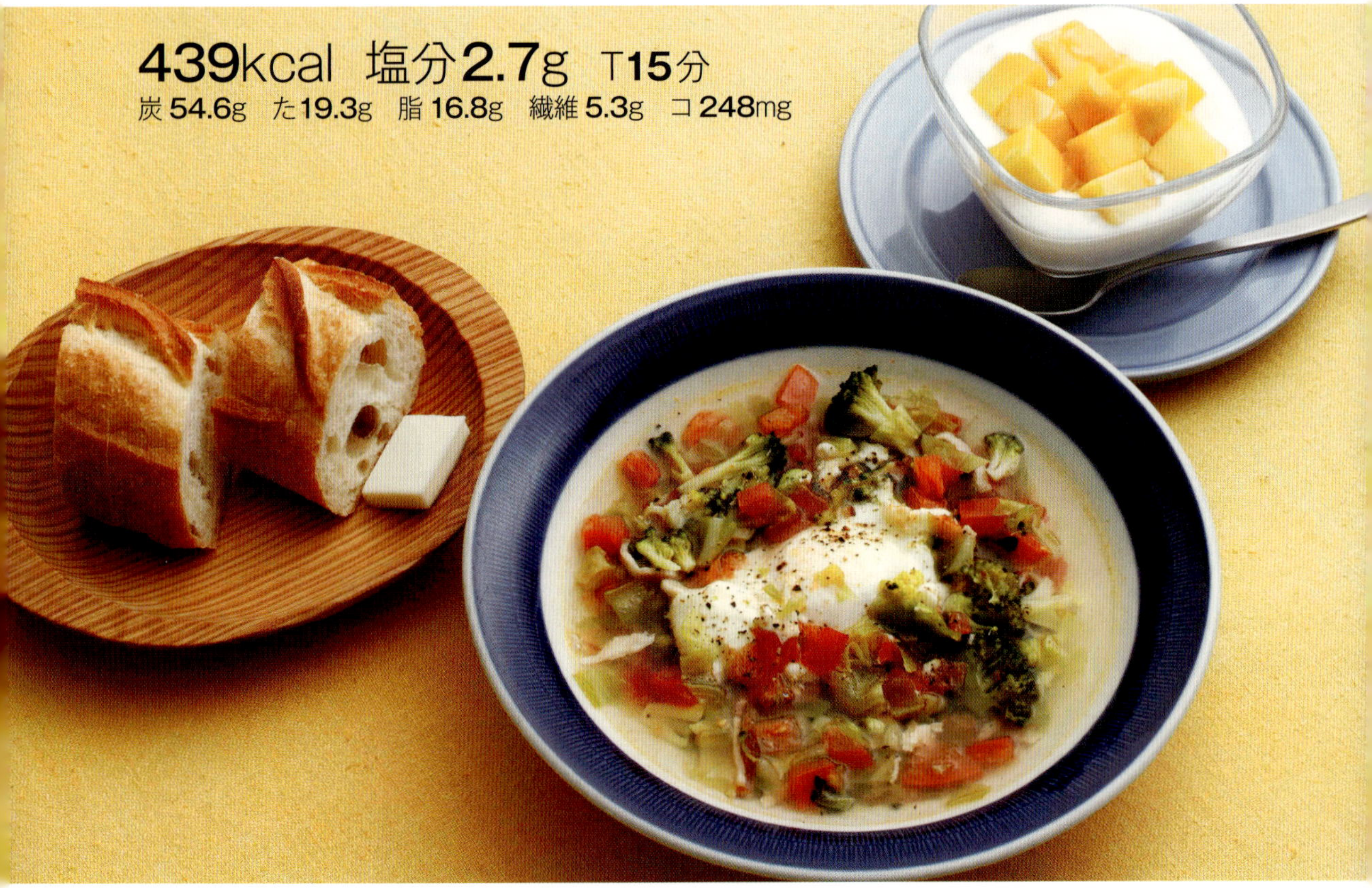

マンゴーヨーグルト

110kcal ／ 塩分 0.1g
炭 17.6g ／た 4.1g ／脂 3.1g ／
繊維 1.0g ／コ 12mg

材料(2人分)
マンゴー…150g
プレーンヨーグルト(無糖)
…200g

1 マンゴーは皮と種を除いて食べやすく切る。
2 器にヨーグルトを盛り、マンゴーをのせる。

で炒め、脂が出たらブロッコリー、キャベツを加えて炒める。水カップ2、スープの素を加え、煮立ったらトマトを加える。
3 再び煮立ったら卵を入れ、好みの堅さに火を通す。器に盛り、黒こしょう少々をふる。

フランスパン

169kcal ／ 塩分 0.9g
炭 28.8g ／た 4.7g ／脂 3.9g ／
繊維 1.4g ／コ 8mg

材料(2人分)
フランスパン…100g
●バター

1 フランスパンは食べやすく切って器に盛り、1人分につきバター小さじ1を添える。

卵入り野菜スープ

160kcal ／ 塩分 1.7g
炭 8.2g ／た 10.5g ／脂 9.8g ／
繊維 2.9g ／コ 228mg

材料(2人分)
ブロッコリー…75g
トマト…1コ(150g)
キャベツ…(小)1枚(50g)
ベーコン(細切り)…1枚分(20g)
卵…2コ
顆粒《かりゅう》スープの素《もと》(洋風)…大さじ½
●黒こしょう(粗びき)

1 ブロッコリーは小さく切る。トマトはヘタを除いて小さめの角切りにする。キャベツは1.5㎝四方に切る。
2 鍋にベーコンを入れて中火

肉豆腐献立

しっかりした食感の焼き豆腐を使うと、肉の量を少なめにしても食べごたえがあります。

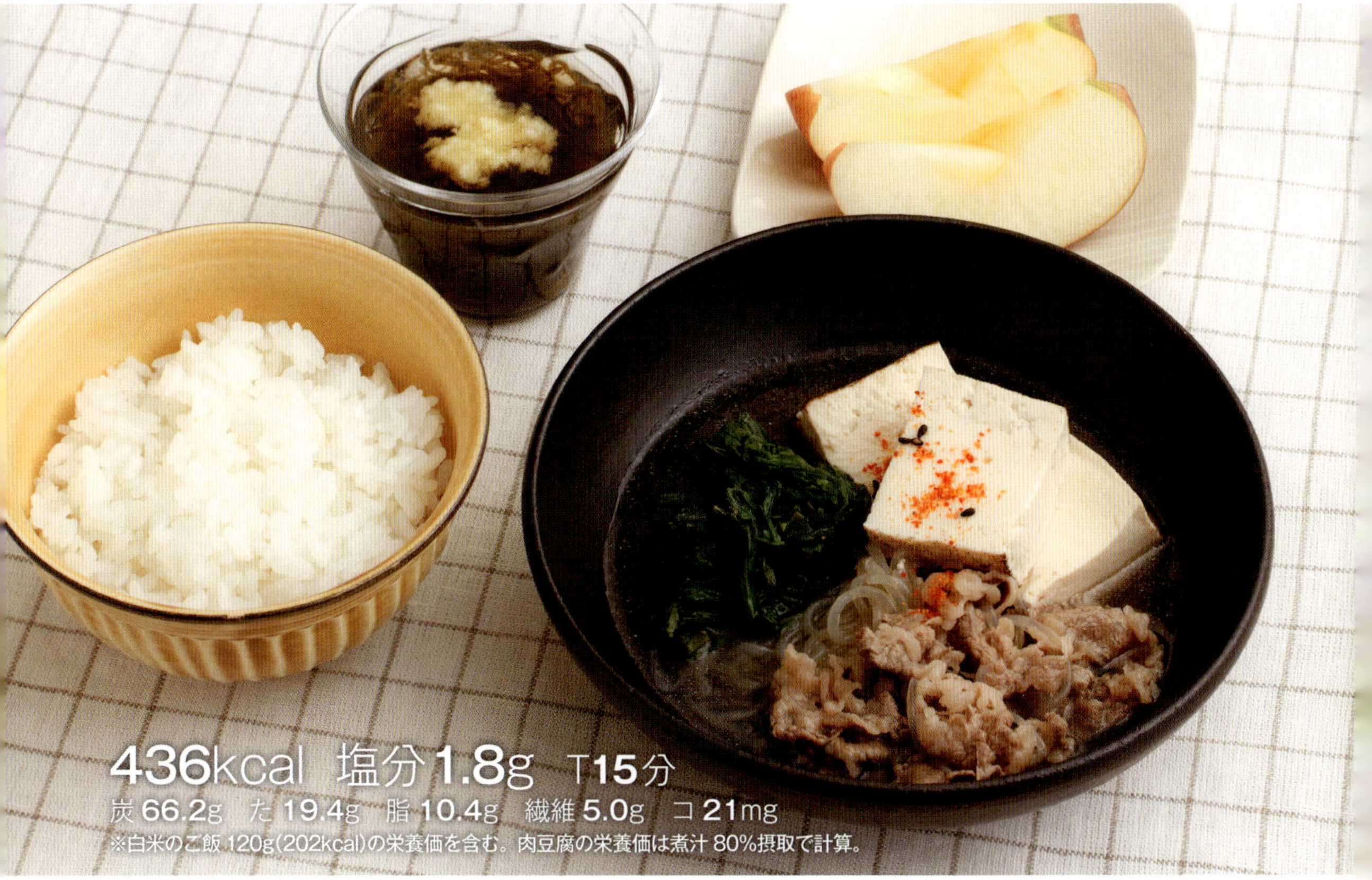
436kcal 塩分1.8g T15分
炭 66.2g た 19.4g 脂 10.4g 繊維 5.0g コ 21mg
※白米のご飯 120g(202kcal)の栄養価を含む。肉豆腐の栄養価は煮汁 80%摂取で計算。

りんご

41kcal ／ 塩分 0g

炭 11.0g ／た 0.2g ／脂 0.1g ／
繊維 1.1g ／コ 0mg

材料(2人分)

りんご…½コ(150g)

1 りんごは芯を除き、皮付きのままくし形に切る。

もずく酢のしょうが添え

15kcal ／ 塩分 0.7g

炭 3.1g ／た 0.4g ／脂 0.1g ／
繊維 0.5g ／コ 0mg

材料(2人分)

もずく酢(味付き)
…2パック(100g)
しょうが…(小)1かけ

1 器にもずく酢を盛り、すりおろしたしょうがを添える。

肉豆腐

178kcal ／ 塩分 1.1g

炭 7.6g ／た 15.8g ／脂 9.8g ／
繊維 3.0g ／コ 21mg

材料(2人分)

焼き豆腐…200g
牛もも肉…60g
しらたき…60g
春菊…100g
だし…カップ1½
●しょうゆ・みりん・七味とうがらし

1 焼き豆腐は８等分に切る。春菊はゆでて３㎝長さに切る。しらたきは下ゆでして食べやすく切る。

2 鍋にだし、しょうゆ・みりん各小さじ２を入れて煮立たせ、豆腐、しらたきを加えて中火で３〜４分間煮る。

3 牛肉を少しずつ加えて煮、色が変わったら春菊を加えてサッと煮る。器に盛り、七味とうがらし少々をふる。

鮭《さけ》のにらあんかけ献立

料理によく使う鮭は、にらあんで食べると、また違った味わいが楽しめます。魚が主菜のときは、副菜の塩分はできるだけ控えめにしましょう。

500kcal　塩分 3.4g　T45分

炭 70.2g　た 26.6g　脂 12.8g　繊維 4.1g　コ 56mg

※発芽玄米のご飯 120g（198kcal）の栄養価を含む。

グレープフルーツとかにかまぼこのサラダ

88kcal ／ 塩分 0.4g

炭 13.5g ／た 3.1g ／脂 3.1g ／
繊維 0.8g ／コ 9mg

材料（2人分）

グレープフルーツ…1 コ（250g）
かにかまぼこ…2 本（30g）
マヨネーズ…小さじ2

1 グレープフルーツは皮をむいて薄皮を除き、1房を2～3等分に切る。かまぼこは長さを半分に切って、細く裂く。

2 [1]を合わせてボウルに入れ、マヨネーズを加えてあえる。

P グレープフルーツは薄皮をむいてそのまま食べてもよいが、少しの手間で、サラダとしてアレンジすることもできる。

しいたけとセロリのスープ

10kcal ／ 塩分 1.0g

炭 2.3g ／た 0.9g ／脂 0.1g ／
繊維 0.9g ／コ 0mg

材料（2人分）

生しいたけ…2 枚（30g）
セロリ…50g
顆粒《かりゅう》チキンスープの素《もと》（中国風）
　…小さじ1
●酒・塩・こしょう

1 しいたけは軸を切り、薄切りにする。セロリはせん切りにする。

2 鍋に水カップ1½、スープの素、酒小さじ2を入れて中火にかける。煮立ったら[1]を加え、火が通ったら塩ミニスプーン½、こしょう少々で味を調える。

鮭のにらあんかけ

204kcal ／ 塩分 2.0g

炭 11.7g ／た 19.2g ／脂 8.4g ／
繊維 0.7g ／コ 47mg

材料（2人分）

生鮭…2 切れ（160g）
にら…50g
A ［しょうゆ…大さじ1
　砂糖・酢…各大さじ½
　だし…カップ ¾
　かたくり粉…小さじ2
●塩・酒・かたくり粉・サラダ油

1 にらは1㎝幅に切る。

2 鮭は塩ミニスプーン¾、酒小さじ2をふって、かたくり粉を薄くまぶす。フライパンにサラダ油大さじ½を中火で熱し、両面をこんがりと焼いて器に盛る。

3 同じフライパンにサラダ油小さじ1を中火で熱し、にらを加えてサッと炒め、よく混ぜ合わせた**A**を加えて、煮立たせる。混ぜながら煮て、とろみがついたら[2]にかける。

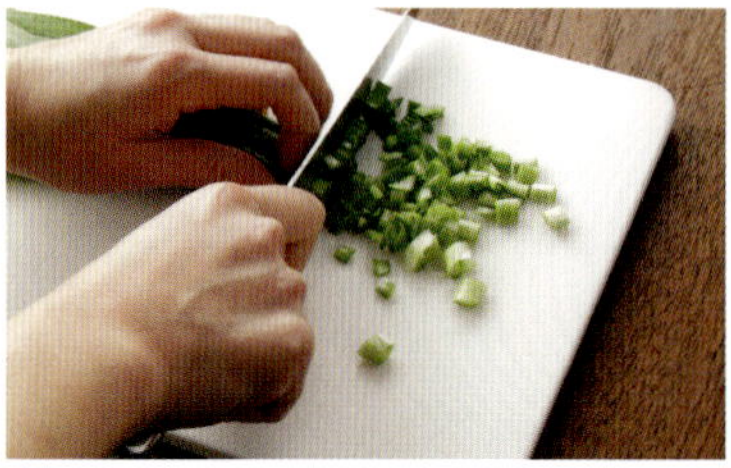

P にらは細かく刻むほど香りがたつ。1㎝幅に切れば、食べやすく、香りも十分。主菜の満足感が上がる。

◉一日の合計 1375kcal ／塩分 7.9g

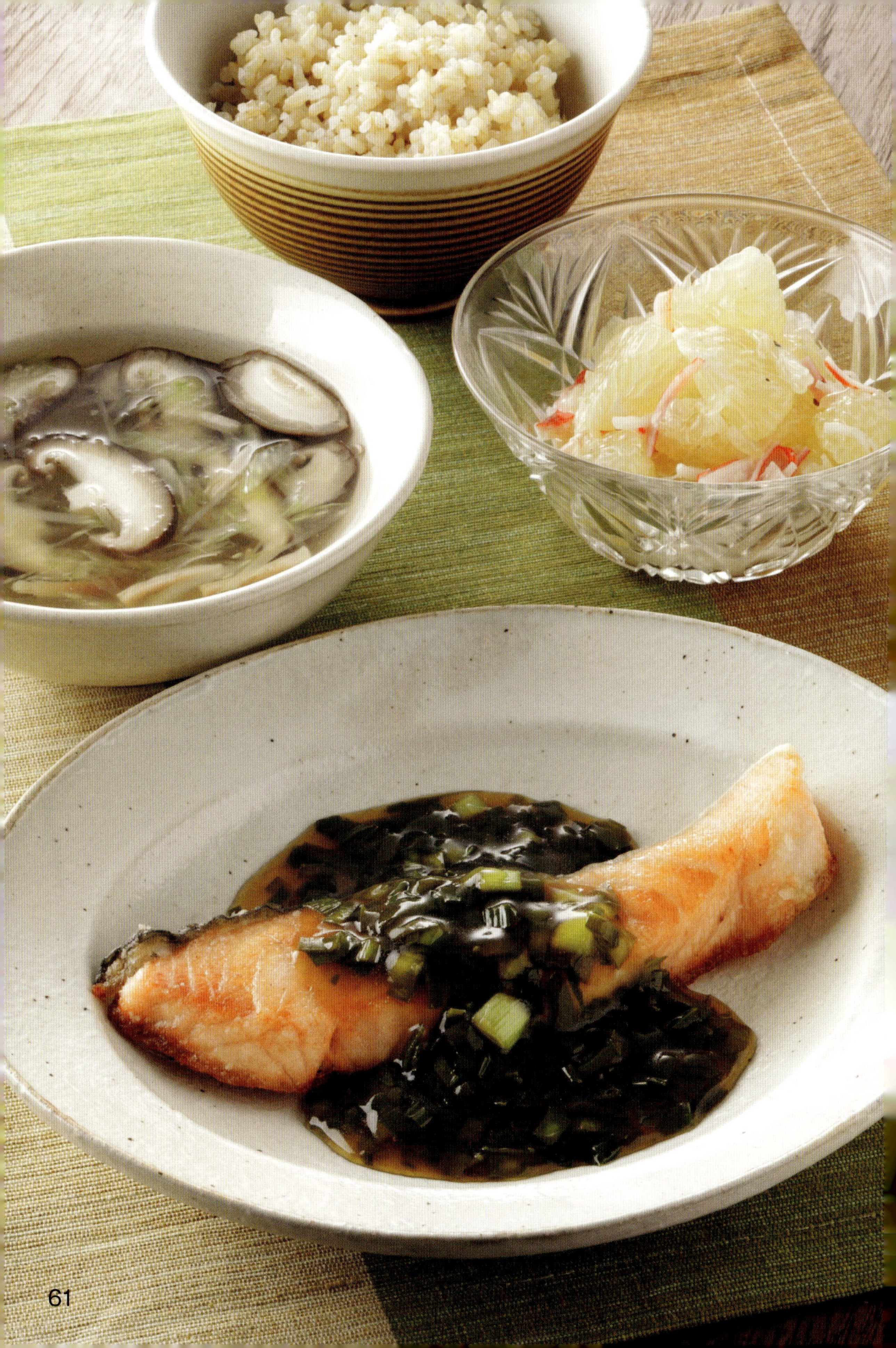

オクラ納豆献立

納豆にオクラと卵を加えて栄養バランスよく。みそ汁の具はさつま揚げでボリュームをアップ。

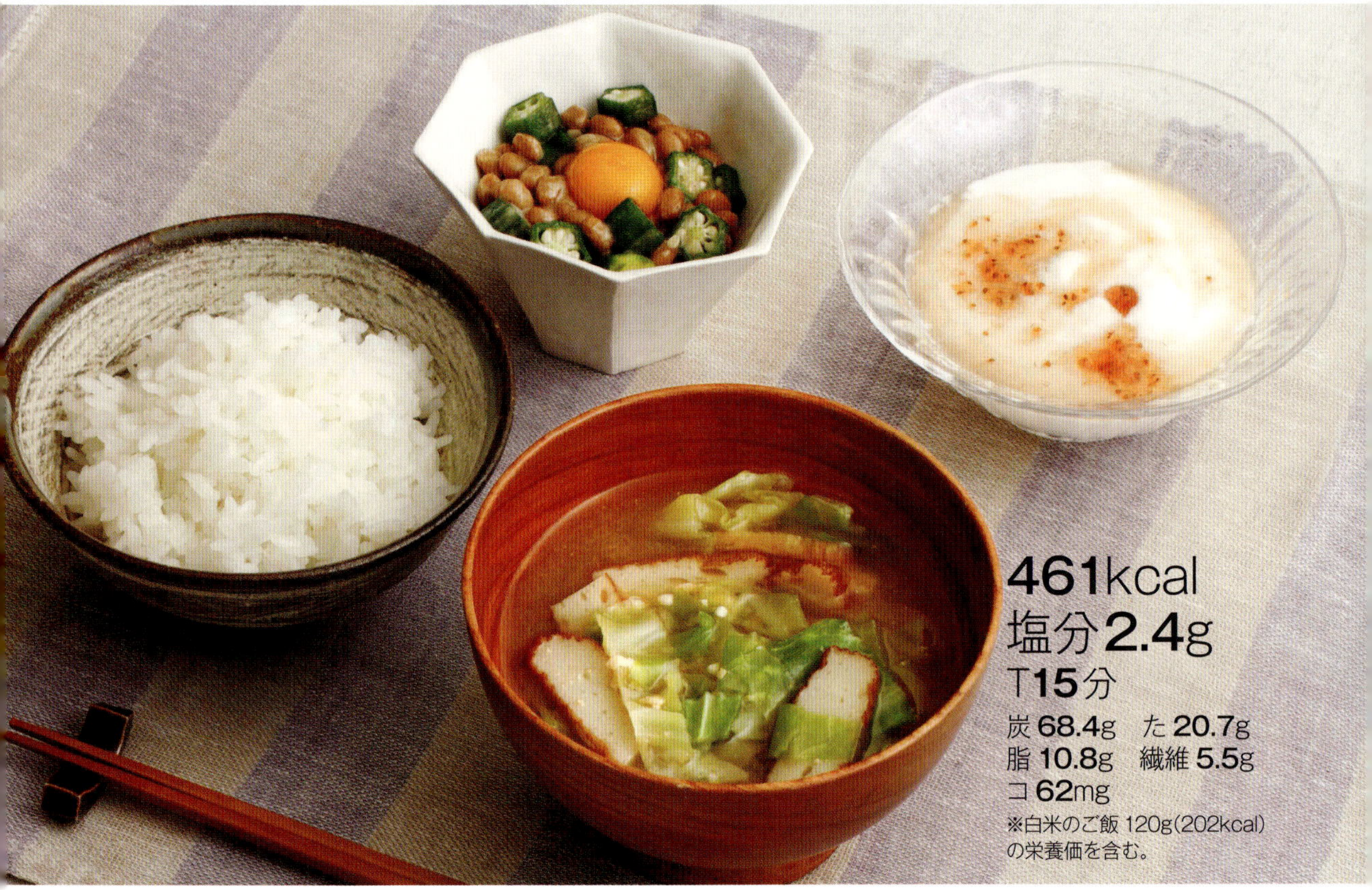

461kcal
塩分2.4g
T15分
炭 68.4g　た 20.7g
脂 10.8g　繊維 5.5g
コ 62mg
※白米のご飯 120g(202kcal)の栄養価を含む。

いちごジャムヨーグルト

83kcal ／ 塩分 0.1g

炭 10.0g ／た 3.7g ／脂 3.0g ／
繊維 0.1g ／コ 12mg

材料(2人分)

プレーンヨーグルト(無糖)
…200g
いちごジャム…大さじ1

1 器にヨーグルトを盛り、ジャムをかける。

キャベツとさつま揚げのみそ汁

47kcal ／ 塩分 1.6g

炭 5.8g ／た 3.8g ／脂 1.1g ／
繊維 0.9g ／コ 3mg

材料(2人分)

キャベツ…(小) 1枚(50g)
さつま揚げ…1枚(30g)
だし…カップ 1½
●みそ

1 キャベツはザク切りにする。さつま揚げは短冊形に切る。

2 鍋にだしを入れて温め、キャベツを加えて煮る。柔らかくなったら、さつま揚げを加えてサッと煮、みそ大さじ1を溶き入れる。

オクラ納豆

129kcal ／ 塩分 0.7g

炭 8.1g ／た 10.2g ／脂 6.3g ／
繊維 4.1g ／コ 47mg

材料(2人分)

オクラ…4本(28g)
納豆…2パック(100g)
うずら卵(生)…2コ
●しょうゆ

1 オクラはゆでて、小口切りにする。

2 ボウルに納豆と添付のたれを入れて混ぜる。1、しょうゆ小さじ1を加えて混ぜ、器に盛る。うずら卵を割り入れる。

キムチチャーハン献立

キムチの塩けとうまみがきいた肉入りチャーハン。副菜は青菜やきのこでエネルギーを控えます。

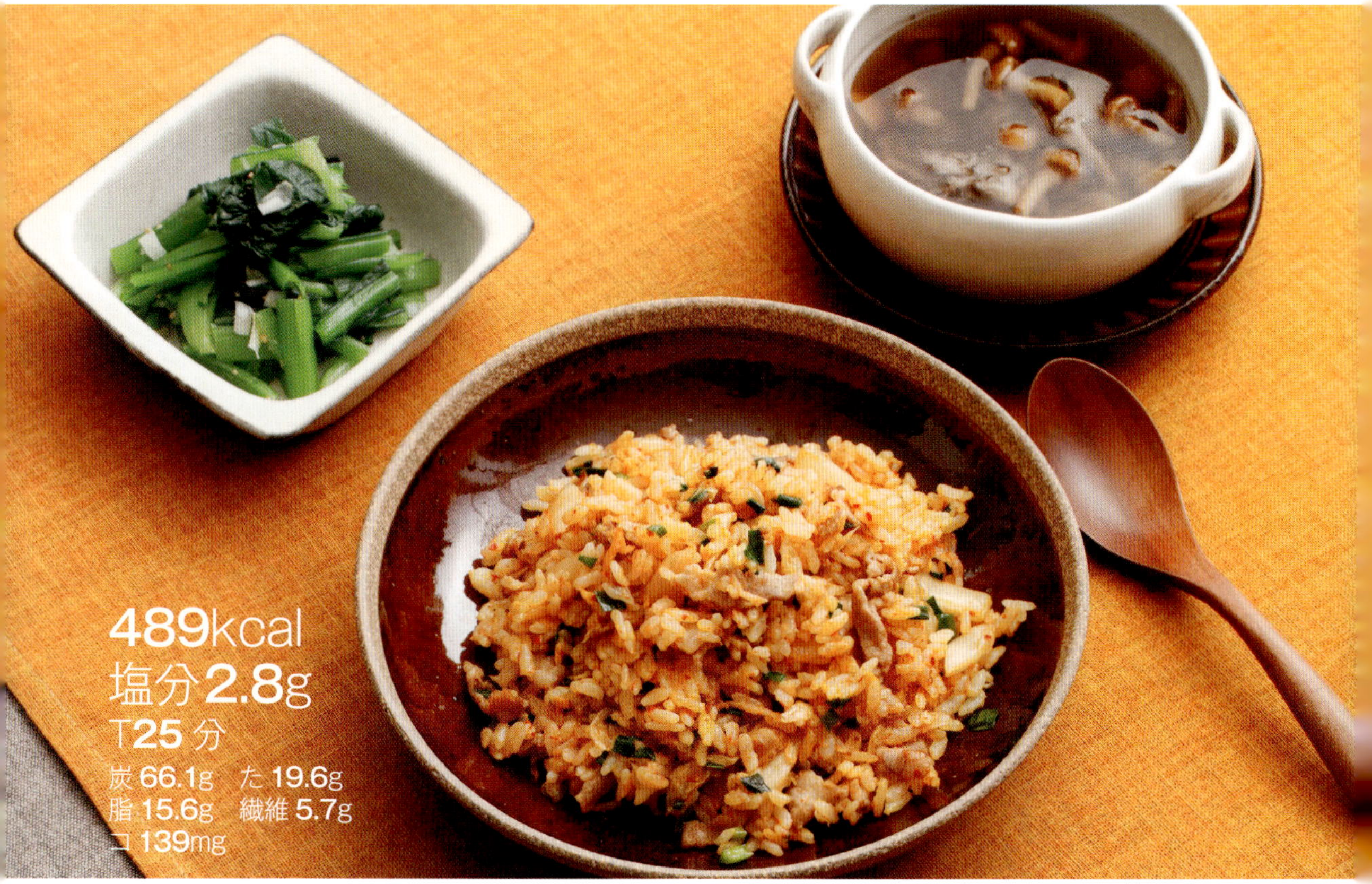
489kcal
塩分2.8g
T25分
炭 66.1g　た 19.6g
脂 15.6g　繊維 5.7g
コ 139mg

きのこのスープ

14kcal ／ 塩分 1.1g

炭 3.7g ／た 1.4g ／脂 0.2g ／
繊維 2.0g ／コ 1mg

材料(2人分)

まいたけ…23g
なめこ…1袋(100g)
顆《か》粒《りゅう》チキンスープの素《もと》（中国風）
…小さじ1強(4g)
●塩・黒こしょう(粗びき)

1 まいたけは根元を除き、食べやすくほぐす。

2 鍋に水カップ 1½、スープの素を入れて温める。まいたけ、サッと湯通ししたなめこを加えて2～3分間煮、塩ミニスプーン¼、黒こしょう少々で味を調える。

青菜のナムル

27kcal ／ 塩分 0.3g

炭 1.8g ／た 1.2g ／脂 1.9g ／
繊維 1.4g ／コ 0mg

材料(2人分)

小松菜…120g
ねぎ(粗みじん切り)…小さじ1
A【すりごま(白)…小さじ1、塩…ミニスプーン½、ごま油…小さじ½】

1 小松菜はゆでて水けを絞り、3cm長さに切る。

2 ボウルに**A**を入れて混ぜ、1、ねぎを加えてあえる。

キムチチャーハン

448kcal ／ 塩分 1.4g

炭 60.6g ／た 17.0g ／脂 13.5g ／
繊維 2.3g ／コ 138mg

材料(2人分)

白菜キムチ…100g
にら…40g
ご飯(温かいもの)…300g
溶き卵…1コ分
豚もも肉…80g
●サラダ油・塩・こしょう

1 キムチはザク切りにする。にらは粗みじんに切る。

2 ボウルにご飯と溶き卵を入れ、なじむまで混ぜる。

3 フライパンにサラダ油大さじ1を中火で熱し、豚肉をサッと炒める。2を加えてパラリとするまで炒め、キムチを入れてさらに炒める。

4 にらを加えて炒め合わせ、塩ミニスプーン¼、こしょう少々で味を調える。

魚介のトマト煮献立

洋風献立はエネルギーが高くなりがちなので、魚介類や野菜など低エネルギーの食材を上手に組み合わせることが大切です。

474kcal　塩分2.5g　T35分

炭 62.3g　た 26.2g　脂 12.9g　繊維 5.9g　コ 280mg

蒸しなすのサラダ

64kcal ／ 塩分 0.2g

炭 4.5g ／た 1.1g ／脂 4.8g ／
繊維 1.8g ／コ 1mg

材料(2人分)

なす…2コ(160g)

A ［フレンチドレッシング*
　…大さじ1
　粒マスタード…小さじ1

＊手づくりのもの。P.15 参照。

1 なすは縦に浅い切り目を入れてから、1本ずつラップで包む。電子レンジに3分間かけて、冷めるまで蒸らし、食べやすい大きさに切る。

2 ボウルにAを合わせ、[1]を加えてあえる。

P 主菜をつくるためにコンロがふさがっているときでも、電子レンジを活用すれば簡単な副菜ができる。

グリンピースご飯

186kcal ／ 塩分 0.3g

炭 39.8g ／た 3.5g ／脂 0.5g ／
繊維 0.8g ／コ 0mg

材料(6人分)

米…360mℓ(2合)
ターメリック(粉末)…小さじ1
顆粒《かりゅう》スープの素《もと》(洋風)…小さじ1
グリンピース(冷凍)…30g

1 米は洗って炊飯器に入れ、2合の目盛りまで水を注ぐ。ターメリック、スープの素を加えてサッと混ぜ、炊く。

2 グリンピースはざるに入れ、湯を回しかける。ご飯が炊き上がったらグリンピースを加えてサックリと混ぜる。

魚介のトマト煮

224kcal ／ 塩分 2.0g

炭 18.0g ／た 21.6g ／脂 7.6g ／
繊維 3.3g ／コ 279mg

材料(2人分)

トマト…2コ(300g)
ロールいか(冷凍)…200g
あさり(殻付き／砂抜きしたもの)
　…100g(殻付きの重さ)
たまねぎ(みじん切り)…½コ分(100g)
さやいんげん…4本(28g)
にんにく(みじん切り)…1かけ分
赤とうがらし…1本
白ワイン…カップ¼
トマトケチャップ…大さじ2
ローリエ…1枚
●オリーブ油・塩・こしょう

1 トマトはヘタを除いてザク切りにする。赤とうがらしは斜め半分に切り、種を除く。さやいんげんは、ゆでて斜めに切る。

2 いかは解凍して片面に格子状に切り目を入れ、一口大に切る。鍋にあさりといかを入れて白ワインをふり、ふたをして強火で蒸し煮にする。あさりの口が開いたら、ふたを取ってアルコール分をとばし、あさりといか、蒸し汁を取り出す。

3 続けて鍋にオリーブ油大さじ1を中火で熱し、にんにく、たまねぎ、赤とうがらしを炒める。香りがたったら[2]の蒸し汁、トマト、ローリエ、ケチャップを加え、5分間煮詰める。

4 [2]のあさりといかを戻して2～3分間煮て、塩ミニスプーン½と、こしょう少々で味を調える。いんげんを散らす。

P 加熱することでトマトのうまみや甘みを引き出すことができ、食べやすくなる。

◉一日の合計 1424kcal ／塩分 7.7g

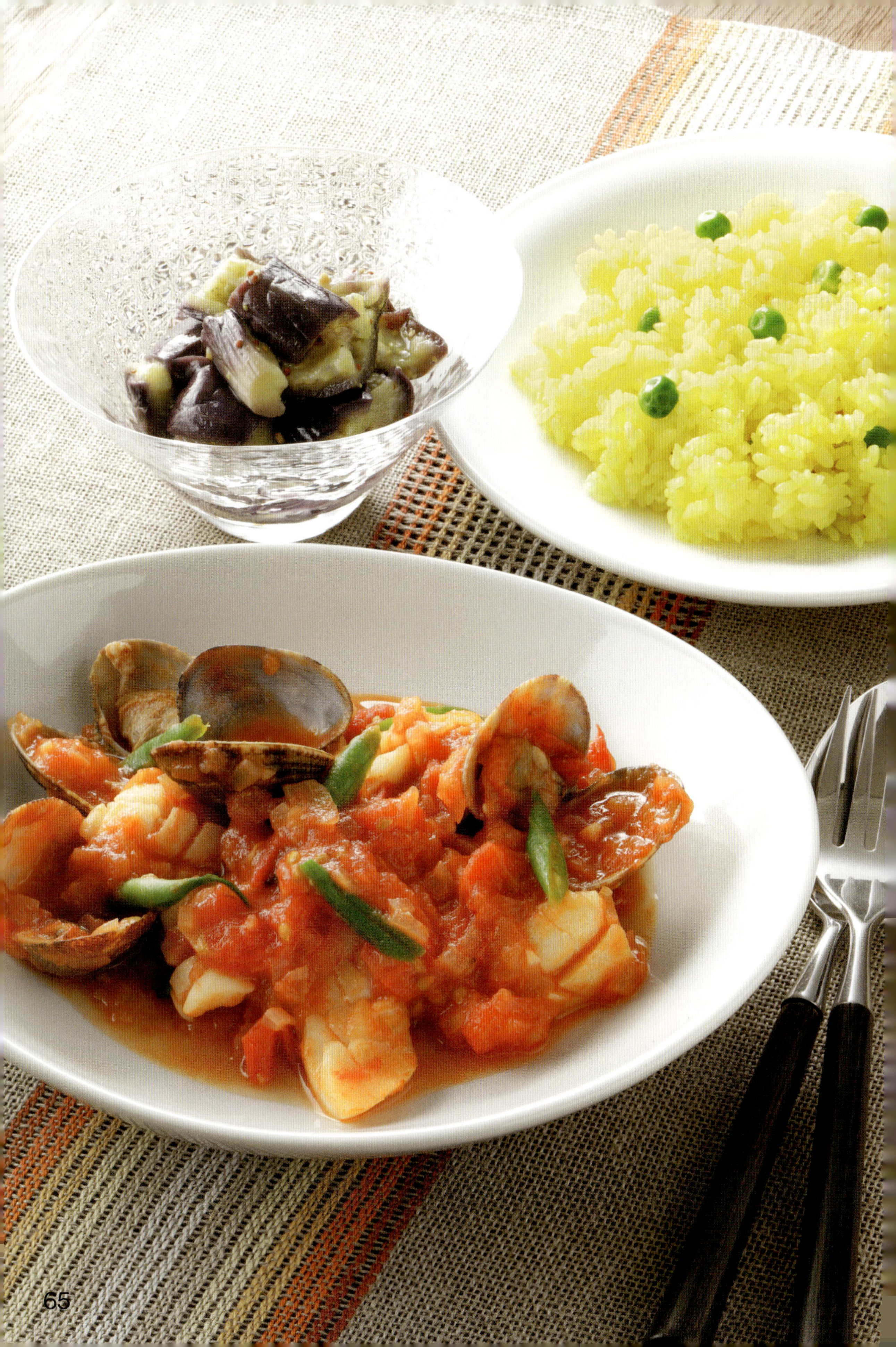

油揚げのねぎはさみ焼き献立

ねぎと削り節をはさんだ油揚げは、油脂を使わずにフライパンで香ばしく焼き上げます。

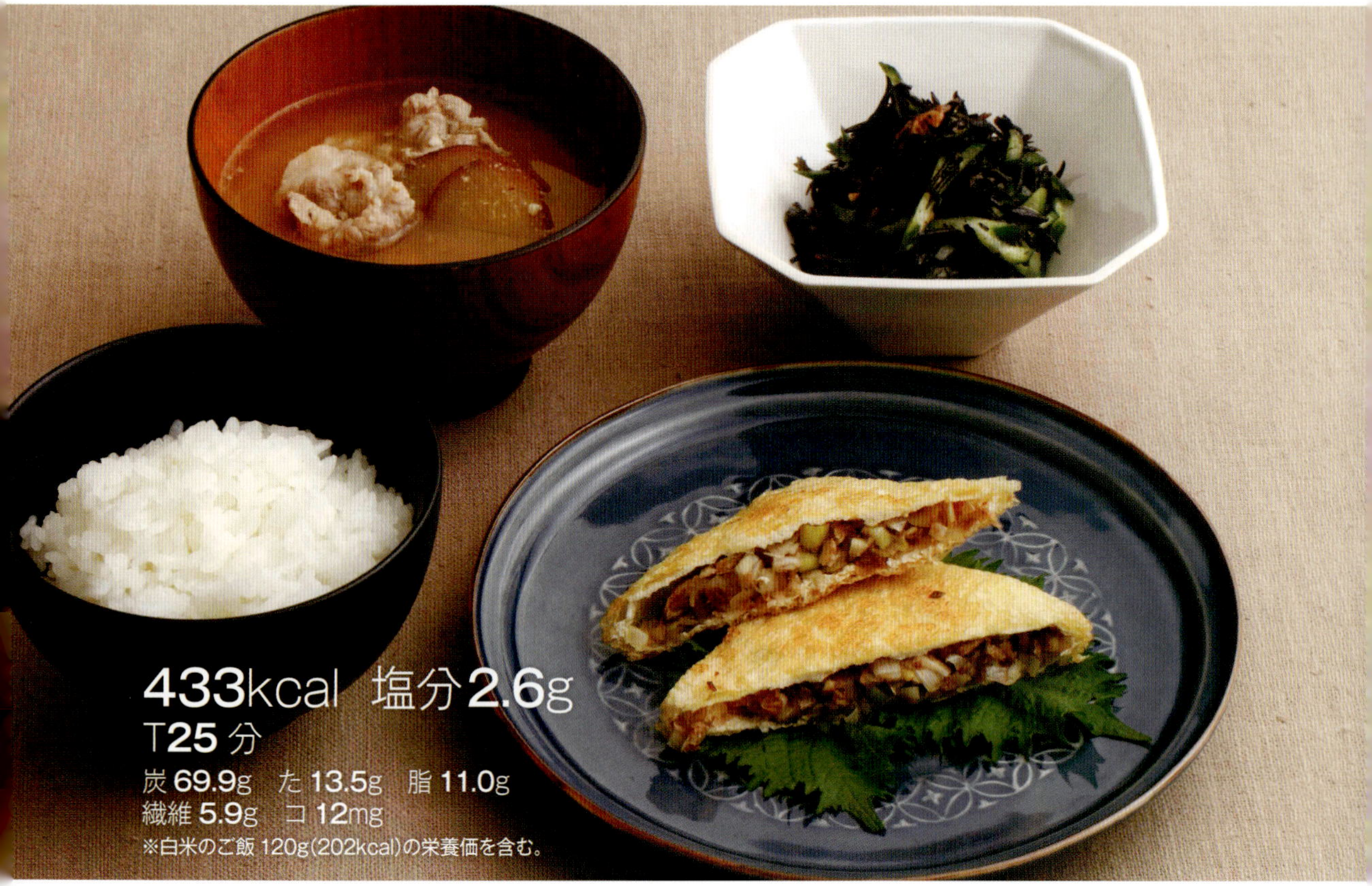

433kcal 塩分2.6g
T25 分
炭 69.9g た 13.5g 脂 11.0g
繊維 5.9g コ 12mg
※白米のご飯 120g(202kcal)の栄養価を含む。

さつまいもの みそ汁

126kcal ／ 塩分 1.3g

炭 18.2g ／た 5.1g ／脂 3.5g ／
繊維 1.6g ／コ 9mg

材料(2人分)

さつまいも…100g
豚こま切れ肉…30g
だし…カップ 1½
●みそ

1 さつまいもは皮付きのまま半月形に切り、水に5分間さらして水けをきる。

2 鍋にだしと1を入れて中火で煮て、さつまいもが柔らかくなったら、豚肉を加えて煮る。

3 肉に火が通ったら、みそ大さじ1を溶き入れる。

ひじきのサラダ

32kcal ／ 塩分 0.8g

炭 4.6g ／た 1.0g ／脂 2.1g ／
繊維 3.0g ／コ 0mg

材料(2人分)

ひじき(乾)…12g
きゅうり…½本(50g)
A【梅肉…1 コ分、しょうゆ…小さじ½、ごま油…小さじ1】
●塩

1 ひじきは水で戻して、サッとゆで、水けをきる。きゅうりは細切りにし、塩ミニスプーン½をふってもみ、水けを絞る。

2 ボウルに**A**を入れて混ぜ、1を加えてあえる。

油揚げの ねぎはさみ焼き

73kcal ／ 塩分 0.5g

炭 2.6g ／た 4.4g ／脂 5.0g ／
繊維 0.9g ／コ 3mg

材料(2人分)

油揚げ…1 枚(30g)
ねぎ(みじん切り)…½本分(50g)
削り節…(小) 1 袋(3g)
青じそ…4 枚
●しょうゆ

1 ボウルにねぎ、削り節、しょうゆ小さじ1を入れて混ぜる。

2 油揚げは長さを半分に切り、1をはさむ。フライパンを熱し、両面をこんがりと焼き、三角形に切る。器に青じそを敷いて盛る。

きのこのペンネ献立

パスタは具のきのこやえびでエネルギーを抑えます。副菜は油脂を使わずに調理するのもポイント。

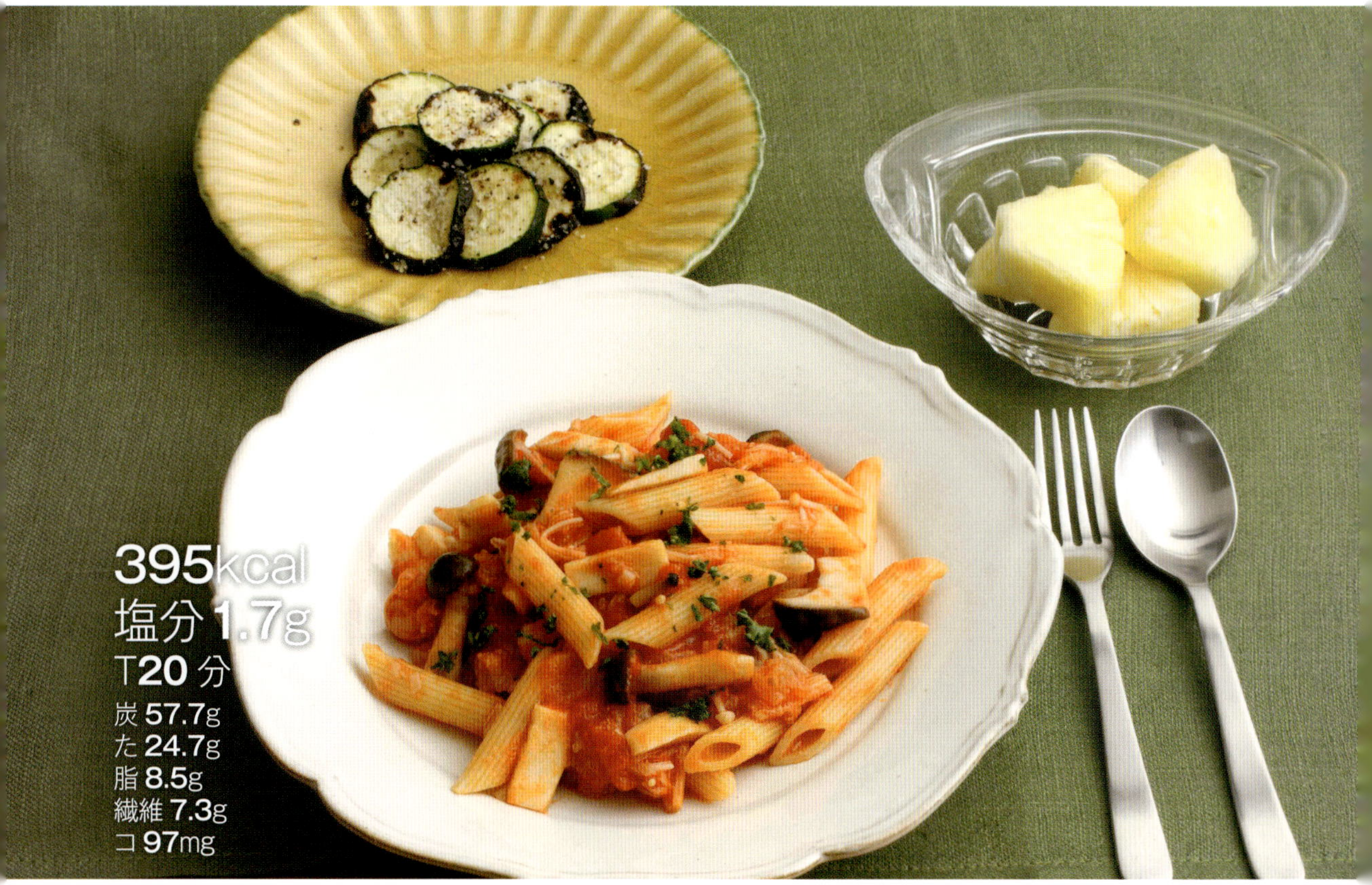
395kcal
塩分1.7g
T20分
炭 57.7g
た 24.7g
脂 8.5g
繊維 7.3g
コ 97mg

ズッキーニのグリル

21kcal／塩分 0.1g

炭 2.8g／た 2.0g／脂 0.6g／
繊維 1.3g／コ 1mg

材料（2人分）

ズッキーニ…1本（200g）
粉チーズ…大さじ½
●黒こしょう（粗びき）

1 ズッキーニは7㎜厚さの輪切りにする。

2 魚焼きグリルを熱して1を焼き、器に盛る。熱いうちに粉チーズをかけ、黒こしょう少々をふる。

きのこのペンネ

336kcal／塩分 1.6g

炭 44.8g／た 22.2g／脂 7.8g／
繊維 4.9g／コ 96mg

材料（2人分）

ペンネ…100g
エリンギ（短冊形に切る）…60g
えのきだけ（刻む）…20g
しめじ（ほぐす）…23g
むきえび（粗く刻む）…120g
にんにく（みじん切り）
…（小）1かけ分
トマトの水煮（缶詰／つぶす）
…½缶（200g）
パセリ（みじん切り）…少々
●塩・オリーブ油・こしょう

1 ペンネは塩を加えた湯（2ℓにつき塩30g）で袋の表示どおりにゆでる。

2 オリーブ油大さじ1でにんにくを中火で炒め、えびときのこを炒める。

3 2にトマトの水煮、ペンネのゆで汁大さじ3を入れ、5～6分間煮る。ペンネを加えてあえ、塩ミニスプーン1、こしょう少々で味を調える。器に盛り、パセリをふる。

パイナップル

38kcal／塩分 0g

炭 10.1g／た 0.5g／脂 0.1g／
繊維 1.1g／コ 0mg

材料（2人分）

パイナップル…150g

1 食べやすく切って器に盛る。

肉巻きこんにゃくの照り焼き風献立

エネルギーが多くなりがちな肉の主菜も、こんにゃくを使えばヘルシーになります。主菜にかみごたえがあるので、柔らかい葉野菜の副菜を添えましょう。

455kcal　塩分3.1g　T35分

炭 55.9g ／た 22.8g ／脂 15.0g ／繊維 5.2g ／コ 152mg

※白米のご飯 120g（202kcal）の栄養価を含む。

ほうれんそうの菜種あえ

61kcal ／ 塩分 0.9g

炭 4.0g ／た 5.2g ／脂 3.0g ／
繊維 2.1g ／コ 111mg

材料（2人分）

ほうれんそう…150 g
卵…1コ
A［みりん…小さじ1
　 塩…ミニスプーン½
●しょうゆ

1 ほうれんそうはゆでて冷水にとり、水けを絞って3cm長さに切る。ボウルに入れてしょうゆ大さじ½を加えてなじませ、汁けを絞る。

2 別のボウルに卵を割りほぐし、**A**を加え混ぜる。小鍋に入れ、菜箸でかき混ぜながら中火にかけ、そぼろ状にする。

3 1、2をあえる。

白菜としいたけのみそ汁

26kcal ／ 塩分 1.3g

炭 4.0g ／た 2.2g ／脂 0.6g ／
繊維 1.3g ／コ 0mg

材料（2人分）

白菜…50g
生しいたけ…2 枚（30g）
だし…カップ1½
●みそ

1 白菜は軸と葉に切り分ける。軸は4cm長さに切ってから、縦に5mm幅に切る。葉は1cm幅に切る。しいたけは軸を除いて薄く切る。

2 鍋にだしを温め、白菜、しいたけを入れて中火で煮る。火が通ったらみそ大さじ1を溶き入れる。

肉巻きこんにゃくの照り焼き風

166kcal ／ 塩分 0.9g

炭 3.4g ／た 12.4g ／脂 11.0g ／
繊維 1.4g ／コ 41mg

材料（2人分）

牛もも肉（しゃぶしゃぶ用）
　…6枚（120g）
こんにゃく…100g
A［しょうゆ・酒…各小さじ2
　 砂糖…小さじ⅔
クレソン…20g
●サラダ油

1 こんにゃくは6等分に切る。表面に格子状に切り目を入れ、バットに合わせた**A**に10分間つける。

2 牛肉は1枚ずつ広げ、汁けをきった1をのせて巻く。つけ汁は残しておく。

3 フライパンにサラダ油大さじ½を中火で熱し、2の巻き終わりを下にして並べ入れて焼く。全体に焼き色がついたら、つけ汁を回し入れ、からめる。器に盛り、クレソンを添える。

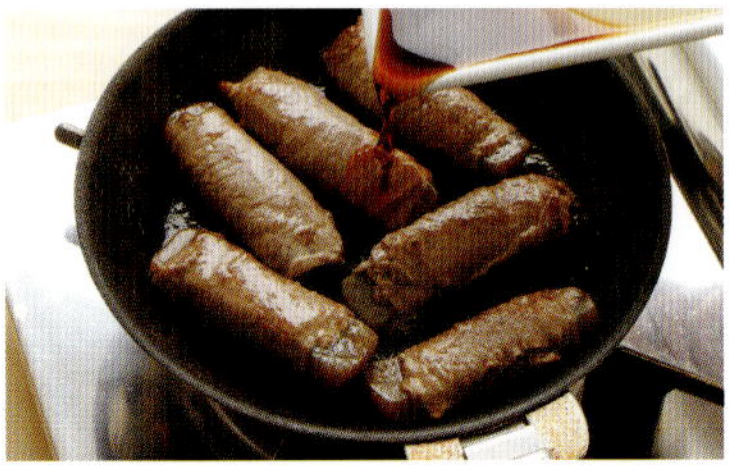

P 芯がこんにゃくなので、外側の肉にはしっかりと味をからめる。

◉一日の合計 1283kcal ／塩分 7.4g

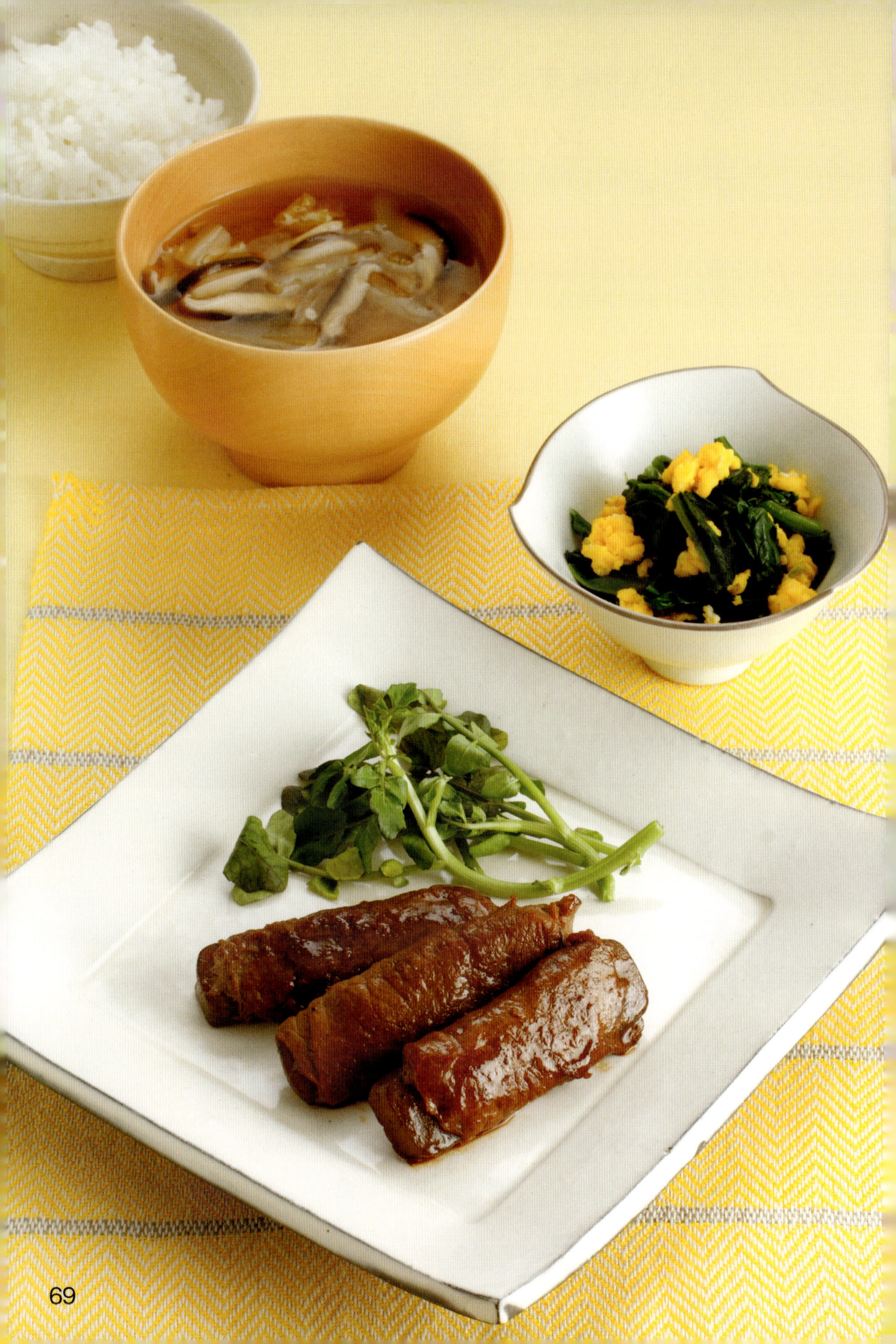

ピザトースト献立

副菜にかぼちゃサラダを添えて、食べごたえを出した朝食です。

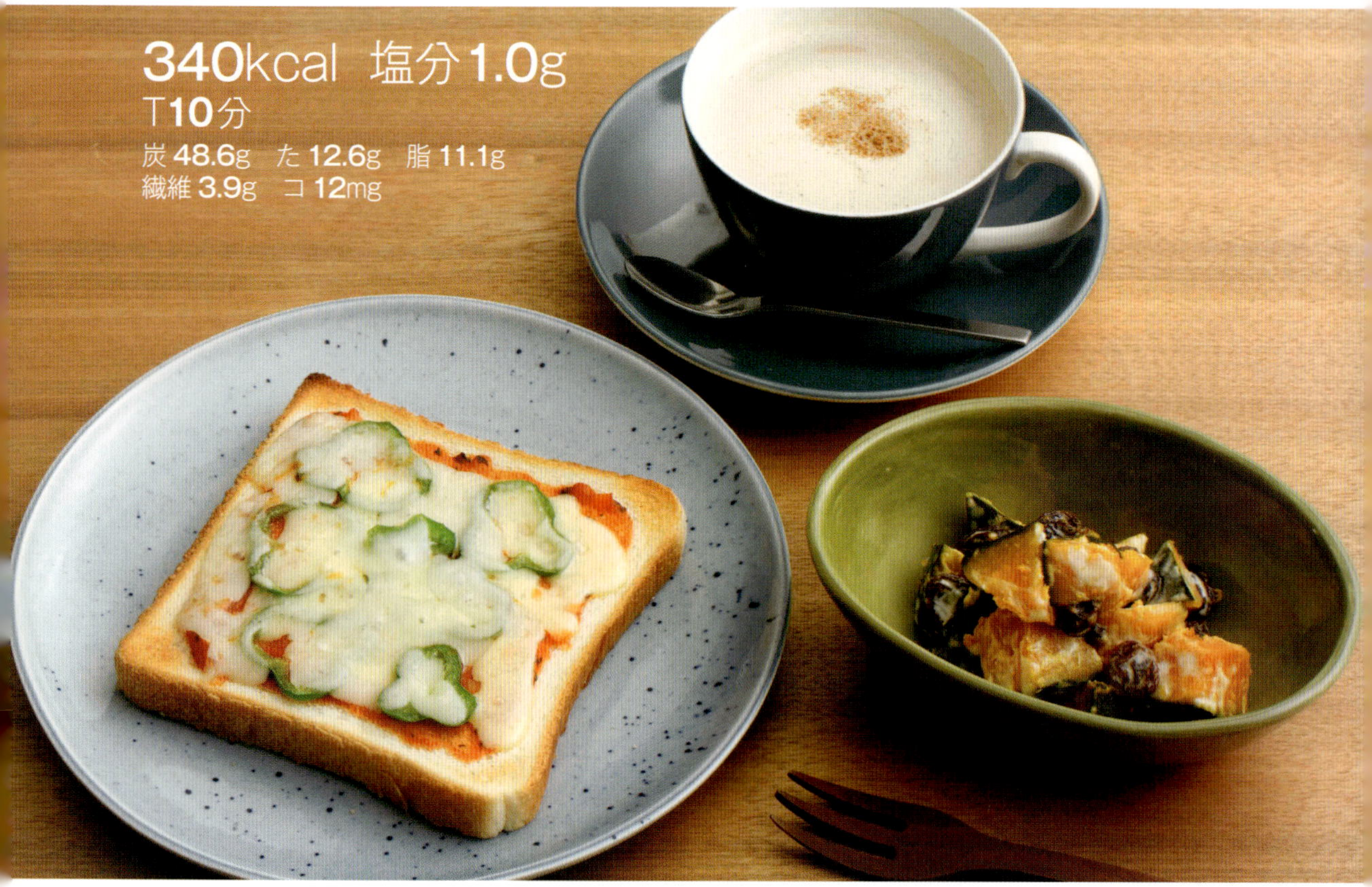
340kcal 塩分1.0g
T10分
炭48.6g た12.6g 脂11.1g
繊維3.9g コ12mg

カフェオレ

56kcal ／ 塩分 0.1g

炭 4.4g ／た 2.8g ／脂 3.0g ／
繊維 0g ／コ 9mg

材料(2人分)

牛乳…カップ¾
コーヒー…カップ¾
シナモン(粉末)…少々

1 牛乳とコーヒー液を混ぜて、温める。

2 カップに注ぎ、シナモンをふる。

かぼちゃと干しぶどうのサラダ

103kcal ／ 塩分 0g

炭 21.4g ／た 1.6g ／脂 1.7g ／
繊維 2.6g ／コ 3mg

材料(2人分)

かぼちゃ…120g
干しぶどう…大さじ 2(22g)
A【マヨネーズ・プレーンヨーグルト(無糖)…各小さじ1】

1 かぼちゃは種とワタを除き、小さめの角切りにする。

2 耐熱皿に1と干しぶどうを広げてのせ、ラップをして電子レンジに2分間かけ、そのまま蒸らす。

3 2の粗熱が取れたら、**A**を加えてあえる。

ピザトースト

181kcal ／ 塩分 0.9g

炭 22.8g ／た 8.2g ／脂 6.4g ／
繊維 1.3g ／コ 0mg

材料(2人分)

食パン(8枚切り)
…2枚(90g)
ピザ用チーズ…30g
ピーマン(輪切り)…½コ分(15g)
ピザ用ソース(市販)…大さじ1

1 食パンにピザ用ソースを塗り、ピーマン、チーズをのせる。

2 オーブントースターでチーズがとろりとするまで焼く。

鮭《さけ》のおろしあえ献立

焼き鮭を大根おろしであえたさっぱりおかずには、具だくさんの汁物を添えると満足感が得られます。

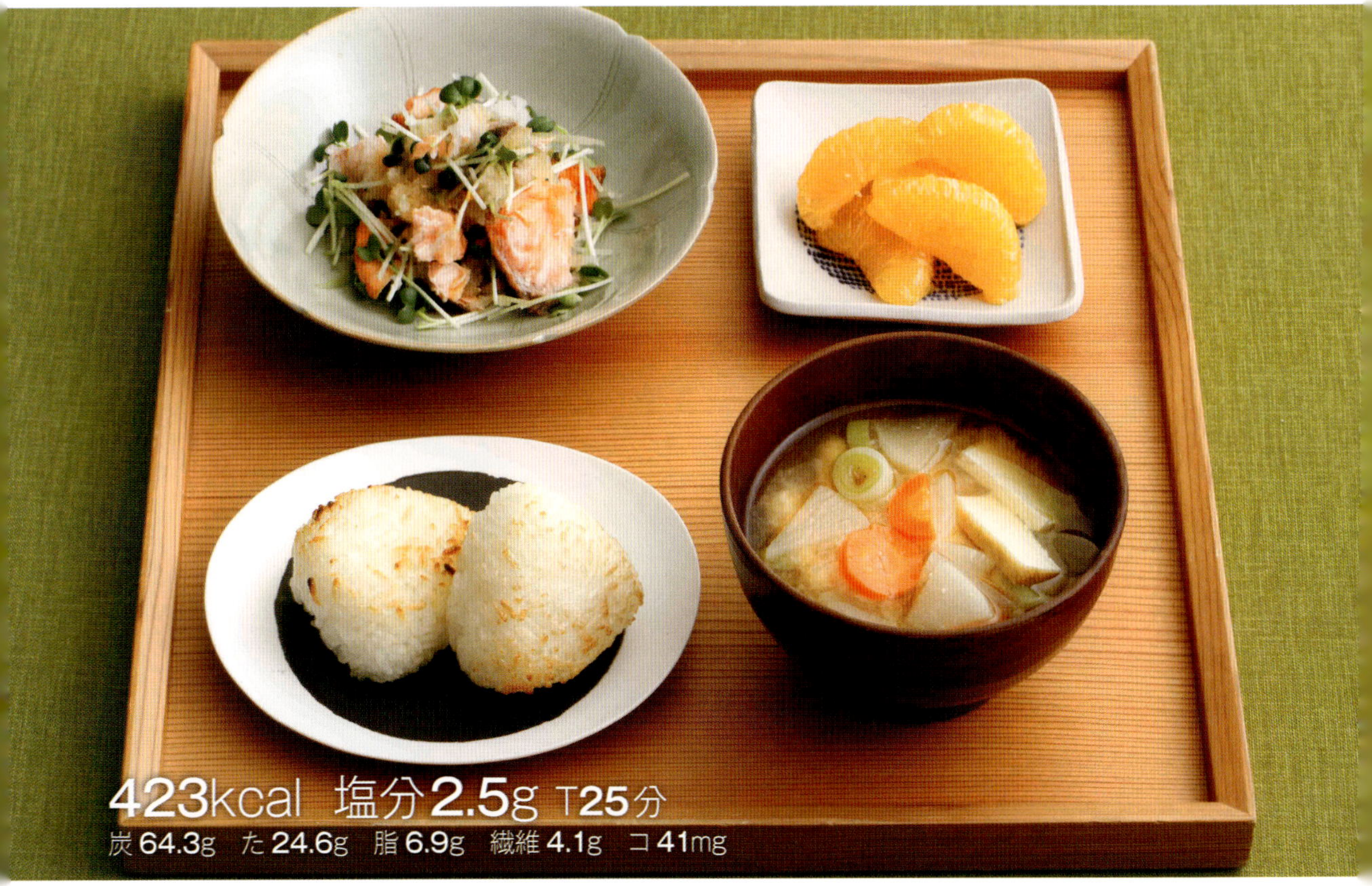
423kcal 塩分2.5g T25分
炭64.3g た24.6g 脂6.9g 繊維4.1g コ41mg

焼きおにぎり

202kcal ／ 塩分 0g

炭 44.5g ／た 3.0g ／脂 0.4g ／
繊維 0.4g ／コ 0mg

材料（2人分）

ご飯（温かいもの）…240g

1 ご飯は4等分にし、おにぎりにする。オーブントースターなどでサッと焼く。

甘夏

35kcal ／ 塩分 0g

炭 8.9g ／た 0.7g ／脂 0.1g ／
繊維 0.8g ／コ 0mg

材料（2人分）

甘夏（好みのかんきつ類）…1コ（150g）

1 果肉を取り出し、器に盛る。

厚揚げの豚汁風

70kcal ／ 塩分 1.3g

炭 5.7g ／た 4.5g ／脂 3.4g ／
繊維 1.5g ／コ 0mg

材料（2人分）

厚揚げ（短冊形に切る）…50g
大根…60g
にんじん…20g
ねぎ（小口切り）…¼ 本分（25g）
だし…カップ 1½
●みそ

1 大根はいちょう形に、にんじんは半月形に切る。合わせてラップに包み、電子レンジに1分間かける。

2 鍋にだし、1、厚揚げ、ねぎを入れ、中火で煮る。野菜が柔らかくなったら、みそ大さじ1を溶き入れる。

鮭のおろしあえ

116kcal ／ 塩分 1.2g

炭 5.2g ／た 16.4g ／脂 3.0g ／
繊維 1.4g ／コ 41mg

材料（2人分）

生鮭…（小）2 切れ（140g）
大根…200g
貝割れ菜（ザク切り）…10g
ポン酢しょうゆ…小さじ 2
●塩・酒

1 鮭は塩ミニスプーン1、酒小さじ2をなじませる。魚焼きグリルを熱して両面を焼き、皮と骨を除いて粗くほぐす。

2 大根はすりおろして水けをきる。ボウルに入れ、1、貝割れ菜、ポン酢しょうゆを加えてあえる。

鶏むね肉のレンジ蒸し献立

主菜はさっぱりとした味わいですが、野菜の副菜には少量の油を使うため、味わいにメリハリのついた、満足感のある献立です。

466kcal　塩分2.9g　T30分

炭 59.0g　た 23.4g　脂 14.5g　繊維 4.4g　コ 64mg

※白米のご飯 120g（202kcal）の栄養価を含む。

ししとうがらしの炒め物

37kcal ／ 塩分 0.4g

炭 4.0g ／た 1.4g ／脂 2.1g ／
繊維 1.5g ／コ 1mg

材料（2人分）

ししとうがらし…12本（84g）
削り節…少々
●ごま油・しょうゆ・みりん

1 ししとうは竹串で刺して、穴をあけておく。

2 フライパンにごま油小さじ1を中火で熱し、ししとうを炒める。周囲が白っぽくなったら、しょうゆ・みりん各小さじ1を加えてなじませ、削り節を加えてまぶす。

もやしとわかめのみそ汁

27kcal ／ 塩分 1.5g

炭 3.8g ／た 2.4g ／脂 0.6g ／
繊維 1.3g ／コ 0mg

材料（2人分）

もやし…70g
カットわかめ（乾）…2g
だし…カップ1½
●みそ・七味とうがらし

1 もやしはひげ根を取り、手で握って短く折る。わかめは水で戻す。

2 鍋にだしを入れて中火で温め、もやしを加えて煮る。火が通ったらわかめを加える。みそ大さじ1を溶き入れ、器に盛り、七味とうがらし少々をふる。

P 野菜と海藻で食物繊維をとれる汁物に。

鶏むね肉のレンジ蒸し

200kcal ／ 塩分 1.0g

炭 6.7g ／た 16.6g ／脂 11.4g ／
繊維 1.2g ／コ 63mg

材料（2人分）

鶏むね肉…160g
塩こうじ…大さじ1
きゅうり…½本（50g）
トマト…1コ（150g）
しょうが（薄切り）…3～4枚
ねぎ（青い部分）…1本分
ねぎ（白い部分／せん切り）…5cm分
たれ［鶏肉の蒸し汁…大さじ3
　　　ごま油・酢…各小さじ1
●酒

1 耐熱皿に鶏肉を入れ、塩こうじと酒大さじ1を混ぜ合わせて加え、なじませる。しょうが、ねぎ（青い部分）をのせ、ふんわりとラップをかけて電子レンジに4分間ほどかけ、そのまま蒸らす。蒸し汁は取り分ける。

2 きゅうりはせん切りにする。トマトはヘタを除き、薄切りにする。**たれ**の材料を合わせて混ぜる。

3 1の鶏肉を食べやすく切り、きゅうり、トマトと器に盛り合わせ、せん切りのねぎをのせる。2の**たれ**をかけて食べる。

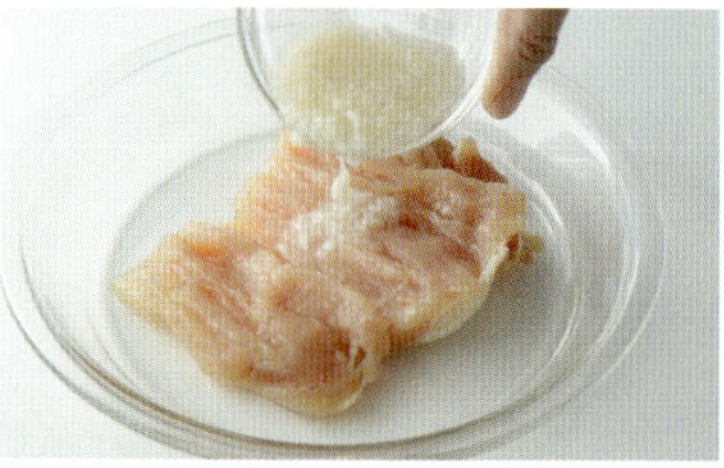

P 塩こうじと酒を混ぜたものを肉になじませる。塩こうじの働きで肉を柔らかくしたり、魚のくさみをやわらげたりする。

◉一日の合計 1229kcal ／塩分 6.4g

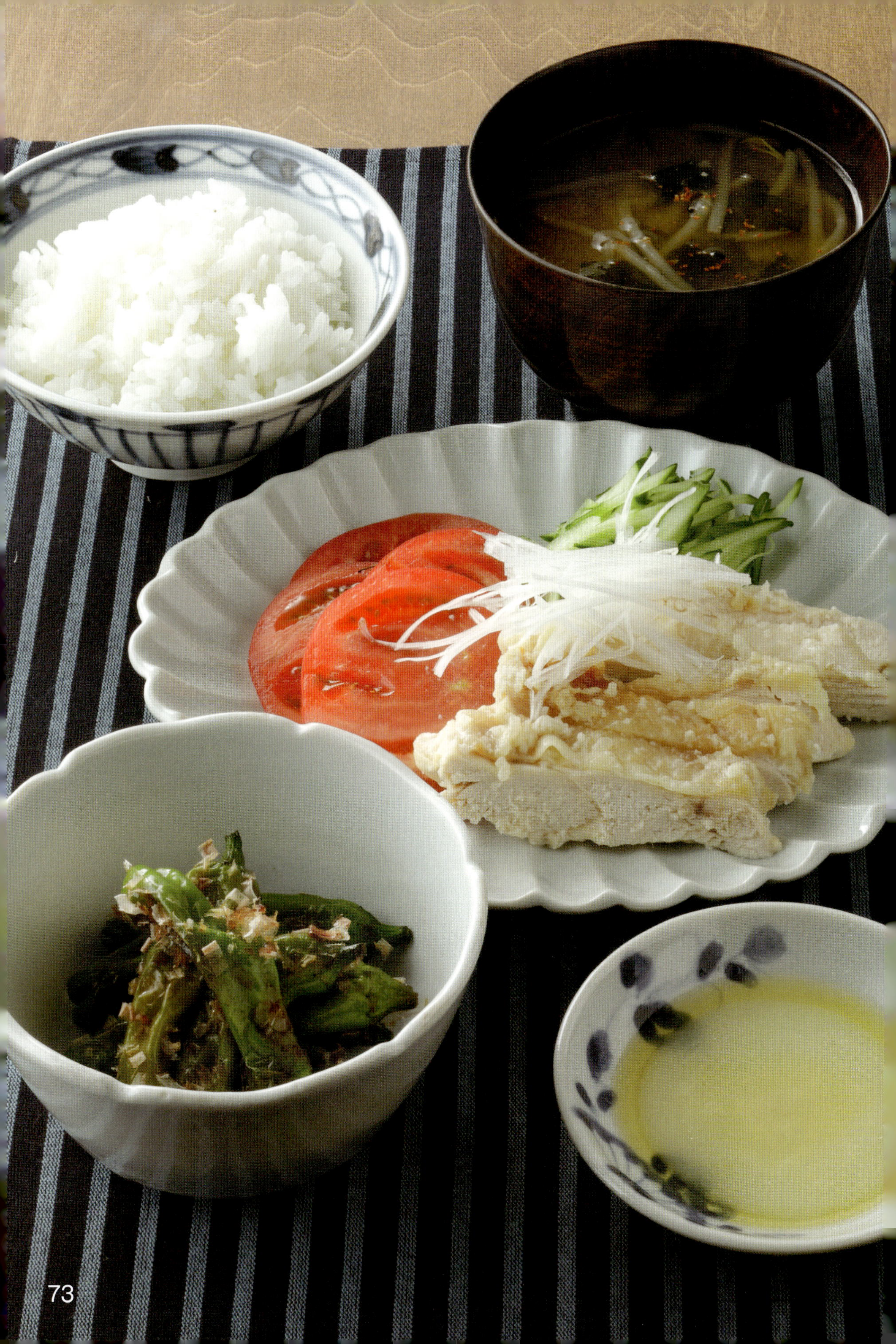

果物入りシリアル献立

果物は低エネルギーでビタミンＣも豊富なかんきつ類を使います。温かい卵のおかずを添えて。

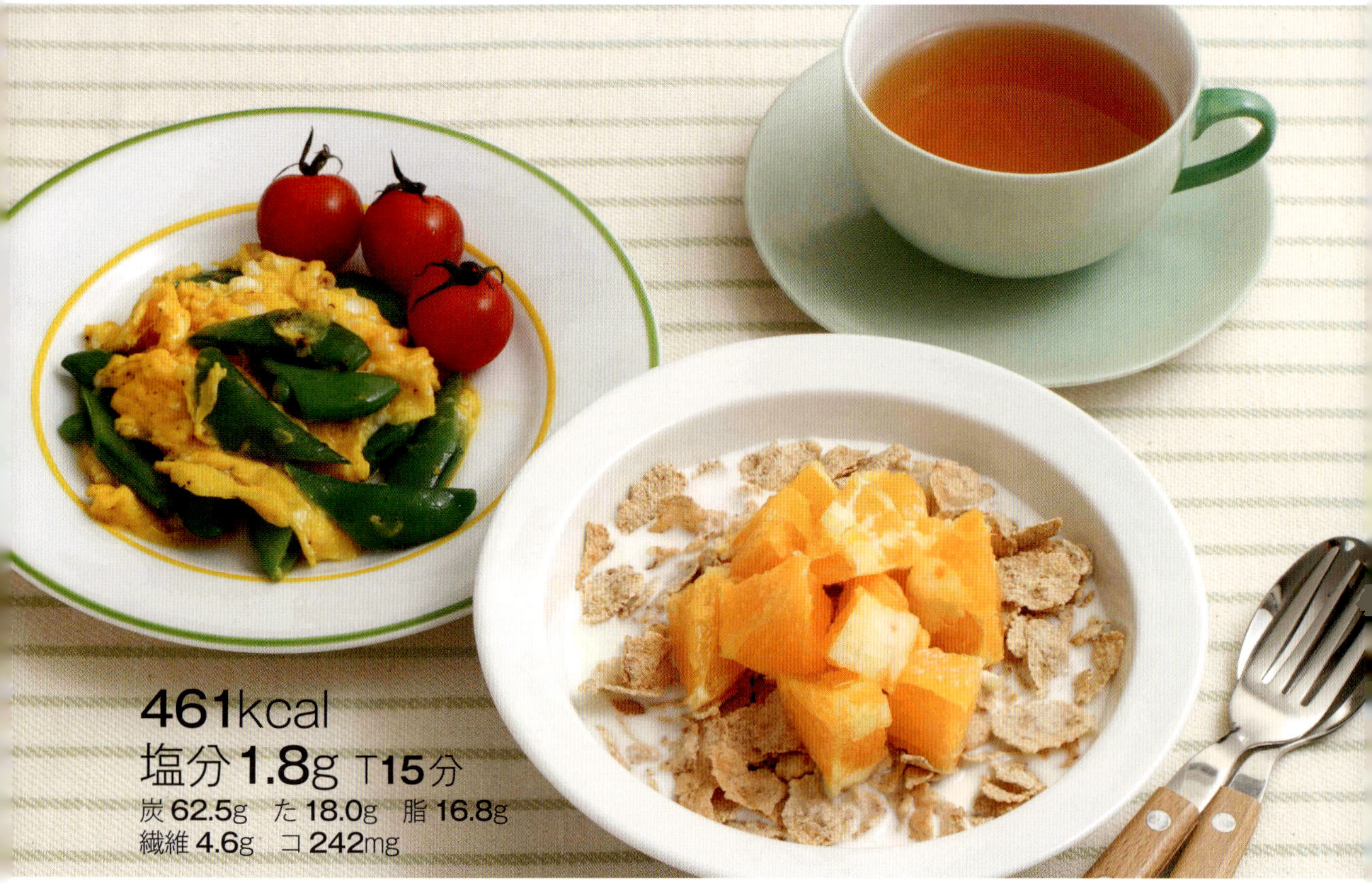

461kcal
塩分 1.8g T15分
炭 62.5g　た 18.0g　脂 16.8g
繊維 4.6g　コ 242mg

3 フライパンにオリーブ油小さじ２を中火で熱して[1]を炒める。油が回ったら[2]を流し入れ、大きく混ぜながら炒める。器に盛り、ミニトマトを添える。

紅茶

2kcal ／ 塩分 0g
炭 0.2 g ／た 0.2g ／脂 0g ／
繊維 0g ／コ 0mg

材料(2人分)
紅茶(温かいもの)…カップ１½

1 カップに紅茶を注ぐ。

スナップえんどうの卵炒め

156kcal ／ 塩分 0.8g
炭 9.4g ／た 8.8g ／脂 9.6g ／
繊維 2.1g ／コ 223mg

材料(2人分)
スナップえんどう…120g
卵…２コ
ミニトマト…６コ(90g)
●塩・こしょう・オリーブ油

1 スナップえんどうは筋を取ってゆで、斜め半分に切る。
2 ボウルに卵を割りほぐし、塩ミニスプーン１、こしょう少々を加えて混ぜる。

果物入りシリアル

303kcal ／ 塩分 1.0g
炭 52.9g ／た 9.0g ／脂 7.2g ／
繊維 2.5g ／コ 19mg

材料(2人分)
シリアル(玄米／無糖)…80g
オレンジ…(小)２コ(240g)
牛乳…カップ１½

1 オレンジは皮と薄皮を除き、果肉を一口大に切る。
2 器にシリアルとオレンジを盛り、牛乳を注ぐ。

海鮮丼献立

赤身や白身など、脂の少ない刺身を選びましょう。ヅケにして、しょうゆをつけずに食べます。

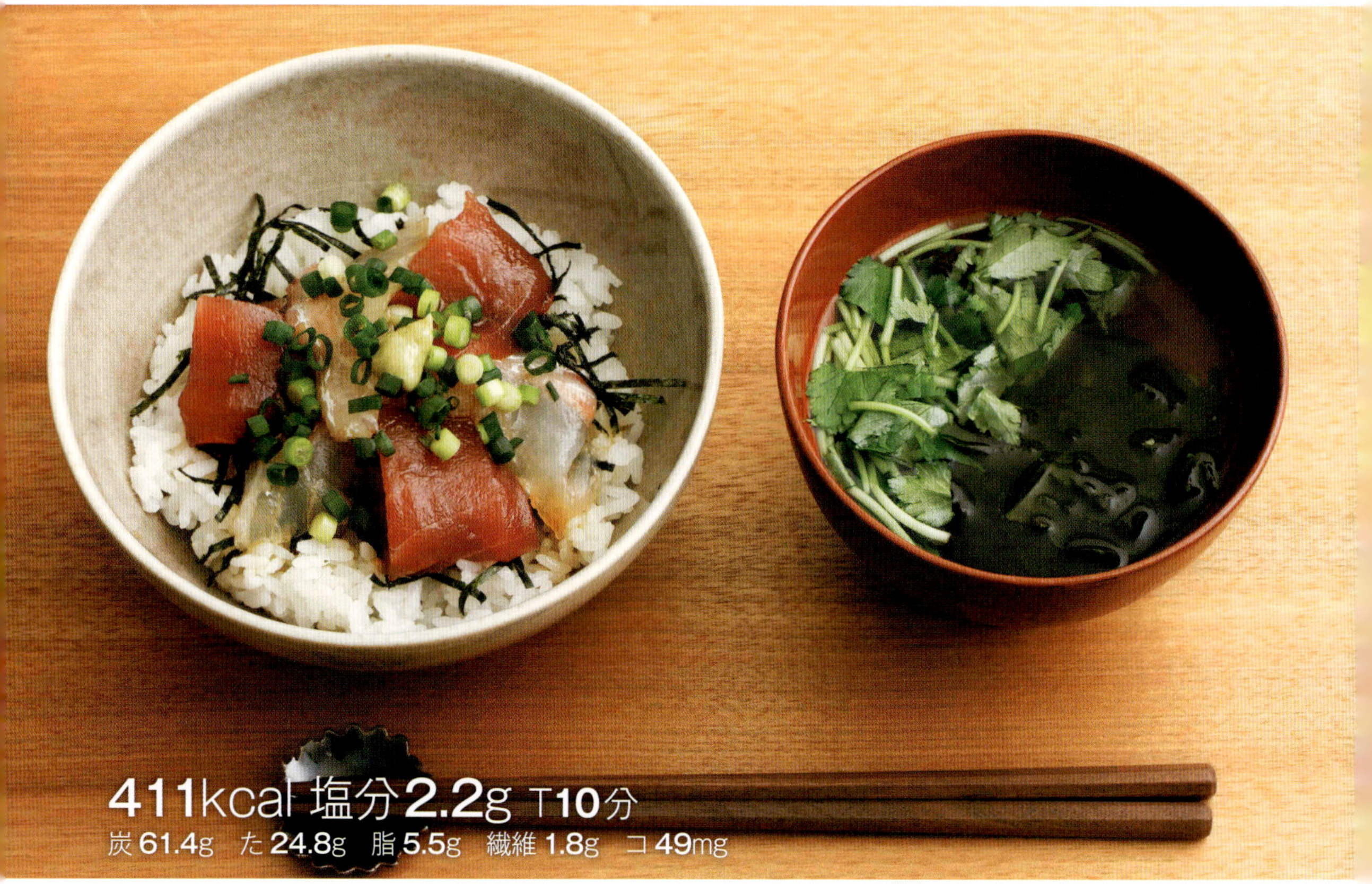

411kcal 塩分2.2g T10分
炭 61.4g　た 24.8g　脂 5.5g　繊維 1.8g　コ 49mg

みつばとわかめのすまし汁

9kcal ／ 塩分 1.2g
炭 1.8g ／た 1.0g ／脂 0.1g ／
繊維 1.0g ／コ 0mg

材料（2人分）

みつば（ザク切り）…40g
カットわかめ（乾）…3g
だし…カップ 1½
●塩・しょうゆ

1 わかめは水で戻す。鍋にだしを入れて温め、みつば、わかめを加える。塩ミニスプーン1、しょうゆ小さじ½を加えてサッと煮る。

海鮮丼

402kcal ／ 塩分 1.0g
炭 59.6g ／た 23.8g ／脂 5.4g ／
繊維 0.8g ／コ 49mg

材料（2人分）

まぐろ（赤身／刺身用）…80g
白身魚（たい、ひらめなど／刺身用）…80g
刻みのり…適量
細ねぎ（小口切り）…2本分
練りわさび…少々
ご飯（温かいもの）…300g
●しょうゆ・みりん

1 ボウルにしょうゆ・みりん各小さじ2を合わせ、刺身をつけて5分間おく。

2 器にご飯を盛り、のりを散らす。1を汁ごと盛り、細ねぎを散らしてわさびを添える。

鶏ささ身のくずたたき献立

主菜と副菜の両方で野菜をとれる献立です。低脂肪の鶏ささ身がパサつかないよう、食感よく仕上げるのがポイント。

383kcal　塩分2.7g　T35分

炭 62.0g　た 28.6g　脂 2.0g　繊維 4.6g　コ 54mg

※白米のご飯 120g(202kcal)の栄養価を含む。

塩ゆでそら豆

30kcal ／ 塩分 0.5g

炭 4.3g ／た 3.1g ／脂 0.1g ／
繊維 0.7g ／コ 0mg

材料(2人分)

そら豆…14 粒(56g)

●塩

1 そら豆は黒い部分と反対側に切り目を入れる。

2 鍋に湯を沸かして3％の塩(1ℓに対して 30g)を加え、そら豆を約2分 30 秒間ゆでる。ざるに上げ、そのまま冷ます。

小松菜としいたけのみそ汁

31kcal ／ 塩分 1.3g

炭 4.6g ／た 2.9g ／脂 0.7g ／
繊維 2.1g ／コ 0mg

材料(2人分)

小松菜…100g

生しいたけ…(大)2 枚(40g)

だし…カップ1 ½

●みそ

1 小松菜はザク切りにする。しいたけは軸を除いて薄切りにする。

2 鍋にだしと、しいたけを入れて強火にかけ、煮立ったら、小松菜を加え、みそ大さじ1を溶き入れる。

鶏ささ身のくずたたき

120kcal ／ 塩分 0.9g

炭 8.6g ／た 19.6g ／脂 0.8g ／
繊維 1.4g ／コ 54mg

材料(2人分)

鶏ささ身…160g

きゅうり…½ 本(50g)

トマト…(大) 1 コ(200g)

梅だれ
- 梅干し…1 コ
- うす口しょうゆ…小さじ1
- だし…大さじ1

●酒・かたくり粉

1 鶏ささ身はあれば筋を取り、一口大のそぎ切りにする。酒小さじ2をふってかたくり粉小さじ2をなじませる。沸騰した湯に入れ、2～3分間ゆでて水にとり、水けをきる。

2 きゅうりはピーラーで薄く削る。トマトはヘタを除いて薄切りにする。**梅だれ**の梅干しは種を除いて包丁でたたき、残りの材料と合わせて混ぜる。

3 器に2の野菜、1を盛り合わせ、**梅だれ**をかける。

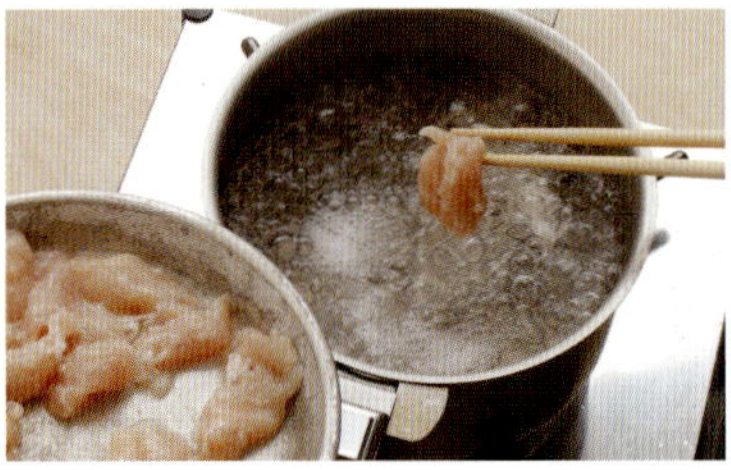

P 酒とかたくり粉をからめてからゆでると、つるんと柔らかい食感になる。

◉一日の合計 1255kcal ／塩分 6.7g

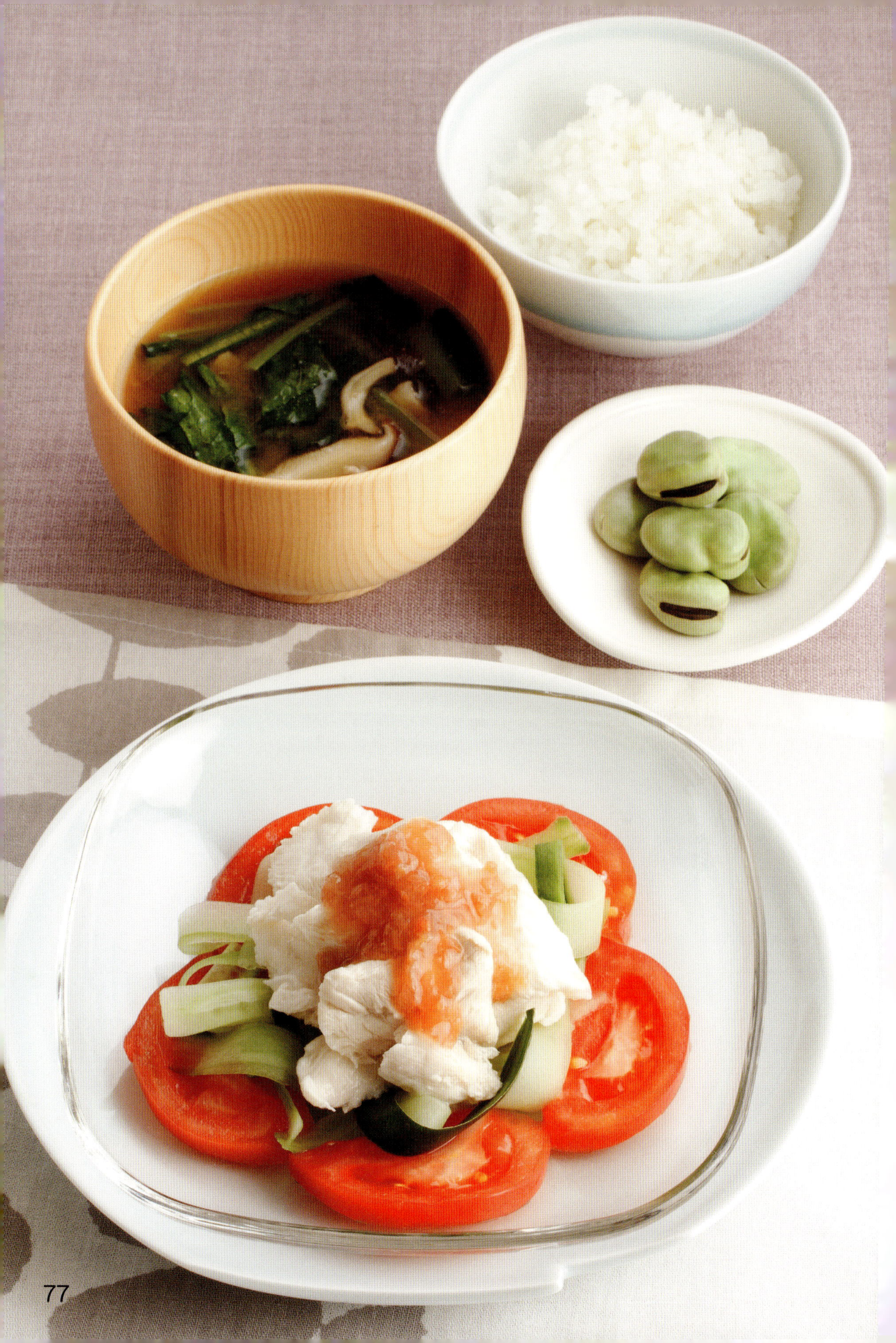

このページからは晩のみの献立

魚介ソースのスパゲッティ献立

シーフードミックスを使えば、ミートソースよりもエネルギーを抑えられます。主食に塩分が含まれる分、副菜で塩分を控えた献立です。

407kcal　塩分3.2g　T30分

炭 55.4g　た 26.1g　脂 9.1g　繊維 6.4g　コ 95mg

魚介ソースのスパゲッティ

376kcal ／ 塩分 2.2g

炭 50.9g ／た 24.3g ／脂 8.2g ／
繊維 4.9g ／コ 93mg

材料（2人分）

スパゲッティ…110g
シーフードミックス（冷凍）…150g
ツナ（缶詰／水煮）…50g
えのきだけ…80g
トマトの水煮（缶詰）…½缶（200g）
たまねぎ…¼コ（50g）
にんにく…１かけ
白ワイン…大さじ２
ローリエ…１枚
パセリ（みじん切り）…少々
●塩・オリーブ油・こしょう

1 えのきだけは根元を切り落とし、長さを２～３等分に切る。シーフードミックスは解凍し、粗く刻む。たまねぎとにんにくは、みじん切りにする。ツナは缶汁をきる。

2 スパゲッティは塩適量（２ℓにつき塩 30g）を加えた湯で、表示の時間を目安にゆでる。ゆで時間が残り１分になったら、えのきだけを加えて一緒にゆでる。

3 フライパンにオリーブ油大さじ１、にんにくを入れて弱火できつね色になるまで炒め、たまねぎを加えてしんなりとするまで炒める。シーフードミックス、ツナを加え、サッと炒める。

4 白ワイン、ローリエ、トマトの水煮をつぶしながら加え、スパゲッティのゆで汁カップ ¼ を加えて、中火で３～５分間煮る。ゆで上がったスパゲッティとえのきだけを加えてあえる。塩ミニスプーン１、こしょう少々で味を調えて器に盛り、パセリを散らす。

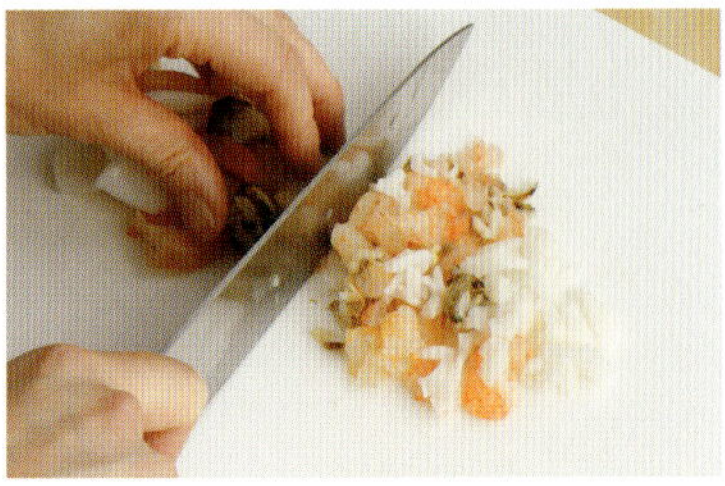

P シーフードミックスは、刻んで大きさをそろえると食べやすい。

P スパゲッティの量が少なめでも、食物繊維が豊富なえのきでボリュームを出すことができる。

グリル野菜のサラダ

31kcal ／ 塩分 1.0g

炭 4.5g ／た 1.8g ／脂 0.9g ／
繊維 1.5g ／コ 2mg

材料（2人分）

なす…１コ（80g）
ズッキーニ…½本（100g）
A［プレーンヨーグルト（無糖）…大さじ２
　粒マスタード…小さじ１
　塩…ミニスプーン１
　こしょう…少々
●塩

1 なすはヘタを切り、斜めに７㎜厚さに切って、塩ミニスプーン½をふる。ズッキーニは７㎜厚さに食べやすく切る。なすから水けが出てきたら、紙タオルで拭く。

2 **A**を混ぜ合わせる。

3 魚焼きグリルを熱し、1を並べ、両面をこんがりと焼く。器に盛り、**A**をかける。

P 低エネルギーのドレッシングで野菜を食べやすく。

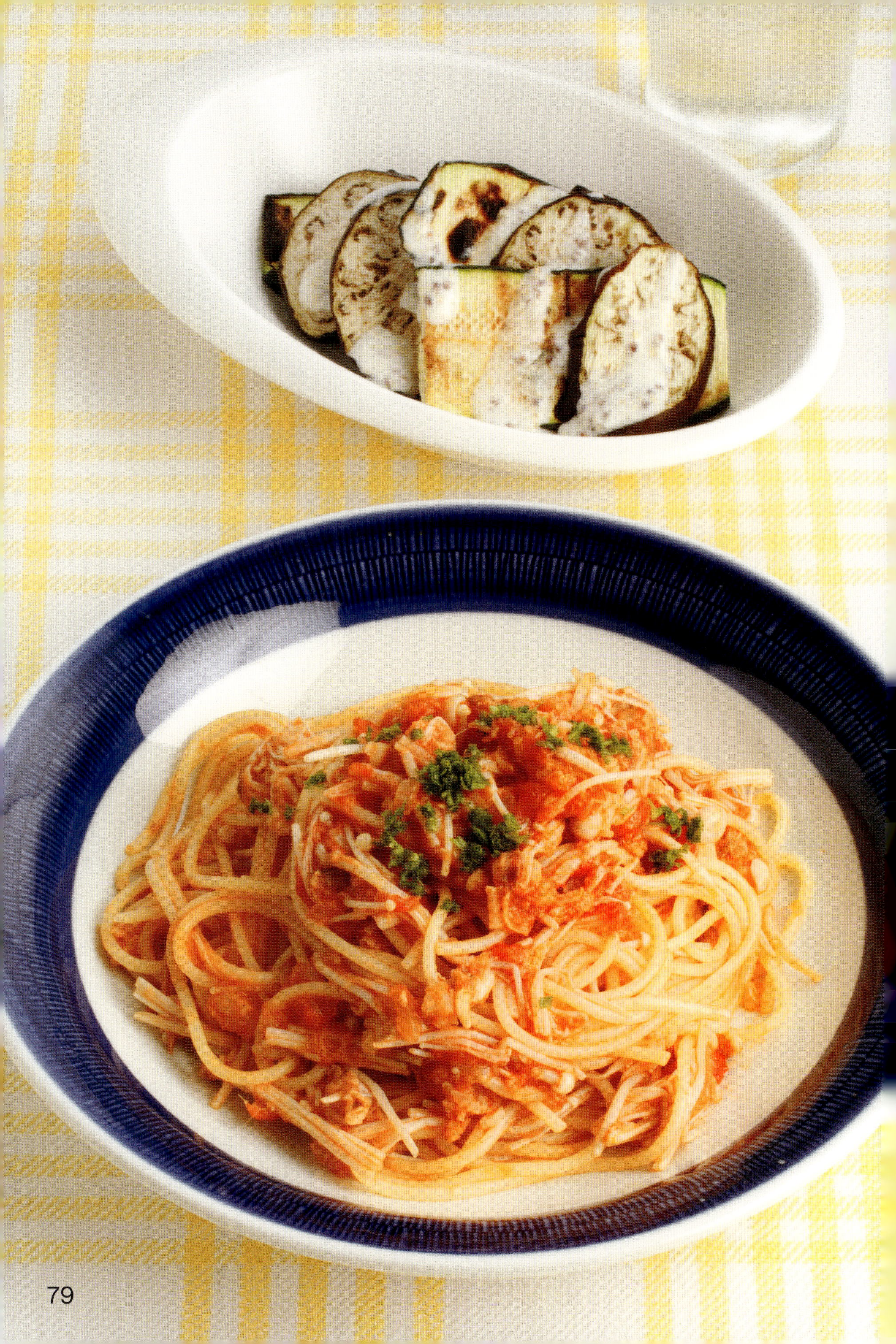

小松菜の水ギョーザ献立

小松菜がたっぷり入ったギョーザは、スープ仕立てにして低エネルギーに。副菜は甘酢漬けと果物を添えて、塩分を控えます。

493kcal　塩分2.4g　T45分

炭 85.6g　た 18.7g　脂 7.5g　繊維 6.6g　コ 31mg

※白米のご飯 120g（202kcal）の栄養価を含む。

カリフラワーの甘酢漬け

29kcal ／ 塩分 0.6g

炭 5.9g ／た 1.5g ／脂 0.1g ／繊維 1.5 g ／コ 0mg

材料（2人分）

カリフラワー…100g

A
- 砂糖…小さじ2
- 酢…大さじ2
- 塩…ミニスプーン1

1 カリフラワーは小房に分け、堅めにゆでる。

2 ボウルにAを合わせて混ぜ、1が熱いうちに加えて15分間つける。

P カリフラワーが熱いうちに調味液につけると、味がしみ込みやすい。

いちご

20kcal ／ 塩分 0g

炭 5.1g ／た 0.5g ／脂 0.1g ／繊維 0.8g ／コ 0mg

材料（2人分）

いちご…8コ（120g）

1 器に盛る。

小松菜の水ギョーザ

242kcal ／ 塩分 1.8g

炭 30.1g ／た 13.7g ／脂 6.9g ／繊維 3.9g ／コ 31mg

材料（2人分）

肉ダネ
- 小松菜…150g
- 豚ひき肉…80g
- しょうが（すりおろす）・にんにく（すりおろす）…各½かけ分

ギョーザの皮（市販）…½袋（14枚）

たけのこ（水煮）…50g

ねぎ…½本（50g）

顆《か》粒《りゅう》チキンスープの素《もと》（中国風）…小さじ1

●塩・こしょう

1 **肉ダネ**をつくる。小松菜はゆでて細かく刻み、水けをよく絞る。ボウルに豚肉、塩小さじ¼、こしょう少々を入れて粘りが出るまでよく練り混ぜる。小松菜、しょうが、にんにくを加えて混ぜる。

2 1を14等分にし、ギョーザの皮で包む。

3 たけのこは縦に薄切りにする。ねぎは斜めに切る。鍋に水カップ2、スープの素を入れて煮立て、たけのこ、ねぎを加える。再び煮立ったら、ギョーザを加えて弱火で約5分間煮る。塩ミニスプーン½、こしょう少々で味を調え、器に盛る。

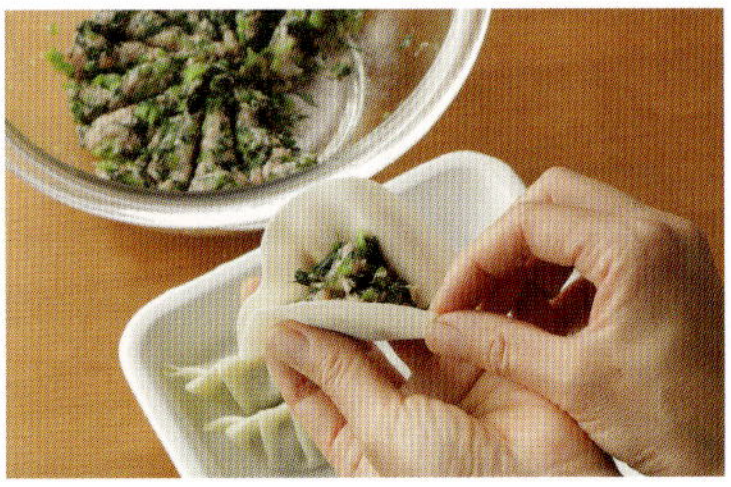

P 小松菜はゆでて細かく刻むことで、多く使うことができる。

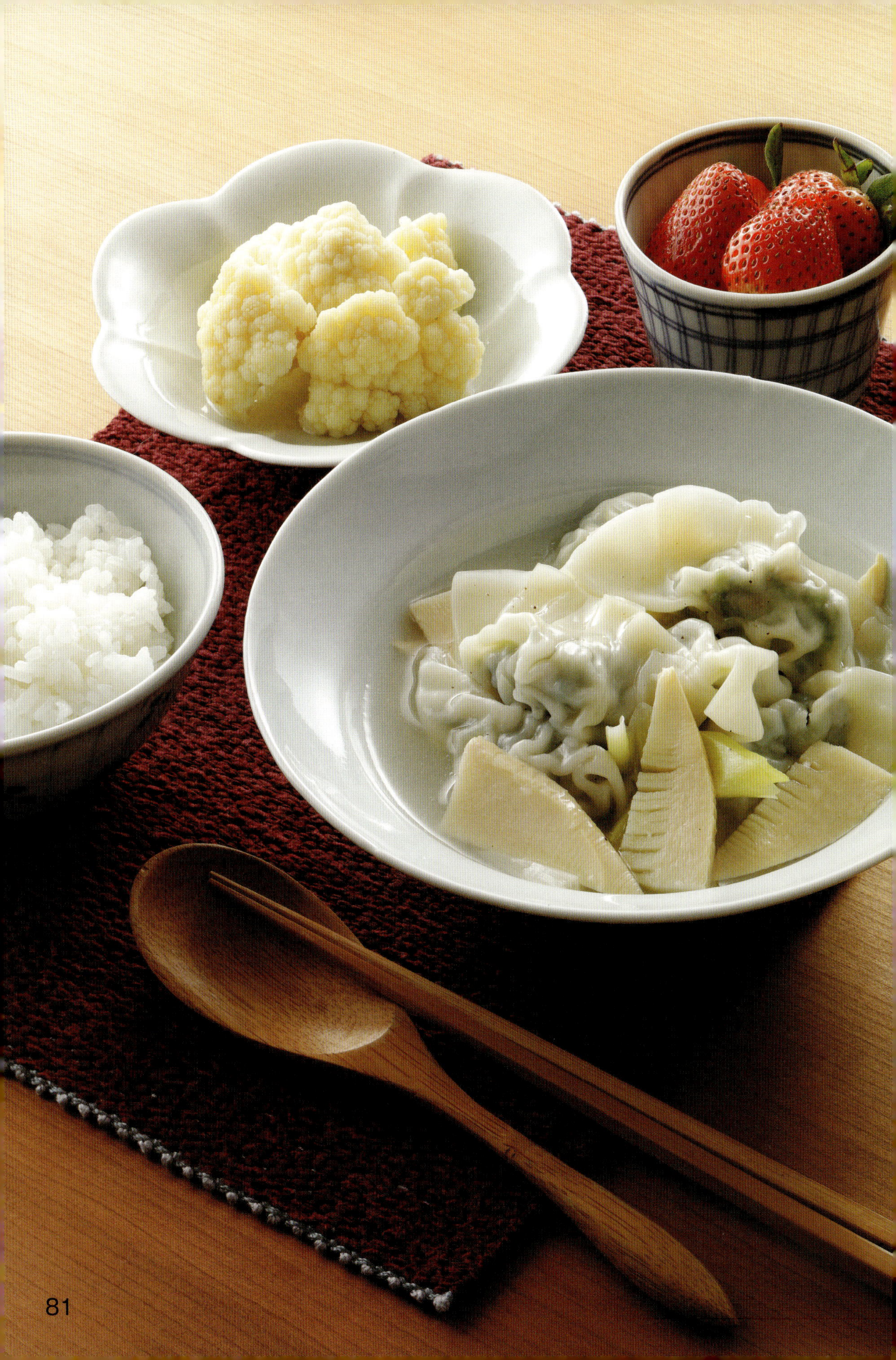

鶏ささ身のチンジャオロースー献立

チンジャオロースーは、鶏ささ身を使うことでエネルギーを抑えます。食感の異なる副菜を添え、献立として食べごたえを出しましょう。

496kcal　塩分3.2g　T35分

炭 64.3g　た 29.5g　脂 13.2g　繊維 6.0g　コ 165mg

※白米のご飯120g（202kcal）の栄養価を含む。

トマトのザーサイあえ

62kcal ／ 塩分 0.8g

炭 8.2g ／た 1.6g ／脂 3.2g ／繊維 2.2g ／コ 0mg

材料（2人分）

トマト…2コ（300g）
ザーサイ（味付き）…20g
A［しょうゆ…小さじ⅓
　ごま油・白ごま…各小さじ1

1 トマトはヘタを除いて角切りにする。ザーサイはみじん切りにする。

2 ボウルに1、Aを入れ、あえる。

P 少量のごま油を加えることで、コクと風味が出て、野菜の副菜でも食べごたえが出る。

レタスとえのきのかきたまスープ

49kcal ／ 塩分 0.7g

炭 2.5g ／た 4.0g ／脂 2.8g ／繊維 1.0g ／コ 111mg

材料（2人分）

レタス…40g
えのきだけ…40g
卵…1コ
顆《か》粒《りゅう》チキンスープの素《もと》（中国風）…小さじ½
●塩

1 レタスは一口大にちぎる。えのきだけは根元を切り落とし、2cm長さに切る。卵は溶きほぐす。

2 鍋に水カップ2、スープの素を入れて煮立てる。えのきだけを加えて煮、塩ミニスプーン½をふる。火が通ったら、レタスを加える。再び煮立ったら、卵を回し入れ、ふんわりとしたら火を止める。

P 低エネルギーのレタスをスープの具に。汁物を先に飲むと食べすぎを防ぐことができる。

鶏ささ身のチンジャオロースー

183kcal ／ 塩分 1.7g

炭 9.1g ／た 20.9g ／脂 6.8g ／繊維 2.4g ／コ 54mg

材料（2人分）

鶏ささ身…160g
A［しょうゆ・酒…各小さじ1
ピーマン…4コ（120g）
たけのこ（水煮）…50g
ねぎ（みじん切り）…5cm分
しょうが（みじん切り）…½かけ分
B［しょうゆ・オイスターソース…各大さじ½
　酒…大さじ1
　にんにく（すりおろす）…少々
●かたくり粉・サラダ油

1 鶏ささ身は細切りにし、Aをからめ、かたくり粉大さじ½をまぶす。ピーマンは縦半分に切って種とヘタを除き、縦にせん切りにする。たけのこは細切りにする。

2 フライパンにサラダ油大さじ1を中火で熱し、ねぎ、しょうが、1のささ身を炒める。肉の色が白っぽくなったら、たけのこ、ピーマンを加えて炒め合わせる。

3 全体に油が回ったら、混ぜ合わせたBを回し入れ、からめる。

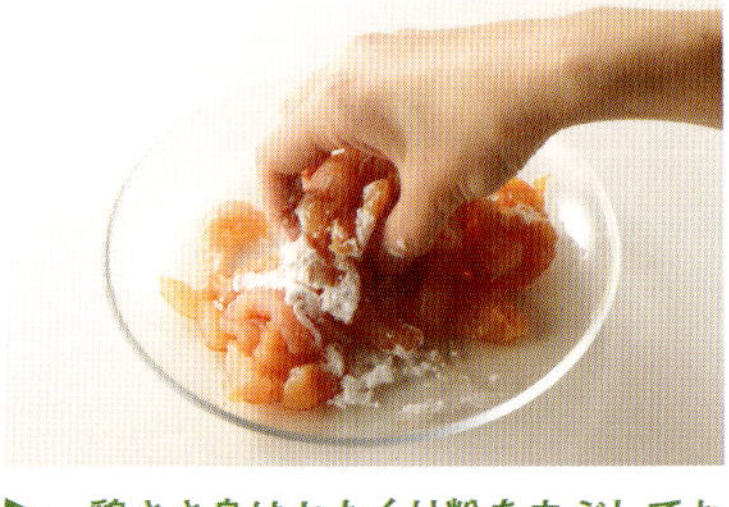

P 鶏ささ身はかたくり粉をまぶしておくと、パサつきにくくなる。

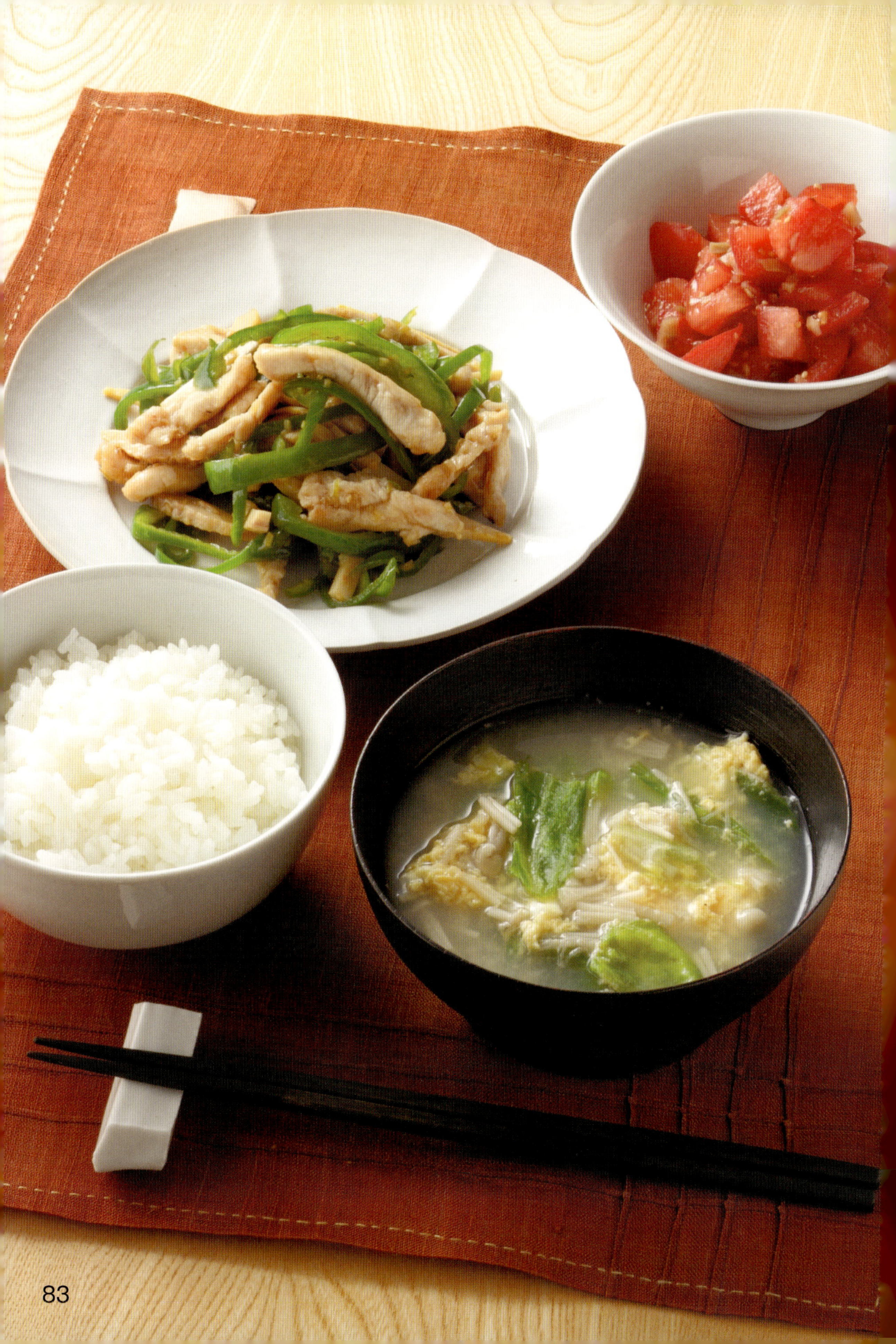

シンプルおでんの献立

練り製品などの加工食品は、種類を絞り、塩分が少ない具材を中心に。副菜の1品を果物にすると、塩分をとりすぎない献立になります。

494kcal　塩分2.8g　T50分

炭 72.4g　た 21.9g　脂 13.6g　繊維 5.8g　コ 229mg

※白米のご飯 120g（202kcal）の栄養価を含む。

春菊とにんじんのあえ物

29kcal ／ 塩分 0.5g

炭 4.4g ／た 1.6g ／脂 1.0g ／
繊維 2.0g ／コ 0mg

材料（2人分）

春菊…75g
にんじん…50g
A［しょうゆ・酢…各小さじ1
　すりごま(白)…小さじ1
●塩

1 春菊はゆでて冷水にとり、水けを絞って3cm長さに切る。にんじんは太めのせん切りにしてゆで、水けをきる。

2 ボウルにAを混ぜ合わせ、1を加えてあえる。

みかん

36kcal ／ 塩分 0g

炭 9.5g ／た 0.4g ／脂 0.1g ／
繊維 0.6g ／コ 0mg

材料（2人分）

みかん…2コ（160g）

シンプルおでん

227kcal ／ 塩分 2.3g

炭 13.8g ／た 16.9g ／脂 12.1g ／
繊維 2.8g ／コ 229mg

材料（2人分）

大根…100g
こんにゃく…125g
卵…2コ
厚揚げ…100g
さつま揚げ…2コ（60g）
昆布（5cm角）…1枚
●うす口しょうゆ・みりん

1 鍋に水カップ1½と昆布を入れ、30分間おく。

2 大根は皮をむき、厚みを半分に切って十字に隠し包丁を入れる。耐熱皿にのせてラップをかけ、電子レンジに2分間かける。こんにゃくは格子状に切り目を入れ、サッとゆでて食べやすく切る。

3 卵は固ゆでにして殻をむく。厚揚げは半分に切る。

4 1を中火にかけ、煮立つ前に昆布を取り出す。うす口しょうゆ・みりん各大さじ1を加え、2、3、さつま揚げを加えて弱火で10分間煮る。

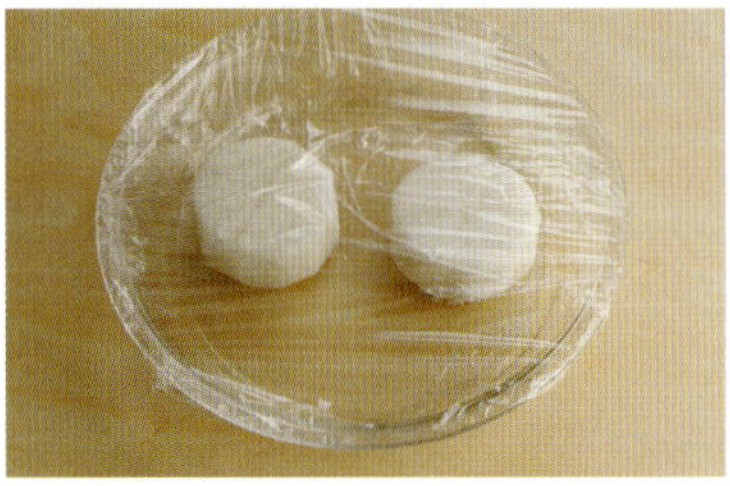

P 煮る時間が長いほど味がしみ込んで塩分が多くなる。大根は電子レンジにかけ、煮る時間を短くするとよい。

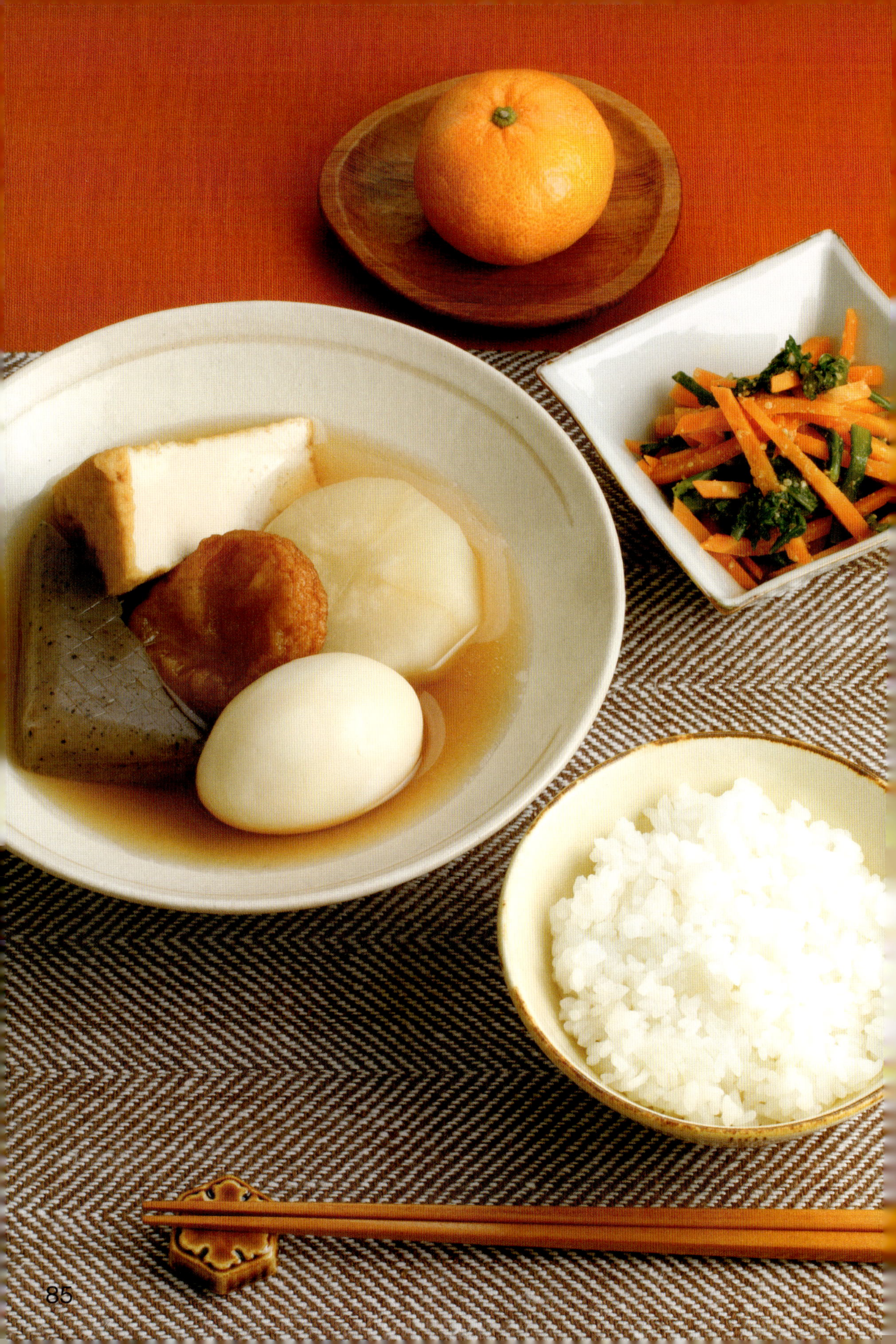

アスパラとあさりのワイン蒸し

あさりのうまみとワインの香りで、淡泊なアスパラガスも、おいしく食べられます。

93kcal　塩分1.4g　T20分

炭 4.4g　た 5.2g　脂 6.4g　繊維 1.7g　コ 20mg

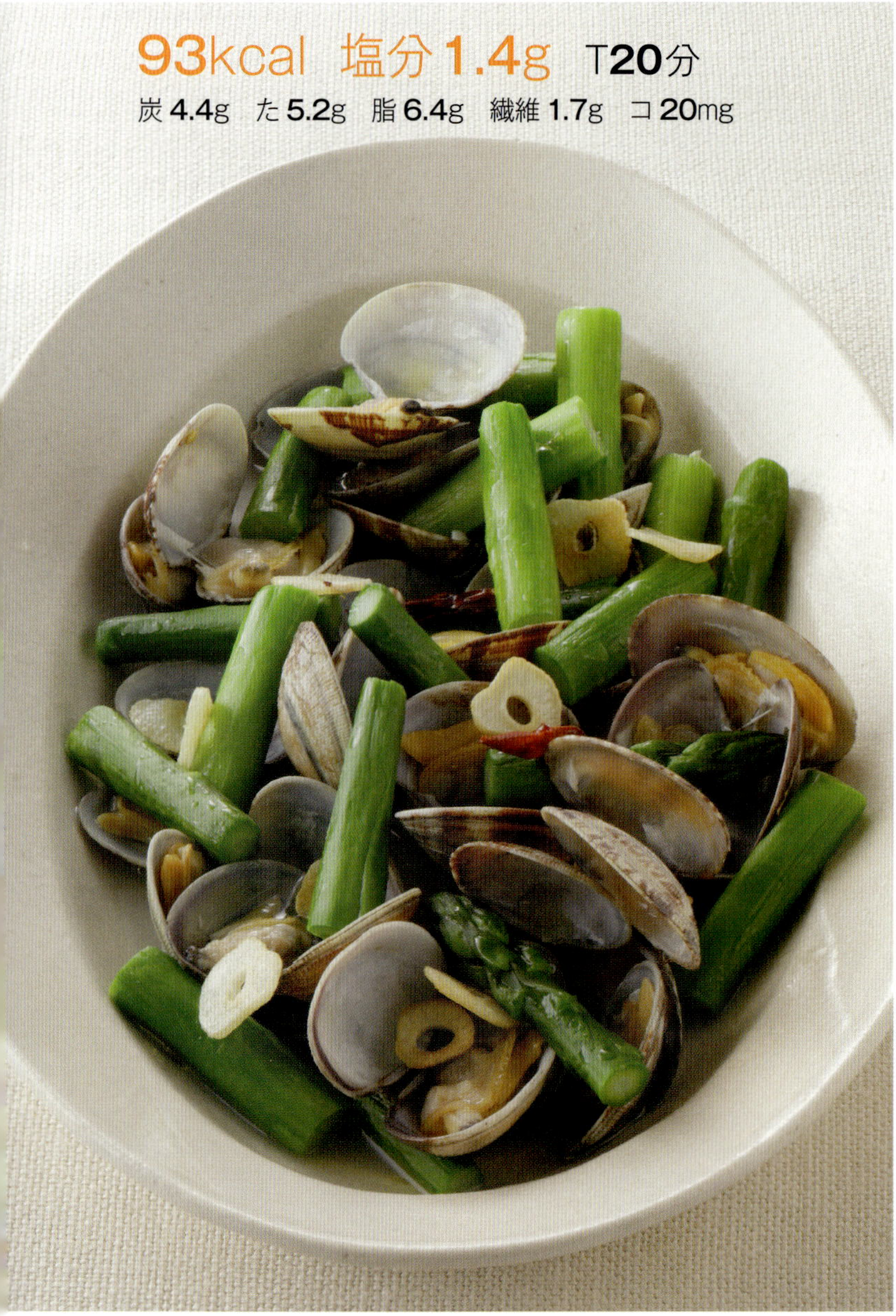

材料（2人分）

グリーンアスパラガス…150g

あさり（殻付き／砂抜きしたもの）

…250g（殻付きの重さ）

にんにく…1かけ

赤とうがらし…1本

白ワイン…大さじ2

●オリーブ油・塩

1 アスパラガスは根元の堅い部分を切る。麺棒で軽くたたき、4㎝長さに切る。あさりは殻どうしをこすり合わせて洗う。にんにくは芯を除いて薄切りにする。赤とうがらしは斜め半分に切り、種を除く。

2 フライパンにオリーブ油大さじ1、にんにく、赤とうがらしを入れて、弱火でにんにくがきつね色になるまで炒めて、取り出す。

3 2のフライパンにあさりと白ワインを加え、ふたをして強火で蒸し煮にする。あさりの口が開いてきたら、アスパラガスをのせ、塩ミニスプーン1/2を入れ、1～2分間蒸す。器に汁ごと盛り、オリーブ油少々をかけ、にんにく、赤とうがらしを散らす。

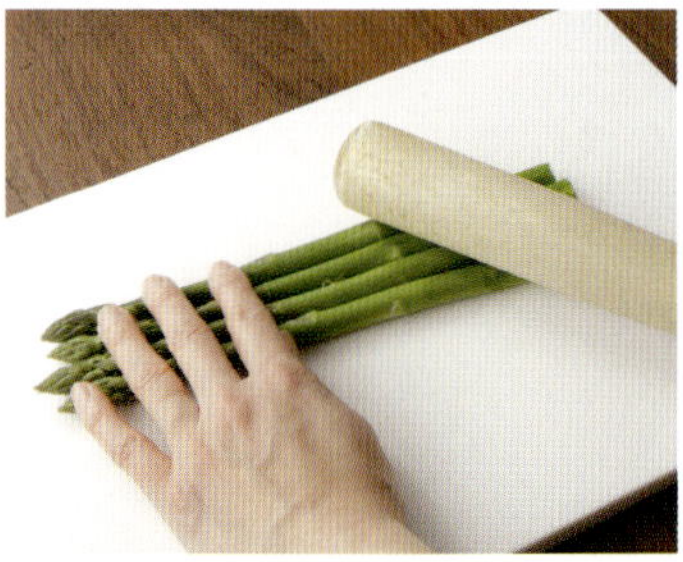

アスパラガスは軽くたたいてから切ると、火の通りがよくなり、味もなじみやすくなる。

豚肉のマリネ焼き

低脂肪の豚ヒレ肉を、パセリと調味料でマリネに。しっとり柔らかく焼き上げましょう。火を通したパセリは、生のものよりも香りがたちます。

142kcal　塩分0.8g　T15分
炭 4.8g　た 17.7g　脂 5.6g　繊維 1.0g　コ 48mg

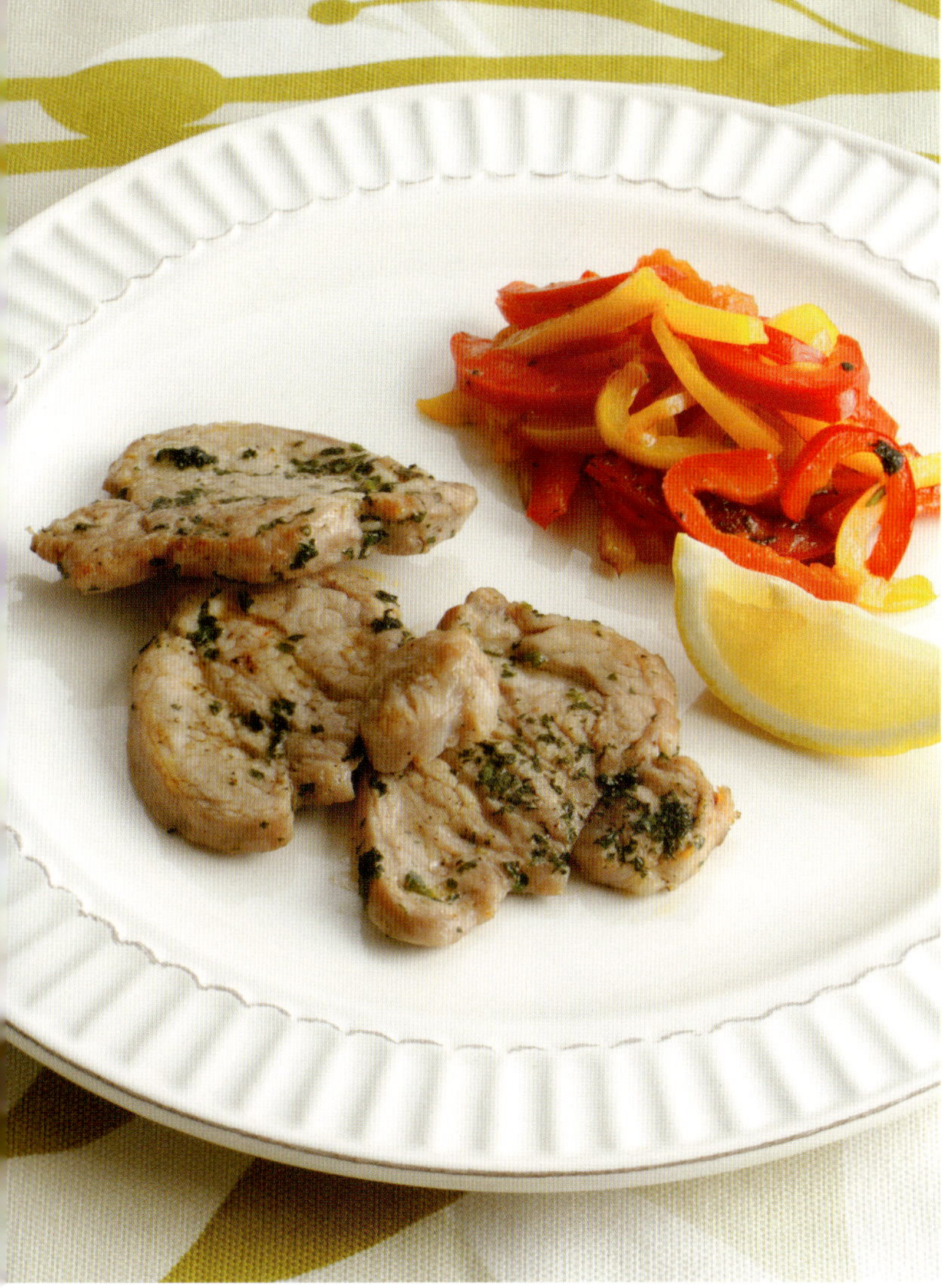

材料（2人分）
豚ヒレ肉（塊）…150g
パプリカ（赤・黄）…各½コ（各60g）
パセリ（みじん切り）…大さじ1
レモン（くし形切り）…2切れ
●塩・黒こしょう（粗びき）・オリーブ油

1 豚肉は1cm厚さに切り、たたいて薄くのばす。塩小さじ1/4、黒こしょう少々をもみ込み、パセリ、オリーブ油小さじ2をなじませ、10分間おく。パプリカは種とヘタを除き、細切りにする。

2 フライパンに1の豚肉を並べ入れて中火にかける。フライパンが温まったら、空いたところにパプリカを入れて炒める。肉を返してふたをし、弱火で2～3分間蒸し焼きにする。

3 豚肉に火が通ったら、ふたを取って汁けをとばす。器に豚肉、パプリカを盛り合わせ、レモンを添える。

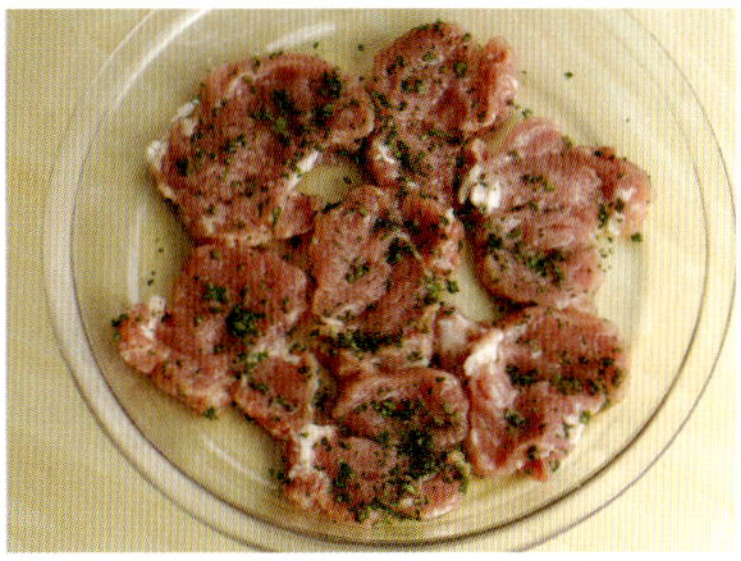

P 脂肪の少ない豚ヒレ肉は、下味をつけてマリネする。しっとりと仕上がり、満足感を得られる。

かじきと野菜のホイル焼き

くせのないかじきは、風味ののりやすい食材。バターのコクとポン酢しょうゆの酸味で食が進みます。かじきのほか、たらや鮭《さけ》などの魚でもつくれます。

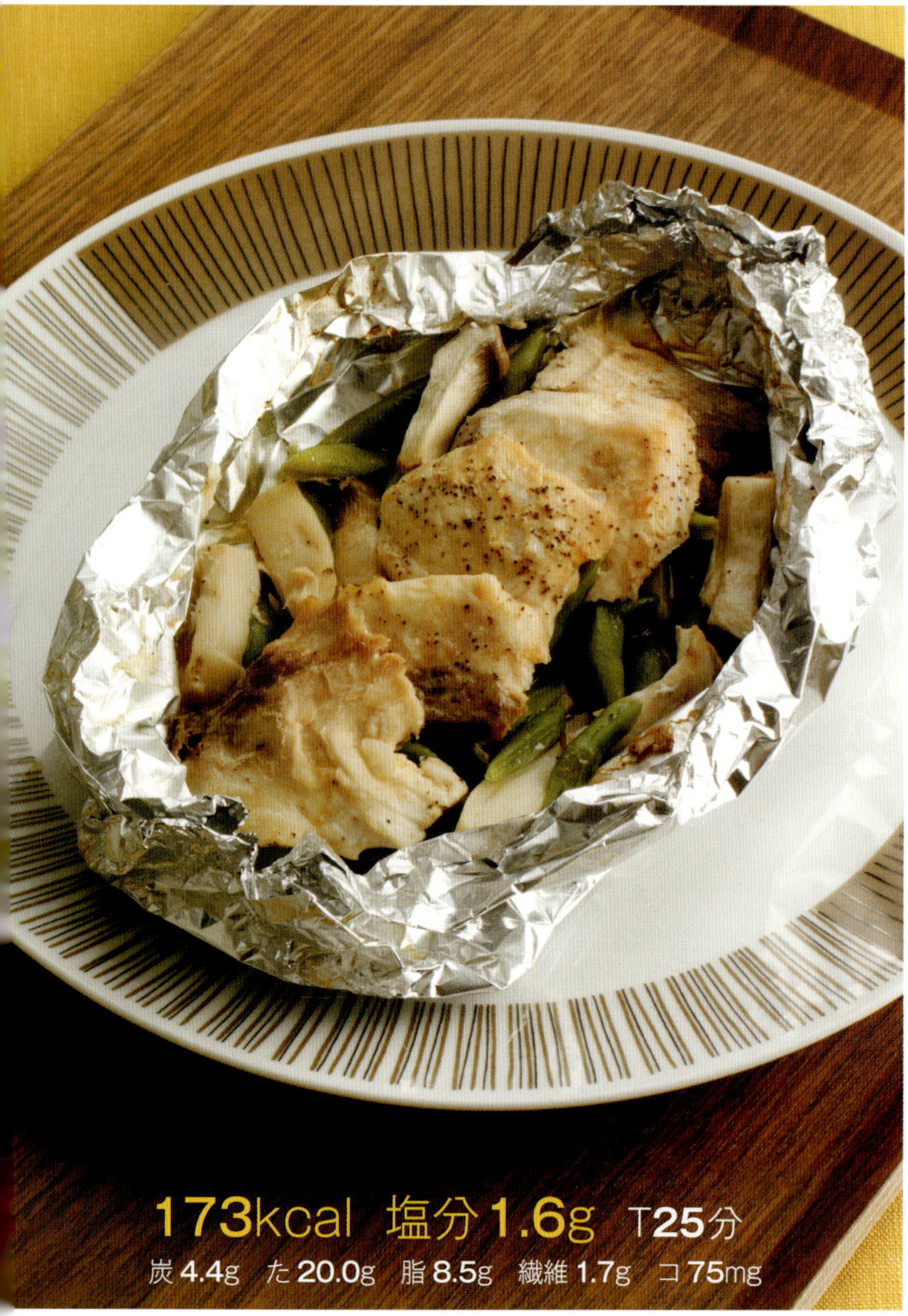

173kcal　塩分1.6g　T25分

炭 4.4g　た 20.0g　脂 8.5g　繊維 1.7g　コ 75mg

材料（2人分）

かじき…2切れ（200g）
さやいんげん…8本（56g）
エリンギ…50g
白ワイン…大さじ1
ポン酢しょうゆ…小さじ2
●塩・こしょう・バター

1 かじきはそぐように一口大に切り、塩小さじ1/4、こしょう少々をふる。さやいんげんは斜めに切る。エリンギは裂く。

2 アルミ箔《はく》を2枚ずつ重ねて広げ、1をのせる。白ワインをふってバター小さじ1/2ずつをのせ、開かないように包む。

3 オーブントースターに付属の受け皿を置き、2をのせて、15～20分間焼く。アルミ箔を開き、ポン酢しょうゆをかけて食べる。

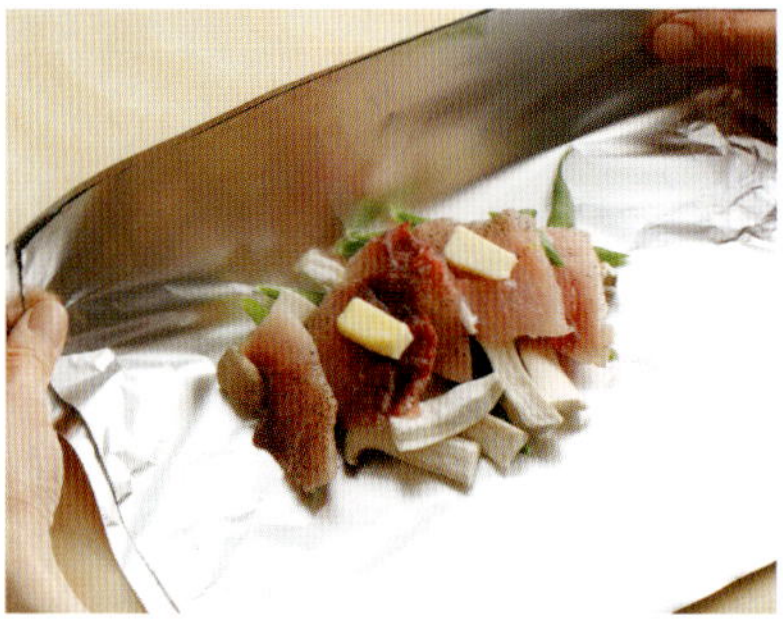

P バターは少量でもコクが出るので、満足感を得やすい。

大根といかのピリ辛煮

いかはエネルギーが低く、咀嚼《そしゃく》する回数が増えるので、早食い防止にもなります。

165kcal　塩分2.6g　T25分

炭 14.3g　た 22.9g　脂 1.6g　繊維 2.7g　コ 304mg

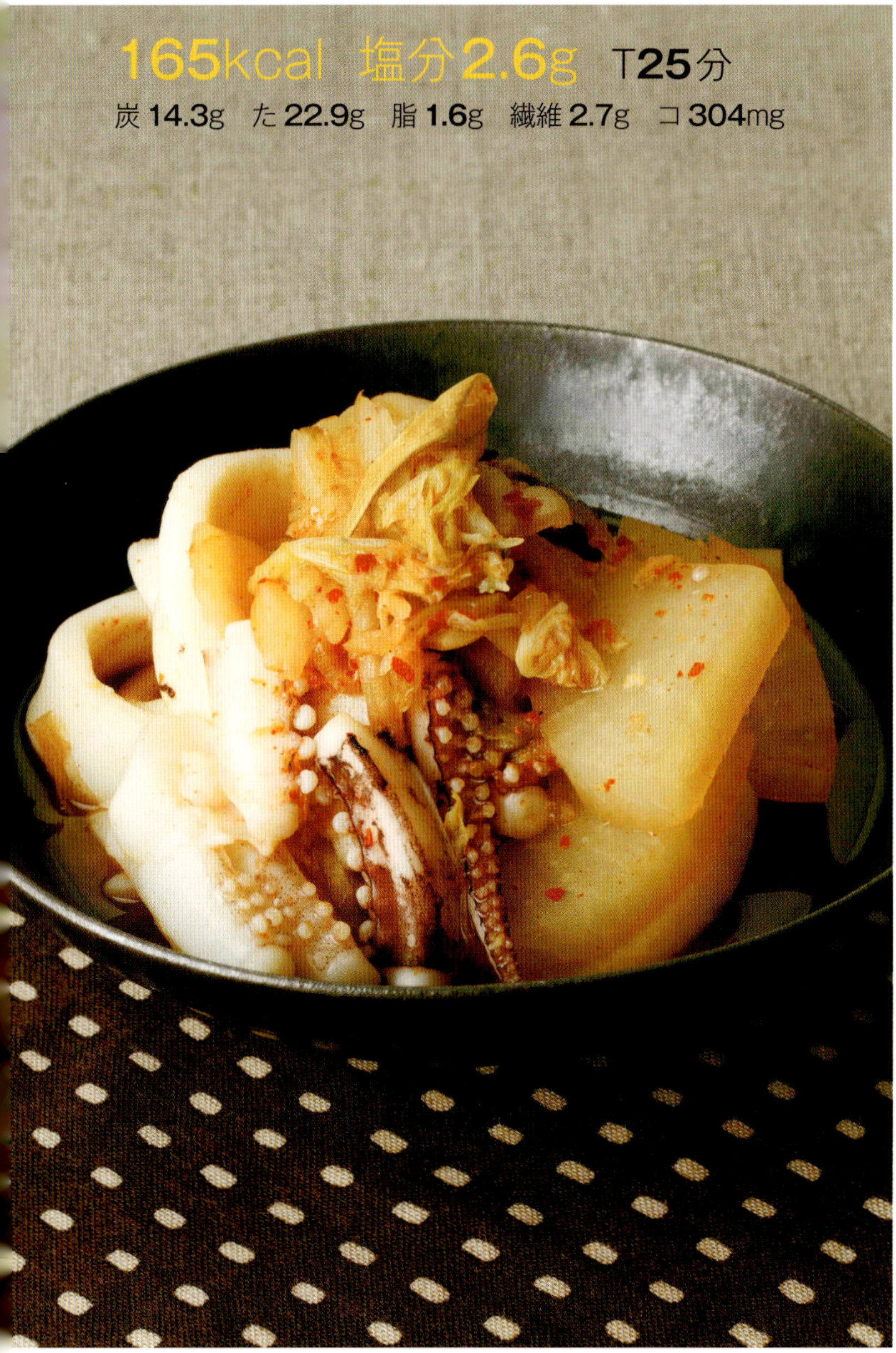

材料（2人分）

大根…200g

するめいか…1ぱい（225g）

白菜キムチ…100g

A［だし…カップ1½
　砂糖…大さじ1強
　酒…大さじ1
　しょうゆ…小さじ1

1 大根は皮をむき、1㎝厚さのいちょう形に切る。耐熱の器に並べてラップをかけ、電子レンジに2分間かける。キムチはザク切りにする。

2 いかは足を抜いて水洗いし、胴は1㎝幅の輪切りに、足はワタ、目などを除いて2本ずつに切り、足先を切りそろえる。

3 鍋にAとキムチを入れて煮立たせ、2を加えてサッと煮て、取り出す。

4 3の鍋に1の大根を入れ、煮汁が半量になるまで中火で10分間煮る。3のいかを戻し、2～3分間煮る。

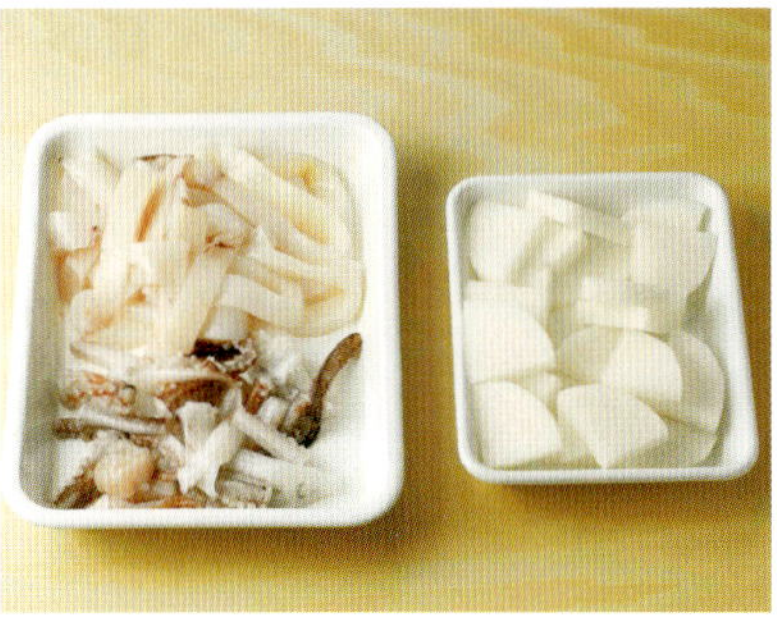

P 大根は厚めに切り、いかは輪切りにして、かみごたえを出す。

えのきシューマイ

20ページの和風ハンバーグと同様に、肉ダネにきのこを混ぜてボリュームを出します。味付きなのでしょうゆを使わずにそのまま食べられます。

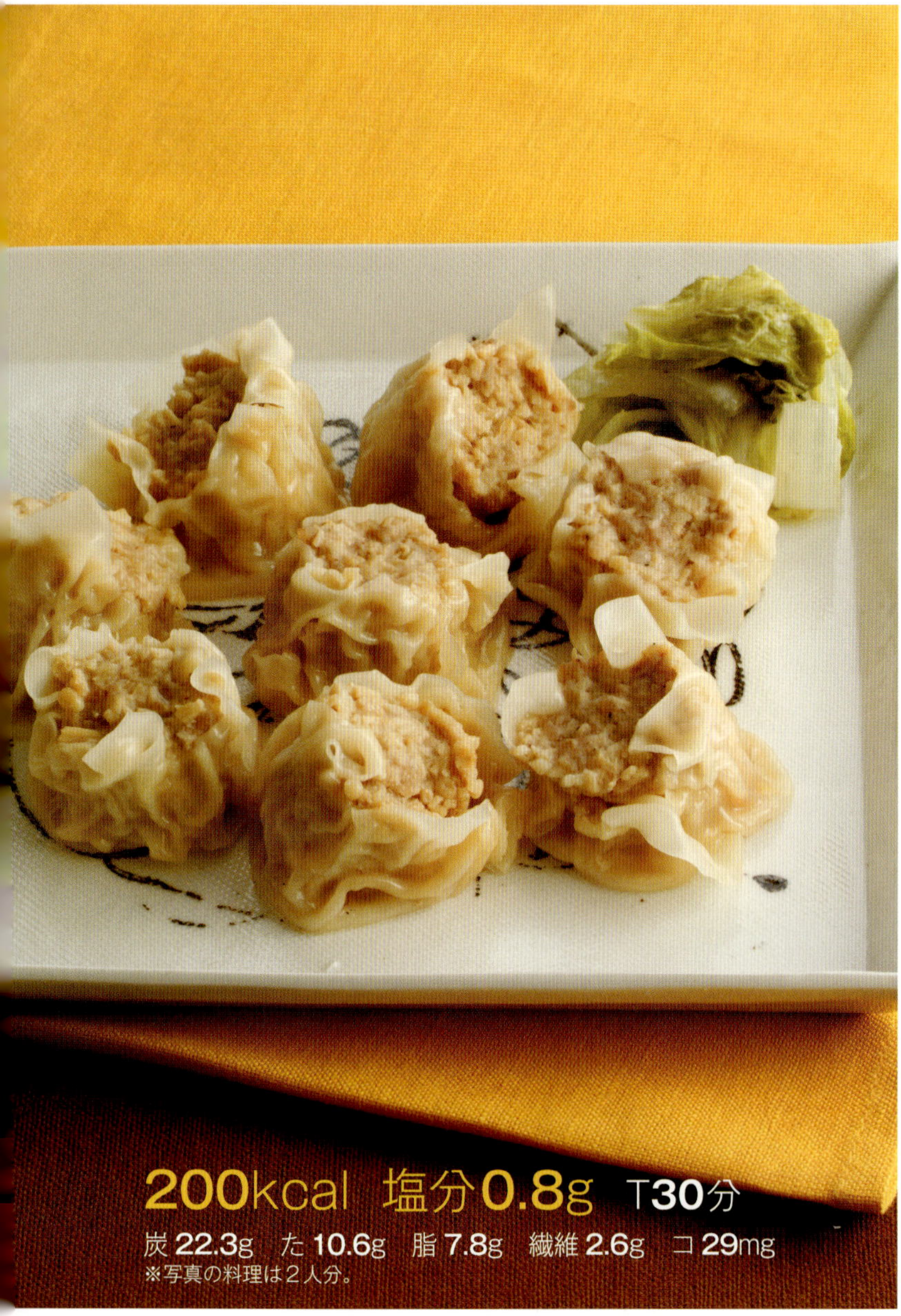

200kcal 塩分0.8g T30分
炭 22.3g た 10.6g 脂 7.8g 繊維 2.6g コ 29mg
※写真の料理は2人分。

材料(2人分)

えのきだけ…75g
豚ひき肉…75g
しょうが(すりおろす)
…½かけ分
A ［砂糖・しょうゆ・酒・
ごま油…各大さじ¼
塩…ミニスプーン½
こしょう…少々
かたくり粉…大さじ½
シューマイの皮(市販)…8枚
白菜…75g
練りがらし…適宜

1 えのきだけは根元を切って小口切りにする。

2 ボウルに豚ひき肉、[1]、しょうが、**A**を合わせ、粘りが出るまで手でよく混ぜる。

3 シューマイの皮1枚に[2]を1/8量のせて包み、スプーンで表面を平らにならし、形を整える。

4 蒸気の上がった蒸し器にオーブン用の紙を敷き、白菜を敷いて、[3]を並べ入れる。強火で12～13分間蒸し、敷いた白菜を刻んで、ともに器に盛る。好みで練りがらしを添える。

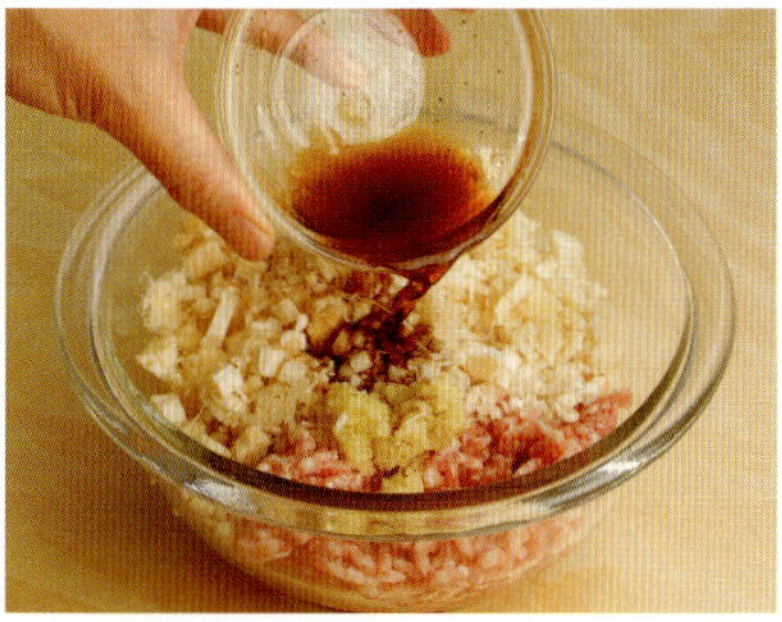

P 肉ダネに味をつけ、しょうゆをつけずに食べると、塩分を控えられる。

新たまねぎのポトフ

鶏肉と香味野菜のおいしさが詰まった、やさしい味のポトフです。新たまねぎを使うので、煮込む時間は短縮できます。

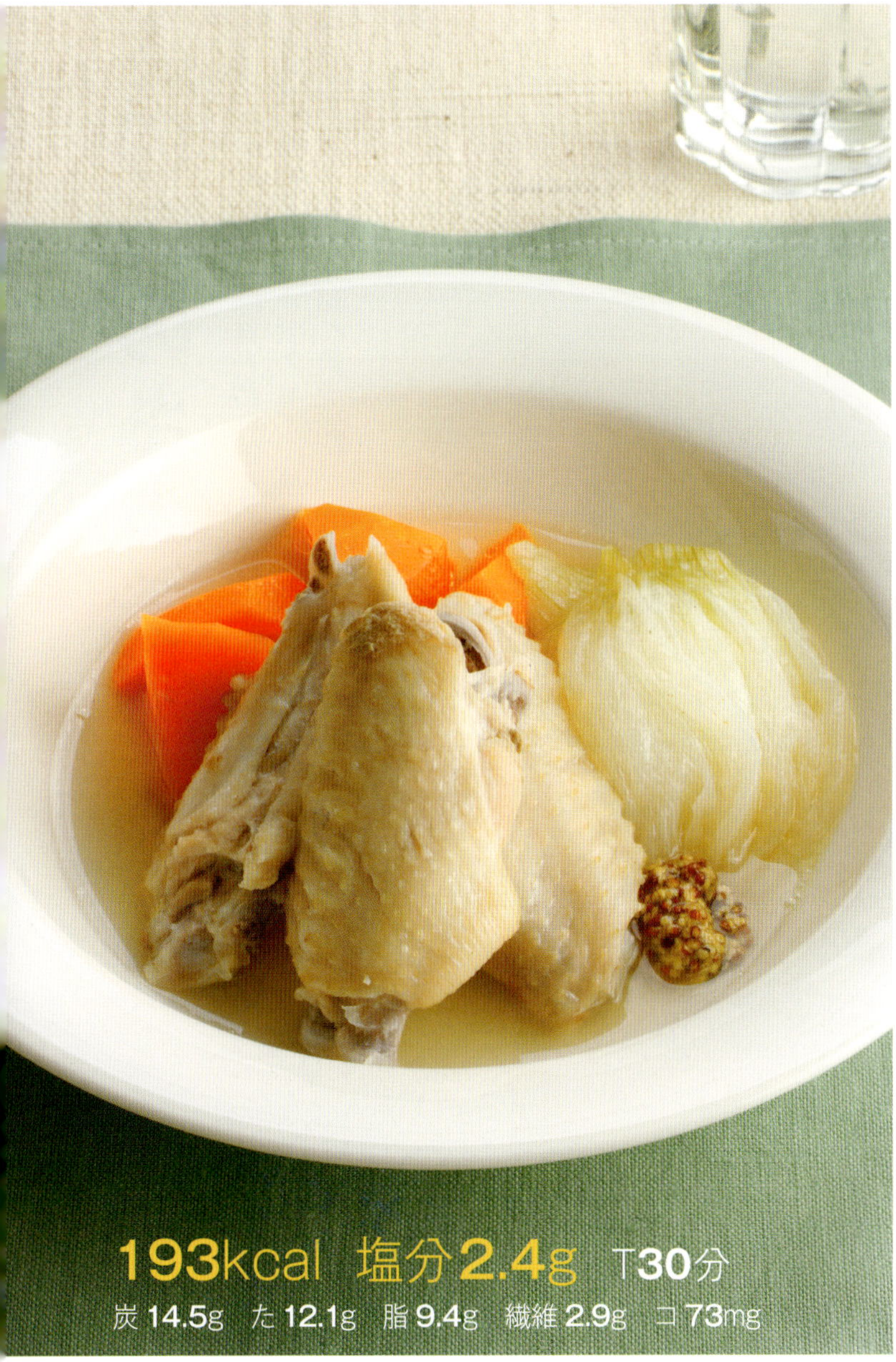

193kcal 塩分2.4g T30分
炭14.5g た12.1g 脂9.4g 繊維2.9g コ73mg

材料（2人分）

鶏手羽先
…6本（240g。骨付きの重さ）
新たまねぎ…1コ（200g）
にんじん…100g
ローリエ…1枚
顆粒《かりゅう》スープの素《もと》（洋風）…小さじ1
粒マスタード…小さじ1
●塩

1 鶏手羽先は関節から先を切り落とし、骨に沿って切り目を入れる。塩小さじ1/3をすり込み、10分間おいて、出てきた水けを拭く。

2 新たまねぎは縦半分に切る。にんじんは大きめの乱切りにする。

3 鍋に1、2、水カップ2、ローリエを入れて強火にかけ、煮立ったらアクを取り、スープの素を加える。弱火でふたをして20分間煮る。

4 塩ミニスプーン1/2で味を調えて、器に盛る。粒マスタードを添える。

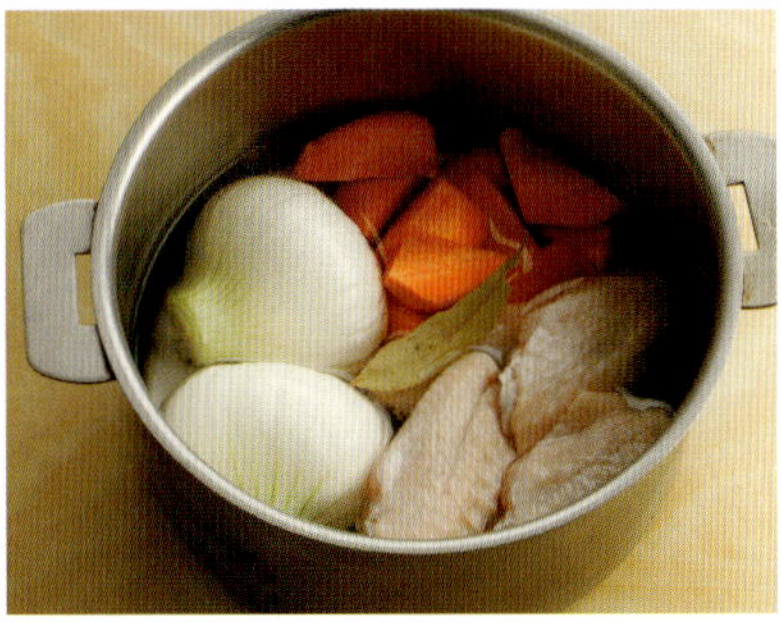

P 水から一緒に煮込むことで、手羽先のうまみが野菜にしみ込む。

きのこのキムチ鍋

低エネルギーで食物繊維もとれるきのこが主役の鍋。3種類のきのこを組み合わせて、風味よく仕上げます。白身魚も加えてたんぱく質源に。

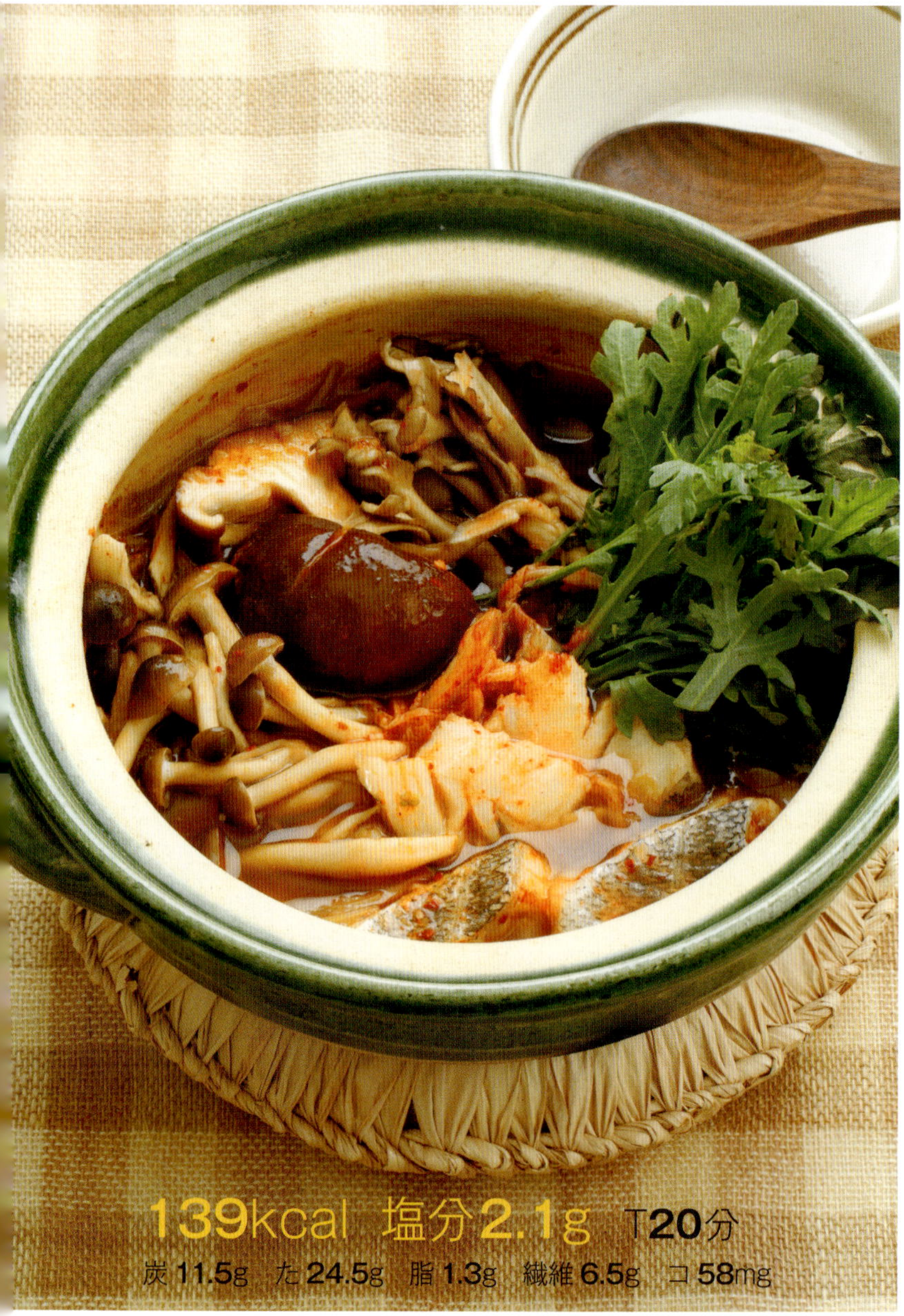

139kcal　塩分2.1g　T20分

炭11.5g　た24.5g　脂1.3g　繊維6.5g　コ58mg

材料(2人分)

まいたけ…90g
生しいたけ…2枚(30g)
しめじ…90g
白菜キムチ…100g
春菊…100g
たら…2切れ(200g)
だし…カップ2
●みそ

1 まいたけは根元を除き、大きめにほぐす。しいたけは石づきを取り、半分に切る。しめじは石づきを取り、ほぐす。キムチ、春菊はザク切りにする。

2 たらは1切れを4～5等分のそぎ切りにし、サッとゆでる。

3 鍋にだしを沸かし、キムチを加える。みそ小さじ1を溶き入れ、きのこ類と2、春菊を加えて煮る。

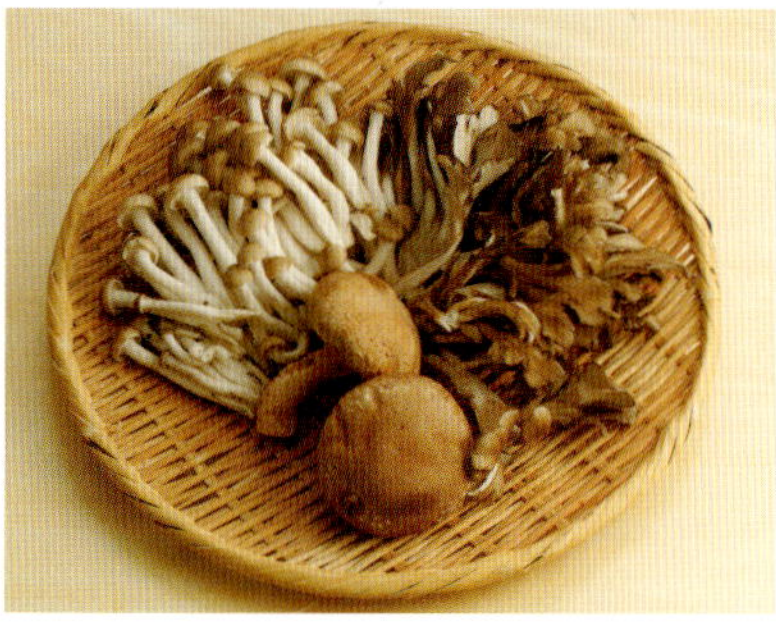

3種のきのこをたっぷりと使って、具だくさんでも低エネルギーの鍋物に。

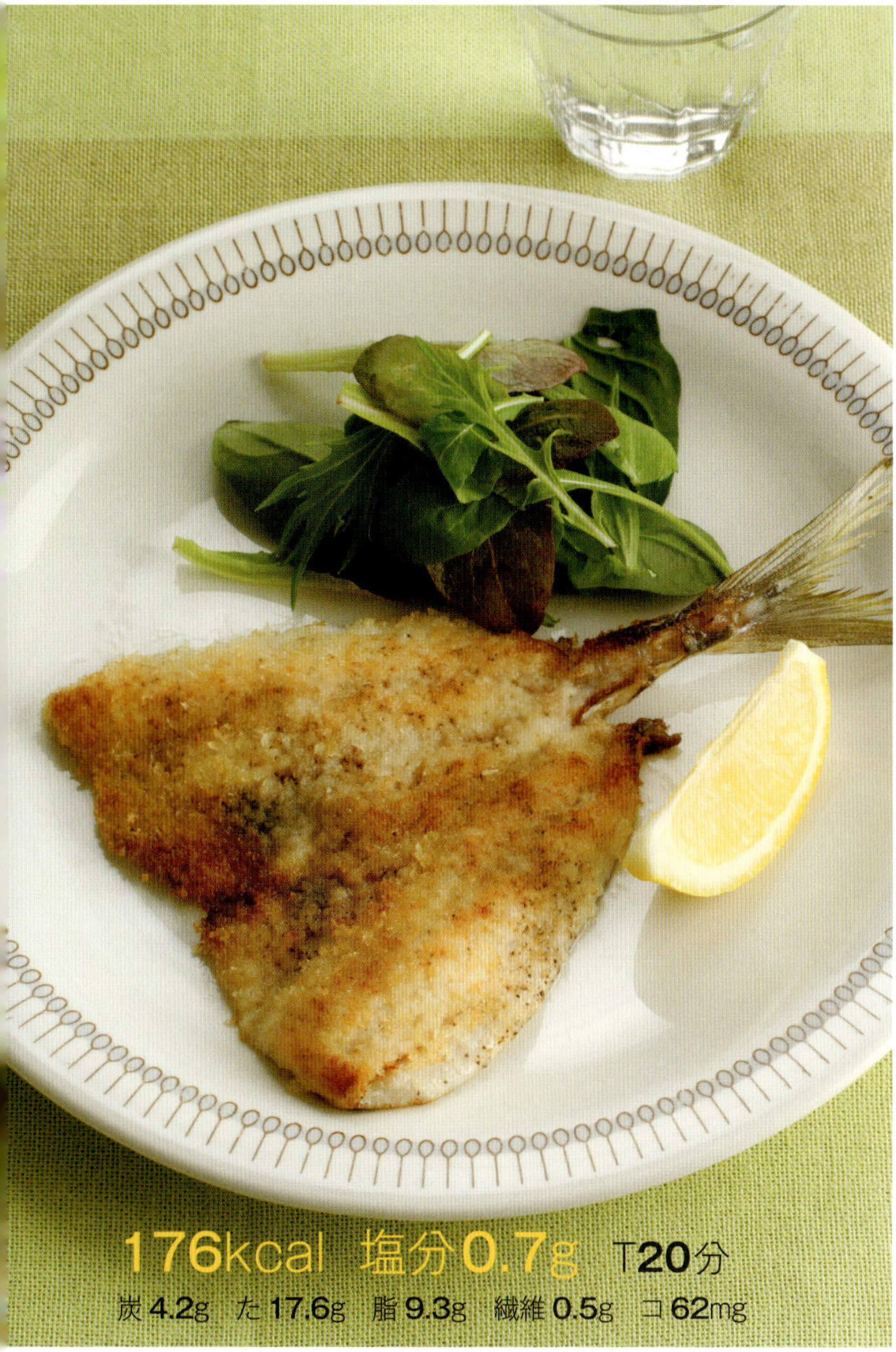

176kcal　塩分0.7g　T20分

炭4.2g　た17.6g　脂9.3g　繊維0.5g　コ62mg

あじのパン粉焼き

カリッと焼いたパン粉が香ばしく、青背の魚が食べやすくなります。パン粉はあじの片面だけにつけ、低エネルギーに。

材料（2人分）

あじ（フライ用におろしたもの）…2匹（160g）

A［牛乳…小さじ2／小麦粉…小さじ1］

パン粉（細かいもの）…大さじ2

ベビーリーフ…30g

レモン（くし形切り）…2切れ

●塩・こしょう・オリーブ油

1 あじは塩ミニスプーン3/4をふってなじませ、10分間おく。水けを拭いて、こしょう少々をふる。

2 あじの身側に混ぜ合わせたA、パン粉を順につける。表面加工してあるフライパンにオリーブ油大さじ1を中火で熱し、パン粉をつけたほうを下にして並べ入れる。

3 カリッと香ばしくなるまで両面を2～3分間ずつ焼き、器に盛る。ベビーリーフ、レモンを添える。

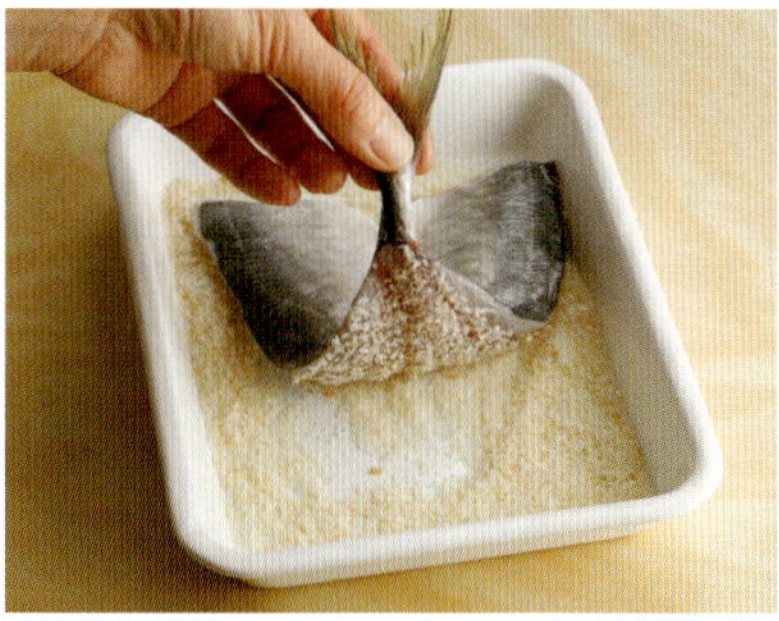

P あじの身側にだけパン粉をまぶすと、エネルギーが控えられる。

チキンソテー

皮はパリッ、肉はしっとりジューシーな焼き上がり。
皮付きの鶏肉を使うときは、皮側から焼いて脂を出しましょう。
この脂を利用することで、調理油の使用が控えられます。

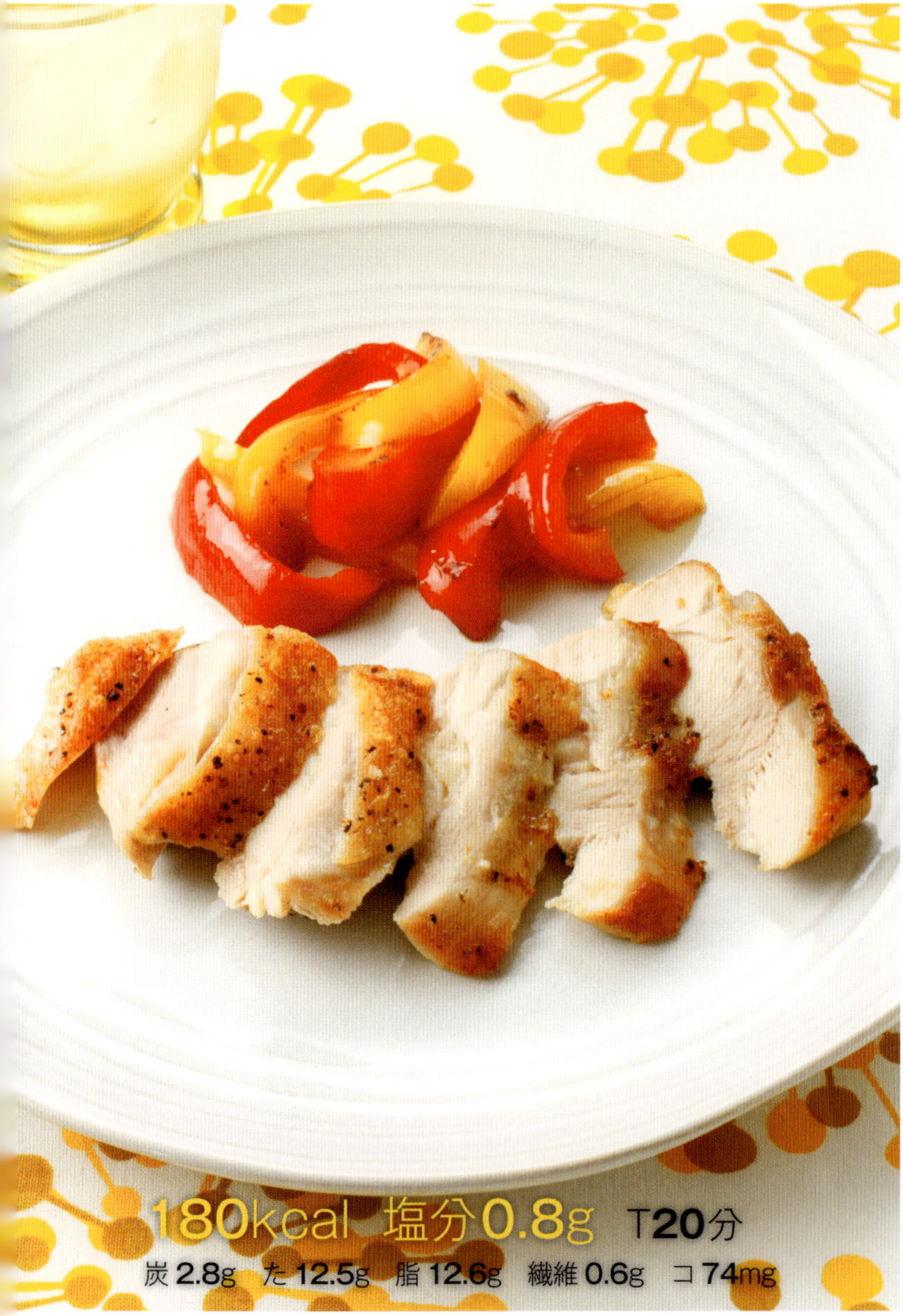

180kcal　塩分0.8g　T20分
炭2.8g　た12.5g　脂12.6g　繊維0.6g　コ74mg

材料(2人分)
鶏もも肉(皮付き)…150g
パプリカ(赤・黄)
…各1/3コ(各40g)
●塩・黒こしょう(粗びき)・オリーブ油

1 鶏肉は塩小さじ1/4、黒こしょう少々、オリーブ油小さじ1を順にふってなじませる。パプリカは種とヘタを除き、長さを半分に切って1cm幅に切る。

2 フライパンに鶏肉の皮側を下にして入れ、中火にかける。アルミ箔《はく》をかぶせて焼き、鶏肉の脂が出てきたら、アルミ箔を取り、空いているところにパプリカを加えて炒める。しんなりとしたら取り出す。

3 鶏肉の厚みの半分以上が白っぽくなったら裏返し、さらに3～4分間焼く。食べやすく切って器に盛り、パプリカを添える。

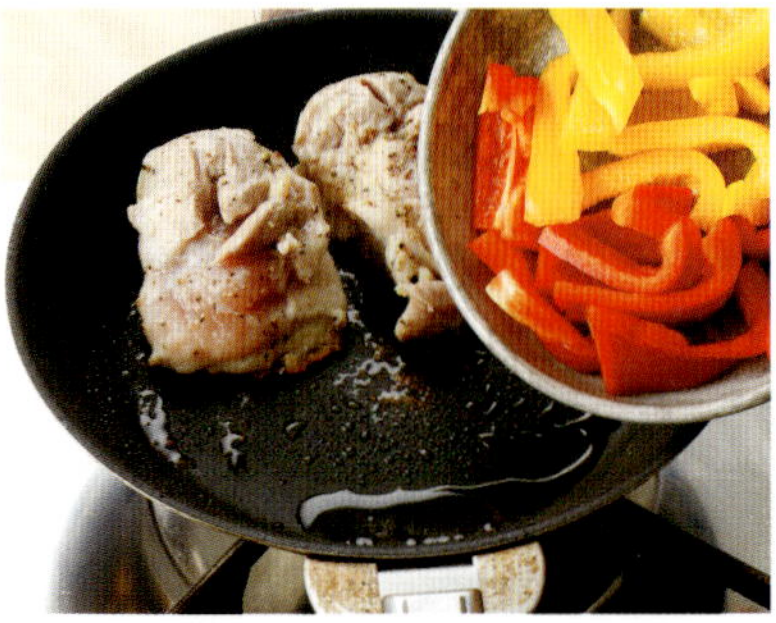

P 鶏肉の脂を利用してパプリカを炒めると、調理油が控えられる。

豚肉と野菜のレンジ蒸し

フライパンを使わずに、電子レンジで手軽につくれる1品。低脂肪を意識して、豚肉は脂肪の少ない「もも」の部分を使います。野菜もたっぷりと入れ、食物繊維をとりましょう。

172kcal 塩分1.0g T15分

炭7.0g た21.3g 脂8.5g 繊維1.7g コ50mg

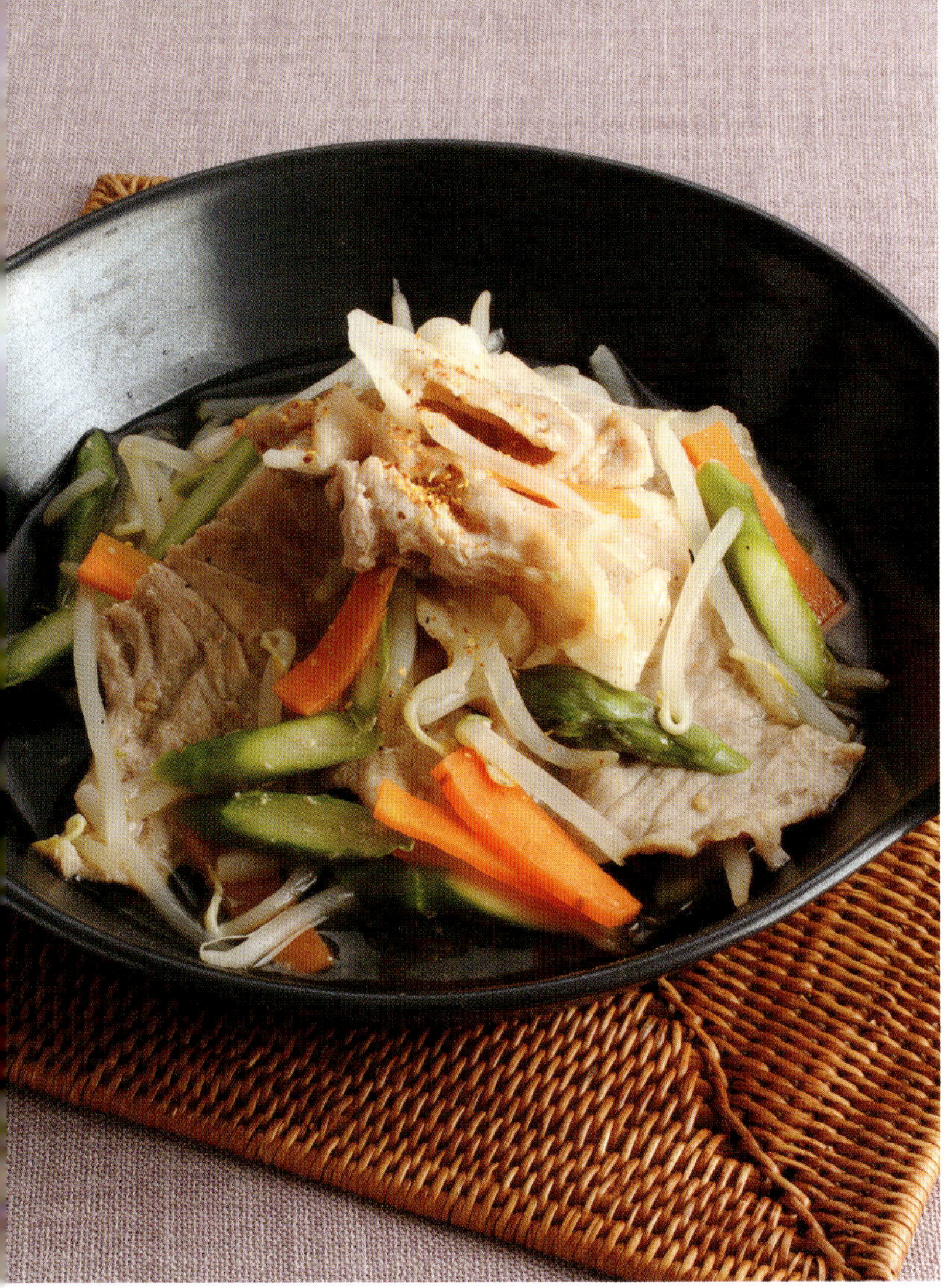

材料(2人分)

豚もも肉(薄切り)…150g
焼き肉のたれ(市販)…大さじ1½
もやし…100g
グリーンアスパラガス…80g
にんじん(4cm長さを縦半分にしたもの)…25g
●塩・こしょう

1 豚肉は焼き肉のたれをもみ込み、5分間おく。

2 もやしはひげ根を取る。アスパラガスははかまを取り、斜めに切る。にんじんは4cm長さの短冊形に切る。

3 耐熱皿に2を平らに広げ、塩ミニスプーン1/2、こしょう少々をふる。1の肉をたれごと広げて全体にのせる。ラップをふんわりとかけて、電子レンジに4~5分間かける。そのまま5分間蒸らしてから、全体を混ぜる。

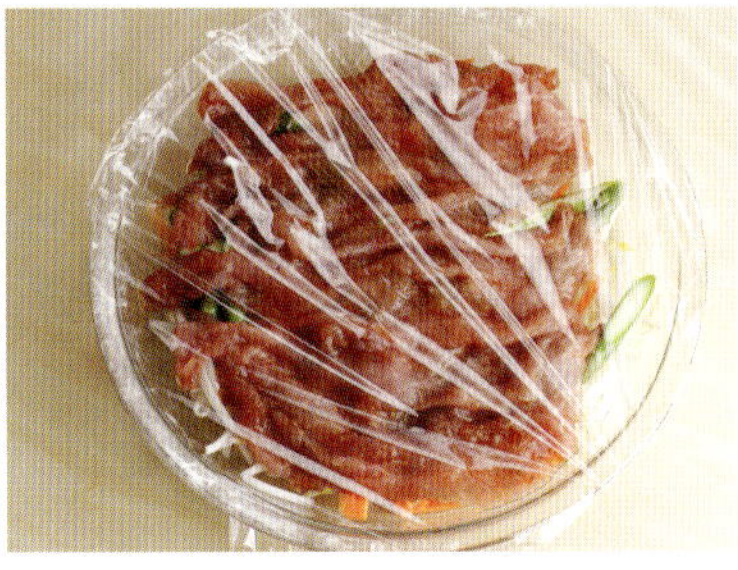

P 余分な油を使わないレンジ蒸し。下味をつけている分、味はしっかりと感じられる。

本書のレシピを活用できます！

ヘルシー弁当をつくろう

鶏ささ身の梅肉蒸し弁当

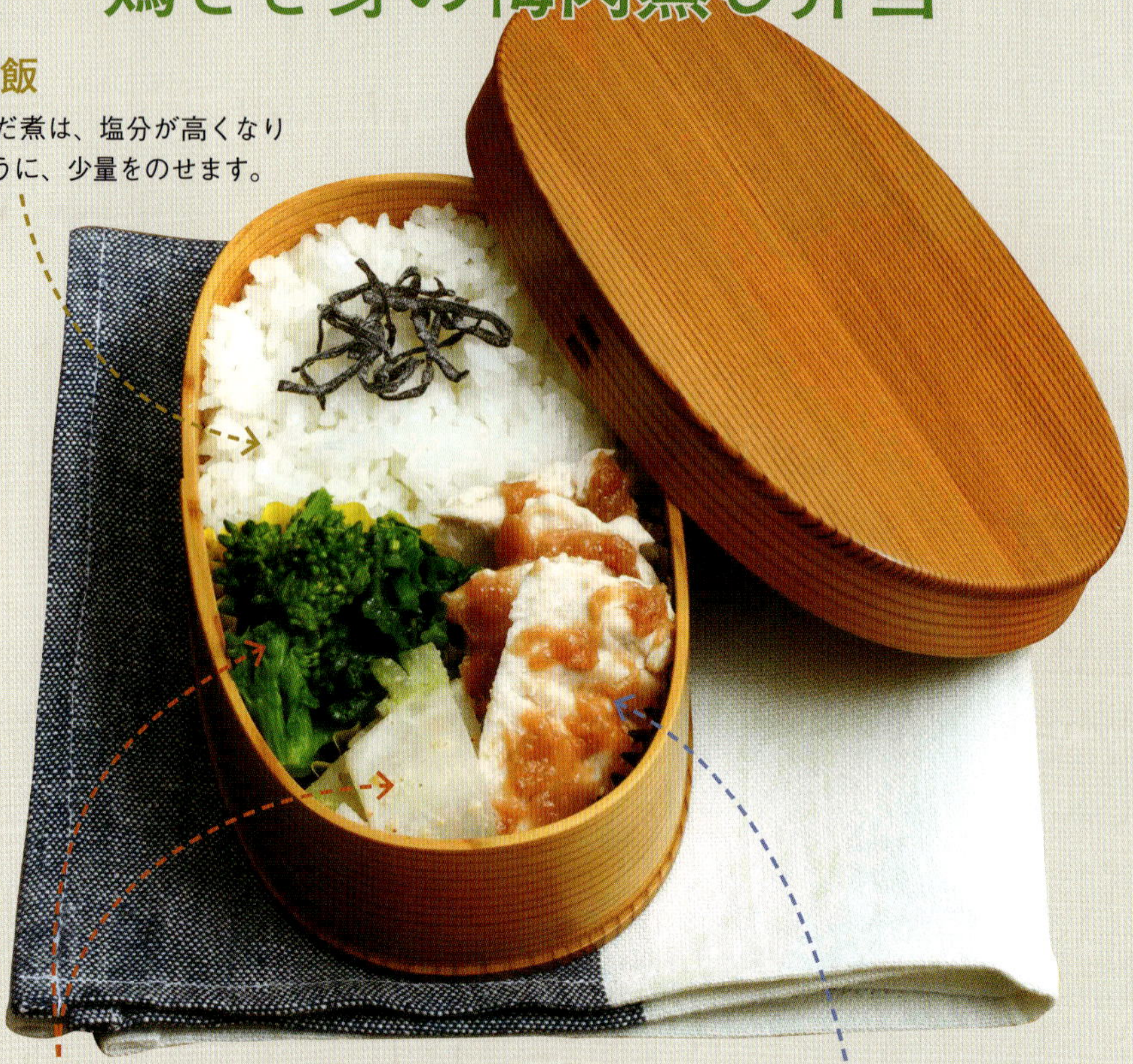

【主食】ご飯

昆布のつくだ煮は、塩分が高くなりすぎないように、少量をのせます。

【副菜】かぶのごまあえと菜の花のからしあえ

緑黄色野菜と淡色野菜のおかずを詰めて、バランスよく。

◎つくり方はP.22とP.51を参照。

【主菜】鶏ささ身の梅肉蒸し

忙しい朝でも電子レンジでつくれる簡単おかず。鶏ささ身を使って、エネルギーを抑えます。

◎つくり方はP.22を参照。

糖尿病の食事では、適正なエネルギー摂取量を守りつつ、いろいろな食品をバランスよく食べることが大切です。昼ごはんはお弁当にすると、摂取エネルギーを適正に保ち、栄養バランスよく食べることができます。

本書で紹介した料理には、お弁当向きのものも多くありますから、それらを組み合わせるとよいでしょう。その際、エネルギーと塩分の表示を確認し、エネルギー摂取量や塩分量が適正になるように組み合わせてください。

お弁当箱の半分にご飯を詰め、残りの半分に肉や魚などたんぱく質源のおかず、野菜のおかずを詰めると、栄養バランスのとれたお弁当になります。

Part. 3

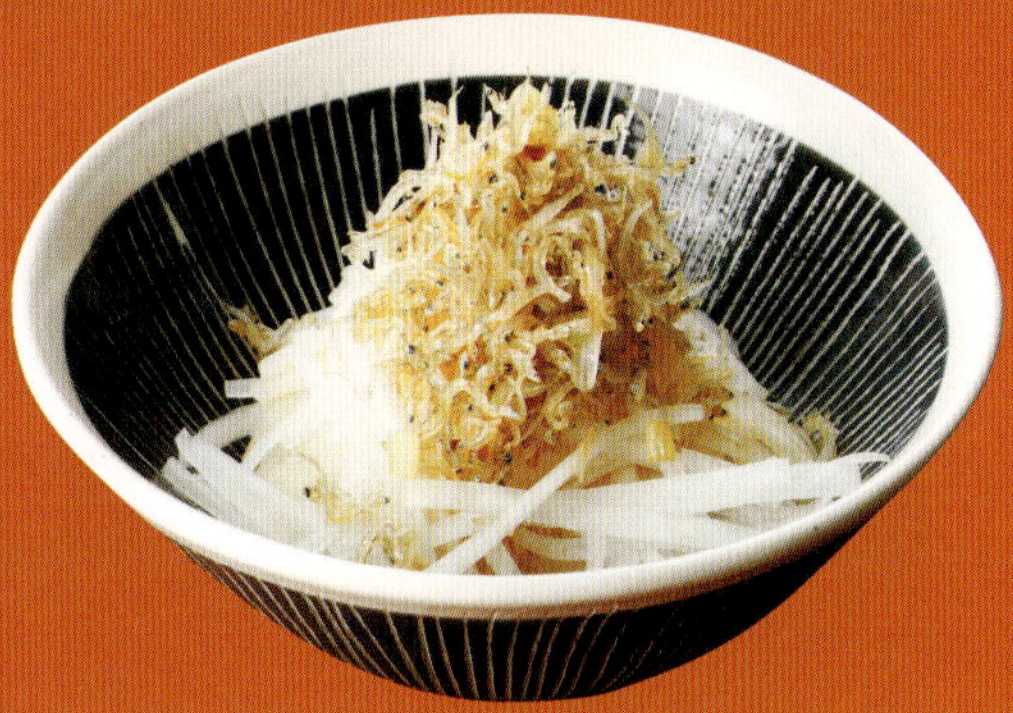

エネルギー控えめの副菜・一皿料理

◎80kcal以下の副菜

1品80kcal以下の副菜を紹介します。

◎デザートや間食向きの甘味

デザート（献立の副菜）や間食に向く、甘味4品を紹介します。
手づくりしたものなら、エネルギーを抑えることができます。

◎低エネルギーの一皿料理

休日の昼食など、時間をかけずに料理したいときに役立ちます。

・料理の材料とつくり方は、基本的に2人分として紹介していますが、「3人分」、「30枚分」などの場合もあります。
・栄養価は1人分の値です。
・調理時間には、ご飯を炊く時間や、材料を冷ましたり、調味料につけたり、味をなじませたりする時間などは含みません。

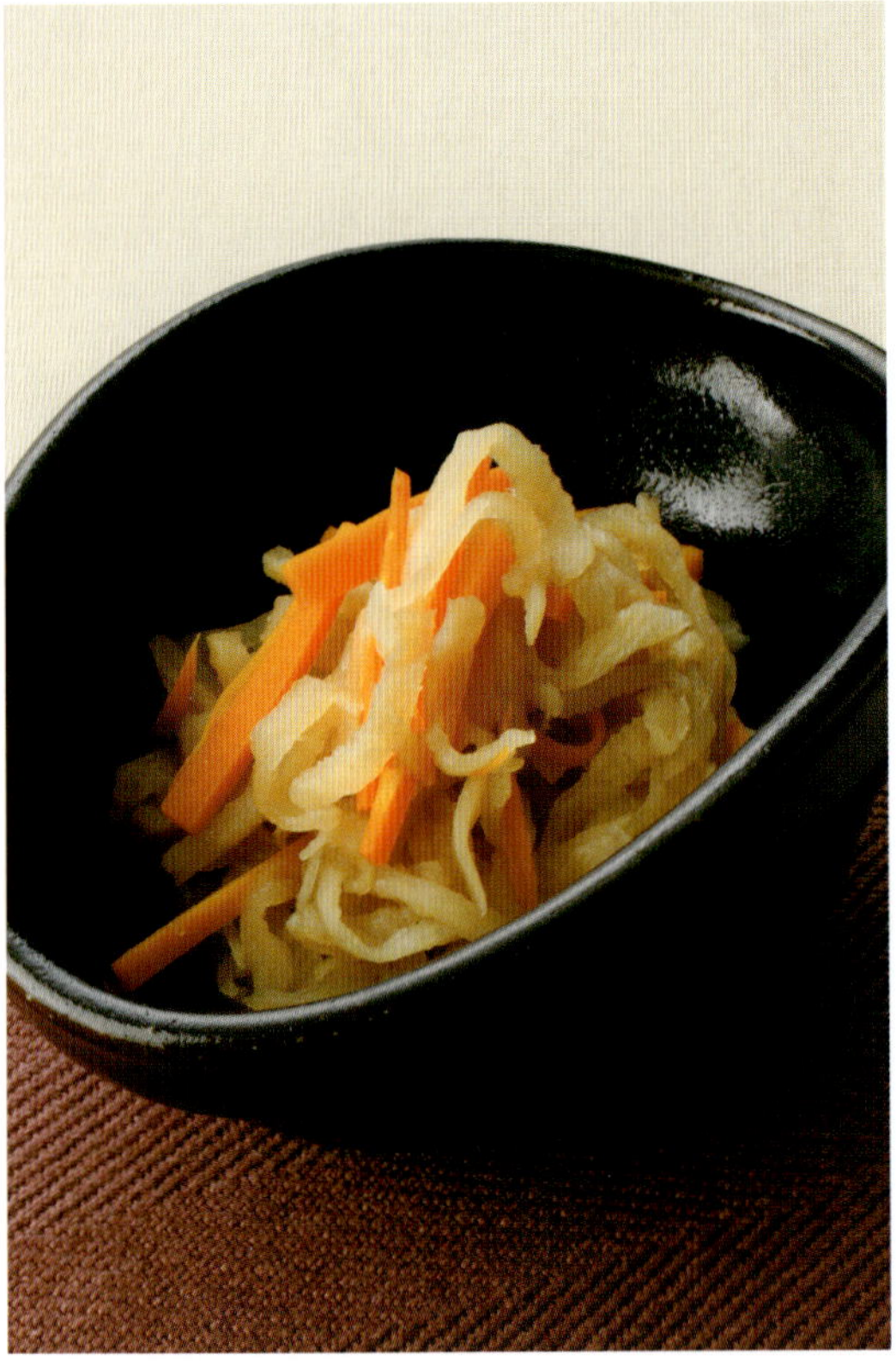

戻し汁のうまみをきかせた
低塩分の煮物

切り干し大根煮

22kcal　塩分0.5g　T20分

炭 5.4g／た 0.6g／脂 0g／繊維 1.3g／
コ 0mg

材料（2人分）

切り干し大根（乾）…20g
にんじん…45g
A【切り干し大根の戻し汁…カップ1、しょうゆ…小さじ2、みりん・酒…各小さじ1】

1 切り干し大根はたっぷりの水につけて戻し、戻し汁カップ1を取り分け、水けをきる。にんじんは細切りにする。

2 鍋に**A**を入れて煮立たせ、1を加える。落としぶたをして弱火で10分間煮含める。

ピリ辛味の食が進む副菜

こんにゃくのキムチあえ

26kcal　塩分0.7g　T10分

炭 3.5g／た 0.9g／脂 1.1g／繊維 1.9g／
コ 0mg

材料（2人分）

こんにゃく…100g
白菜キムチ…60g
●ごま油

1 こんにゃくはそぎ切りにする。キムチはザク切りにする。

2 フライパンでこんにゃくをからいりし、分量のキムチを絞って、絞り汁を加えて混ぜ、なじませる。

3 2、キムチ、ごま油小さじ½を合わせてあえ、味をなじませる。

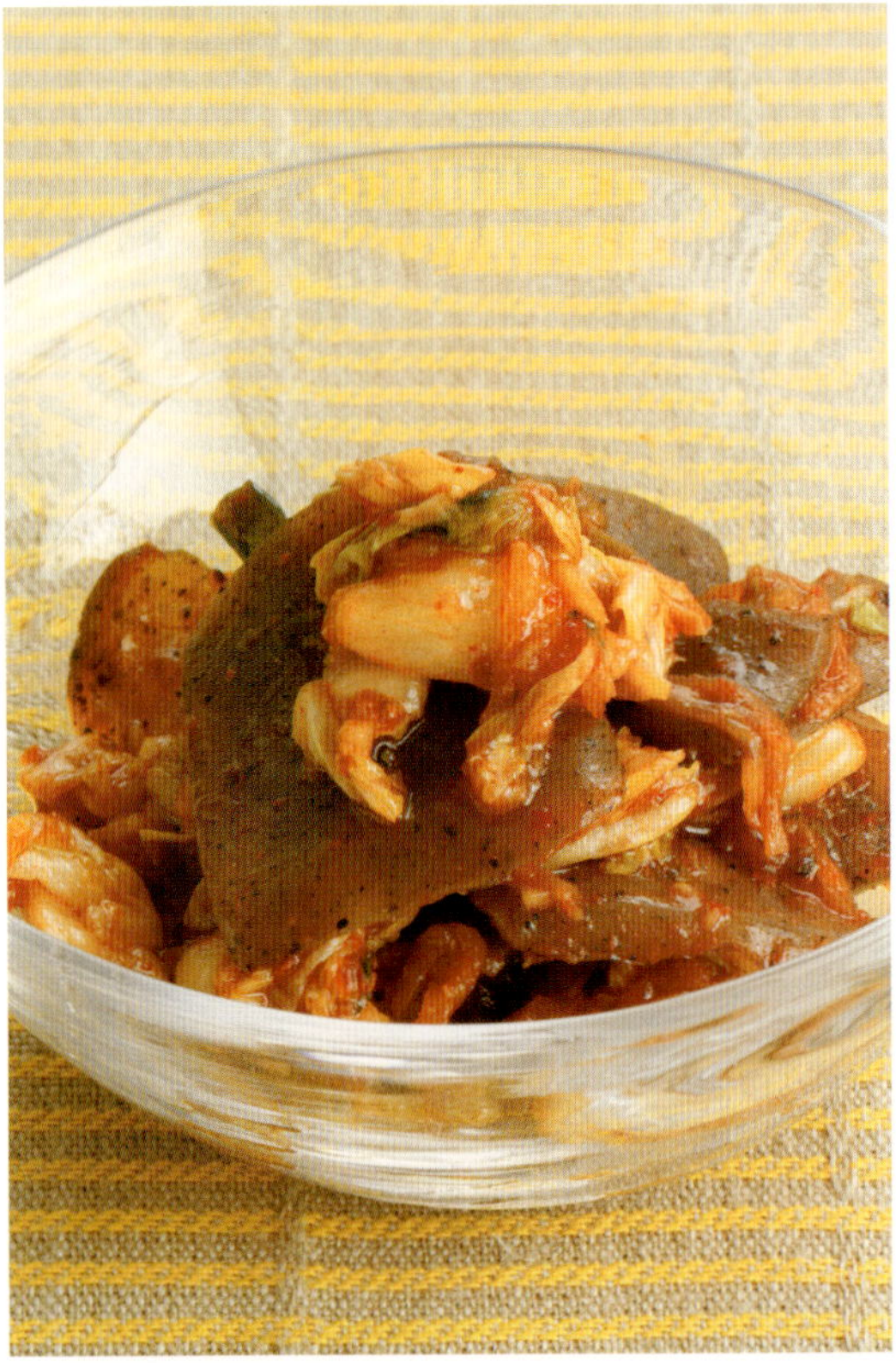

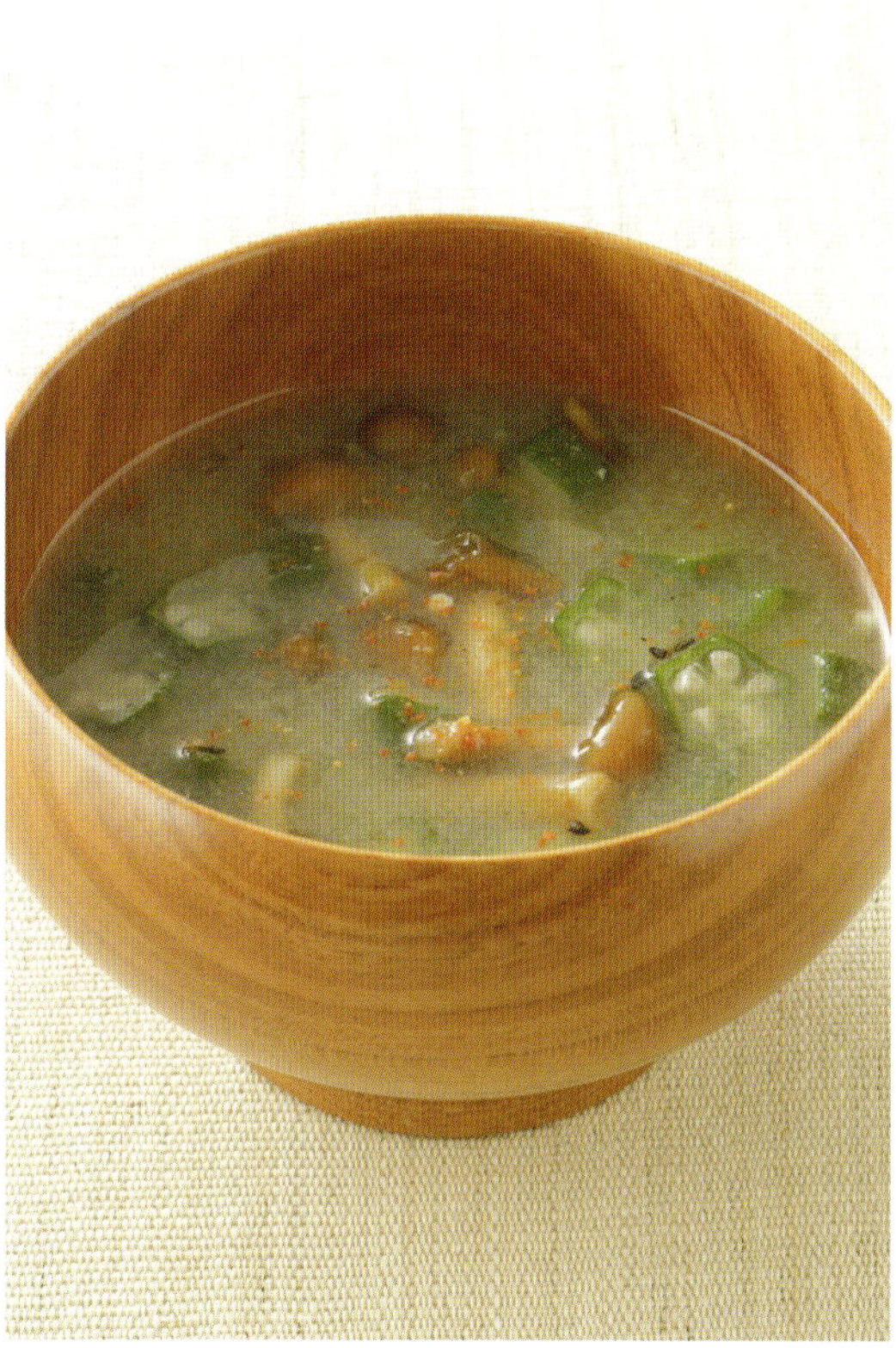

オクラでとろみをつけた
のどごしのよいみそ汁

オクラとなめこのみそ汁

28kcal 塩分1.3g T10分

炭 4.7g ／た 2.3g ／脂 0.6g ／繊維 2.0g ／コ 0mg

材料（2人分）

オクラ…4本（28g）
なめこ…½袋（50g）
だし…カップ1½
●塩・みそ・七味とうがらし

1 オクラは塩適量をふってもみ、水で洗ってうぶ毛を取る。ガクの周りを包丁でそぐように切ってから、小口切りにする。

2 鍋にだしを入れて温め、水で洗ったなめこ、1を加え、サッと煮たらみそ大さじ1を溶き入れる。器に盛り、七味とうがらし少々をふる。

えのきの歯ごたえがアクセントに

小松菜とえのきの煮びたし

27kcal 塩分0.6g T10分

炭 5.5g ／た 2.4g ／脂 0.2g ／繊維 2.2g ／コ 1mg　※栄養価は煮汁80%摂取で計算。

材料（2人分）

小松菜…150g
えのきだけ…40g
だし…カップ¾
●しょうゆ・みりん

1 小松菜はザク切りにする。えのきだけは根元を切り落として4cm長さに切る。

2 鍋にだし、しょうゆ・みりん各大さじ½を合わせて煮立て、小松菜の茎、えのき、小松菜の葉の順に入れ、小松菜がしんなりするまで煮る。汁ごと器に盛る。

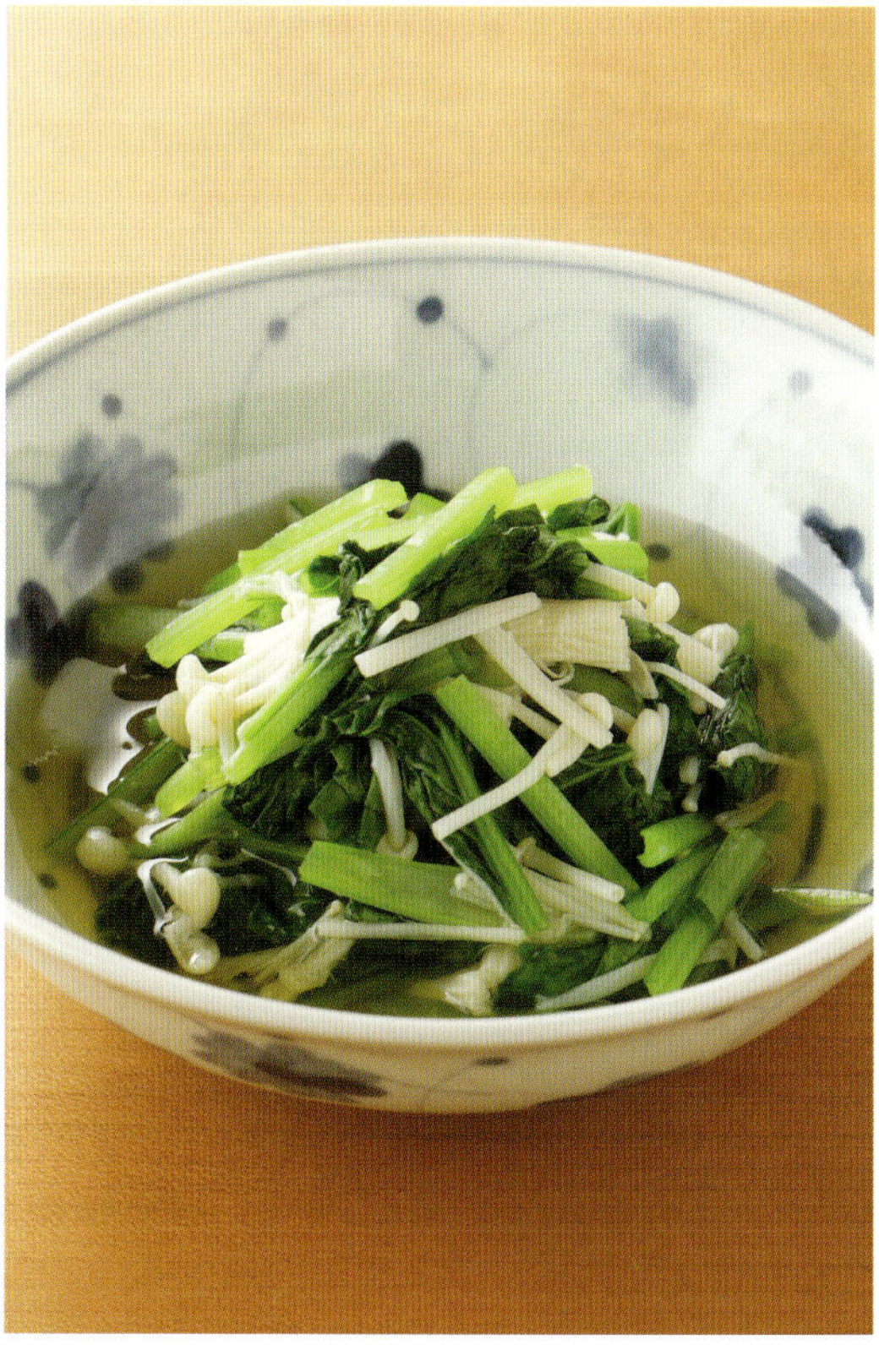

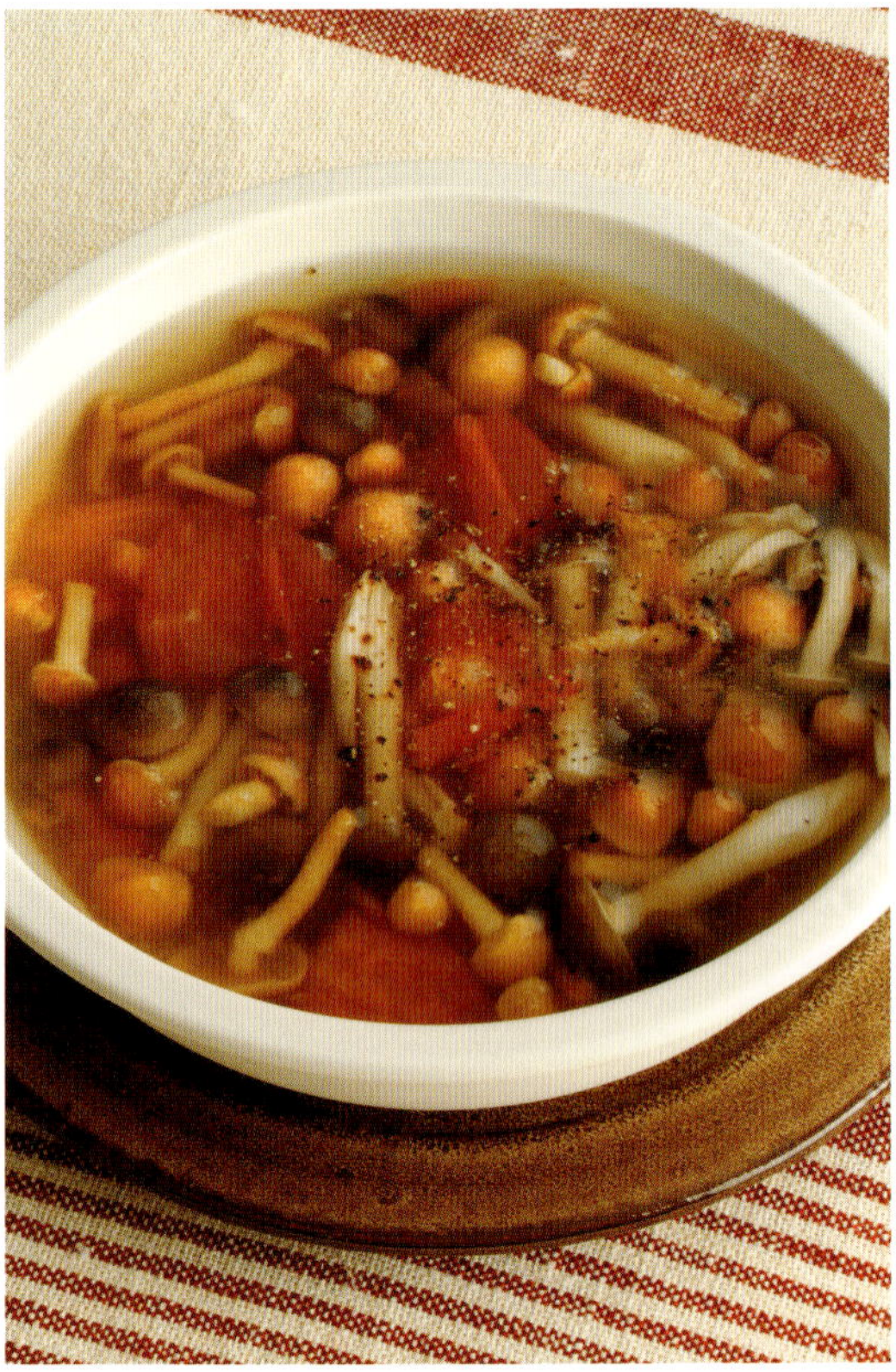

なめこを入れて食物繊維を多めに

きのことトマトのスープ

31kcal　塩分1.3g　T10分

炭 8.6g／た 2.7g／脂 0.5g／繊維 4.0g／コ 1mg

材料（2人分）

しめじ…90g
なめこ…1袋（100g）
トマト…（小）1コ（130g）
顆粒《かりゅう》チキンスープの素《もと》（中国風）…小さじ1
●塩・黒こしょう（粗びき）

1 しめじは石づきを除き、ほぐす。なめこはサッと水で洗って水けをきる。トマトはヘタを除いて乱切りにする。

2 鍋に水カップ2、スープの素を入れて煮立て、1を加えてサッと煮る。塩ミニスプーン1、黒こしょう少々で味を調える。

塩昆布のうまみと塩けがポイント

鶏ささ身とピーマンの塩昆布あえ

35kcal　塩分0.9g　T10分

炭 3.1g／た 6.1g／脂 0.3g／繊維 1.2g／コ 15mg

材料（2人分）

鶏ささ身…45g
ピーマン…2コ（60g）
塩昆布…8g
●塩・酒

1 鶏ささ身は観音開きにする。耐熱皿にのせて塩ミニスプーン¼、酒少々をふり、ラップをふんわりとかけて電子レンジに2分間かける。そのまましばらくおいて蒸らし、粗熱が取れたら、細く裂く。

2 ピーマンは縦半分に切って種とヘタを除き、横に細く切る。サッとゆでて水けをきる。

3 ボウルに1、2、塩昆布を合わせてあえる。

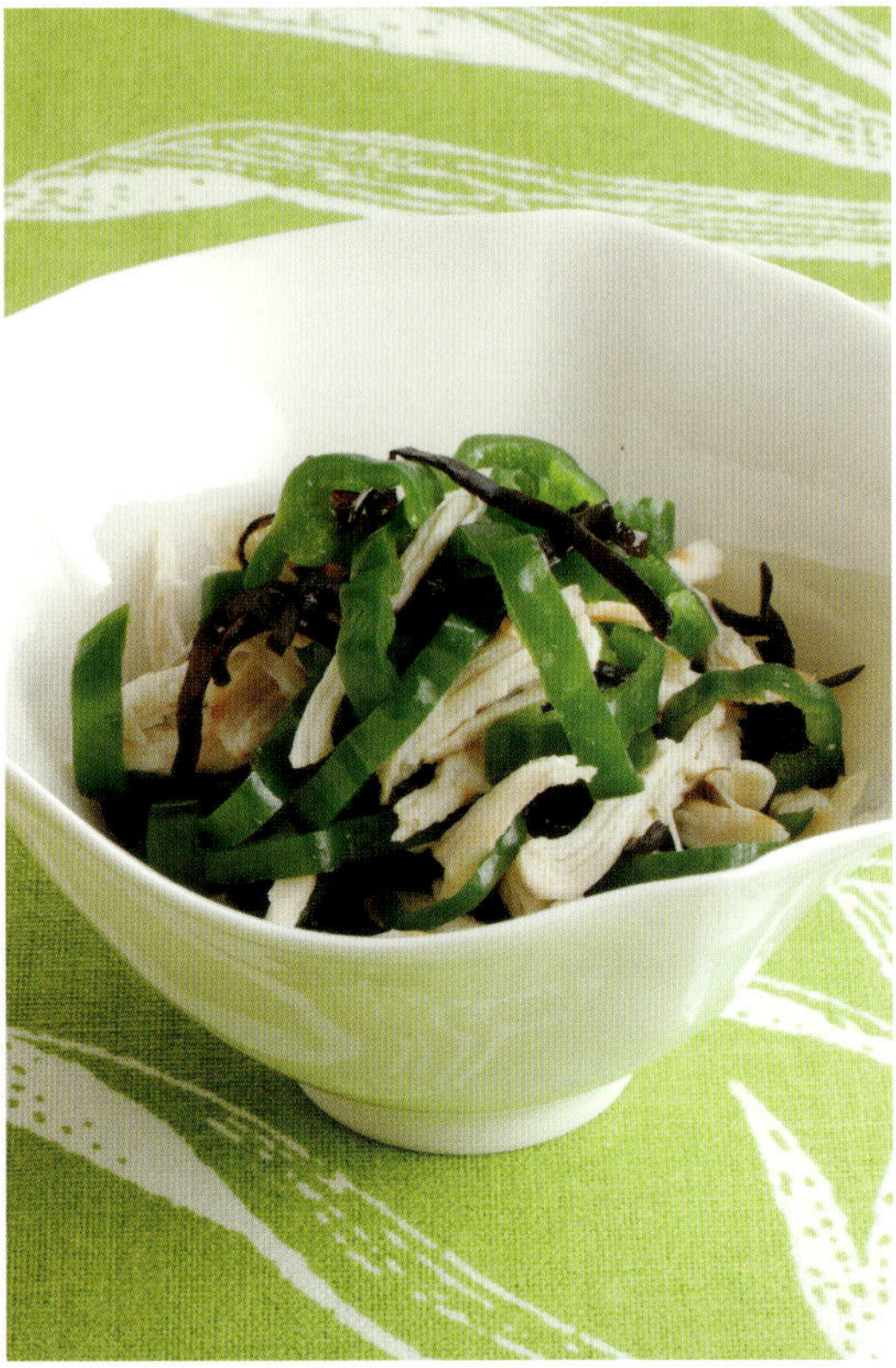

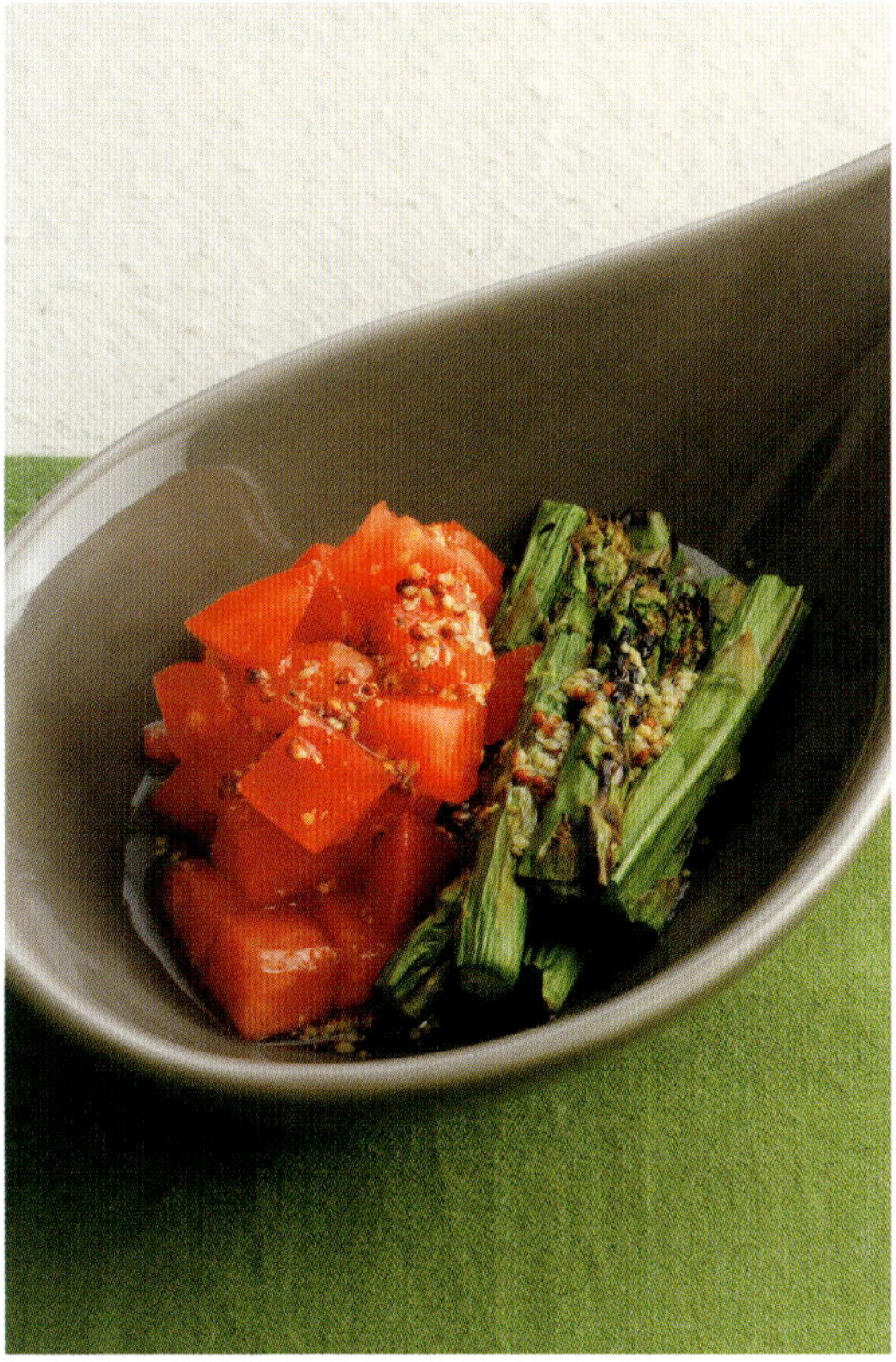

グリルで焼いてアスパラガスの
うまみを出す

焼きアスパラガスとトマトのサラダ

35kcal　塩分0.5g　T10分

炭 4.5g ／た 1.5g ／脂 1.4g ／繊維 1.1g ／
コ 0mg

材料（2人分）

グリーンアスパラガス…80g
トマト…½コ（75g）
洋風低オイルドレッシング*…大さじ２
＊下記の分量を混ぜてつくる。
保存容器に入れて、冷蔵庫で１週間保存可能。

洋風低オイルドレッシング（つくりやすい分量・75㎖）
【酢…カップ¼、粒マスタード…大さじ１、オリーブ油…小さじ１、砂糖…小さじ１、塩…小さじ⅓、黒こしょう（粗びき）…少々】

1 アスパラガスは魚焼きグリルで焼いて食べやすく切る。トマトはヘタを除いてさいの目に切る。

2 器に1を盛り、**洋風低オイルドレッシング**をかける。

かみごたえのある

れんこんの簡単ピクルス

38kcal　塩分0.5g　T10分

炭 9.0g ／た 0.9g ／脂 0.1g ／繊維 1.5g ／
コ 0mg

材料（2人分）

れんこん…100g
にんじん…40g
ごぼう…30g
しめじ…30g
ピクルス液【りんご酢（なければ米酢）…大さじ２⅓、水…大さじ２、砂糖…大さじ１強、塩…小さじ⅓、黒こしょう（粗びき）…少々、ローリエ…１枚】

1 れんこん、にんじんは皮をむき、いちょう形に薄く切る。ごぼうはささがきにする。しめじは石づきを除き、食べやすくほぐす。

2 鍋に**ピクルス液**の材料を入れて煮立たせ、1を加えて３分間ほど煮、そのまま冷ます。

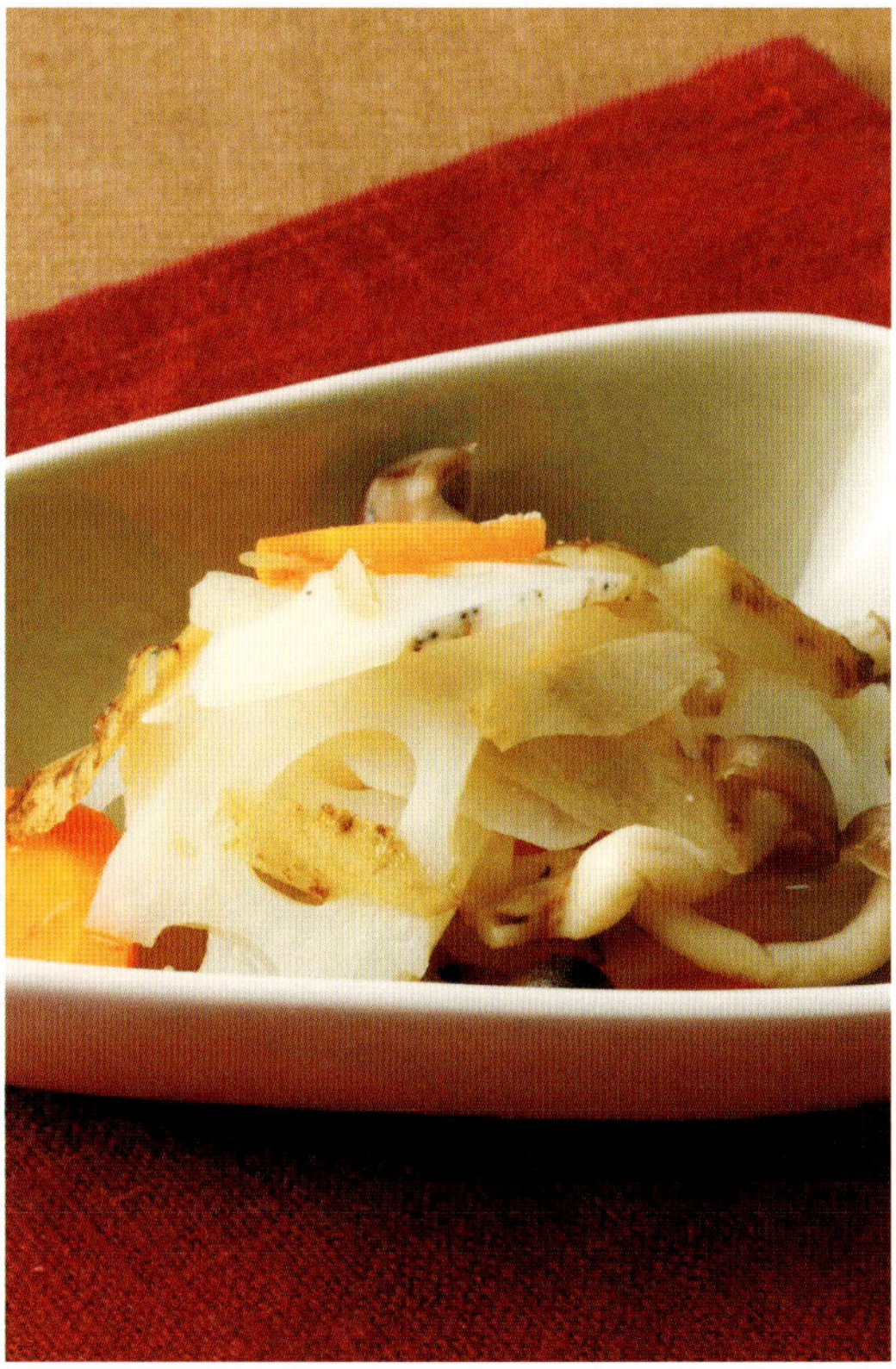

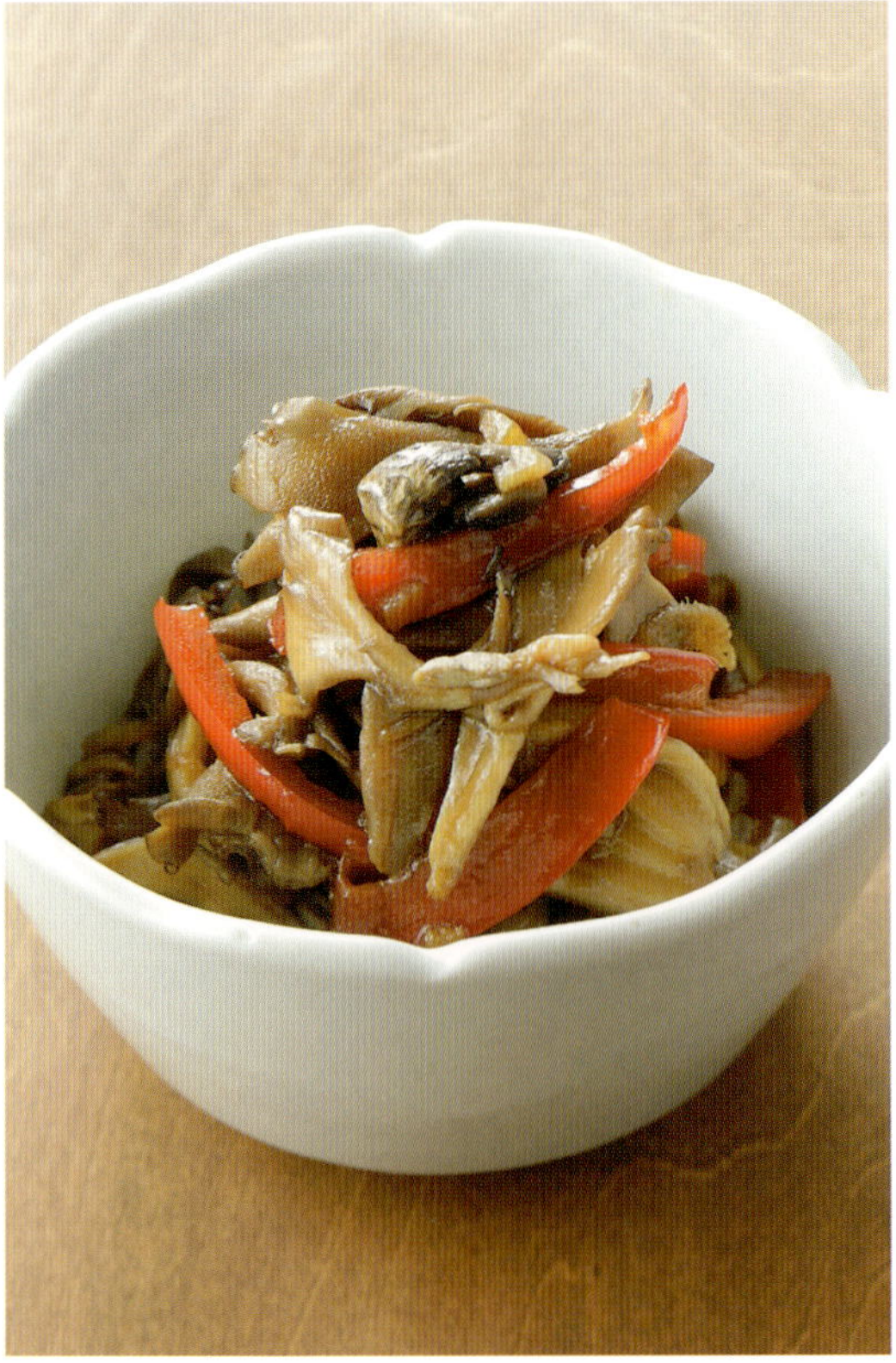

手軽につくれるきのこの副菜

まいたけのオイスターソース炒め

38kcal　塩分0.8g　T10分

炭 3.7g ／た 2.4g ／脂 2.4g ／繊維 1.5g ／コ 0mg

材料（2人分）

まいたけ…90g
パプリカ…¼コ（30g）
にんにく（みじん切り）… 1 かけ分
A【オイスターソース…小さじ 1、しょうゆ…小さじ 1、酒…小さじ 2】
●ごま油

1 まいたけは根元を除き、食べやすくほぐす。パプリカは種とヘタを除き、細切りにする。

2 フライパンにごま油小さじ 1、にんにくを入れて弱火にかけ、炒める。香りがたってきたら、まいたけ、パプリカを入れ、炒め合わせる。まいたけがしんなりとしたら A を加え、なじむまで炒める。

じゃこは、いって香ばしく

水菜とじゃこの和風サラダ

40kcal　塩分1.6g　T10分

炭 2.4g ／た 3.1g ／脂 0.2g ／繊維 1.5g ／コ 20mg

材料（2人分）

水菜…100g
ちりめんじゃこ…大さじ２
和風低オイルドレッシング*…大さじ２
＊下記の分量を混ぜてつくる。
保存容器に入れて、冷蔵庫で１週間保存可能。

和風低オイルドレッシング（つくりやすい分量・100㎖）
【しょうゆ・酢…各カップ¼、砂糖…小さじ１、ごま油…小さじ１、すりごま（白）…小さじ１】

1 水菜はザク切りにして器に盛る。**和風低オイルドレッシング**の材料は、混ぜ合わせる。

2 フライパンでちりめんじゃこをからいりし、水菜にのせる。**和風低オイルドレッシング**をかける。

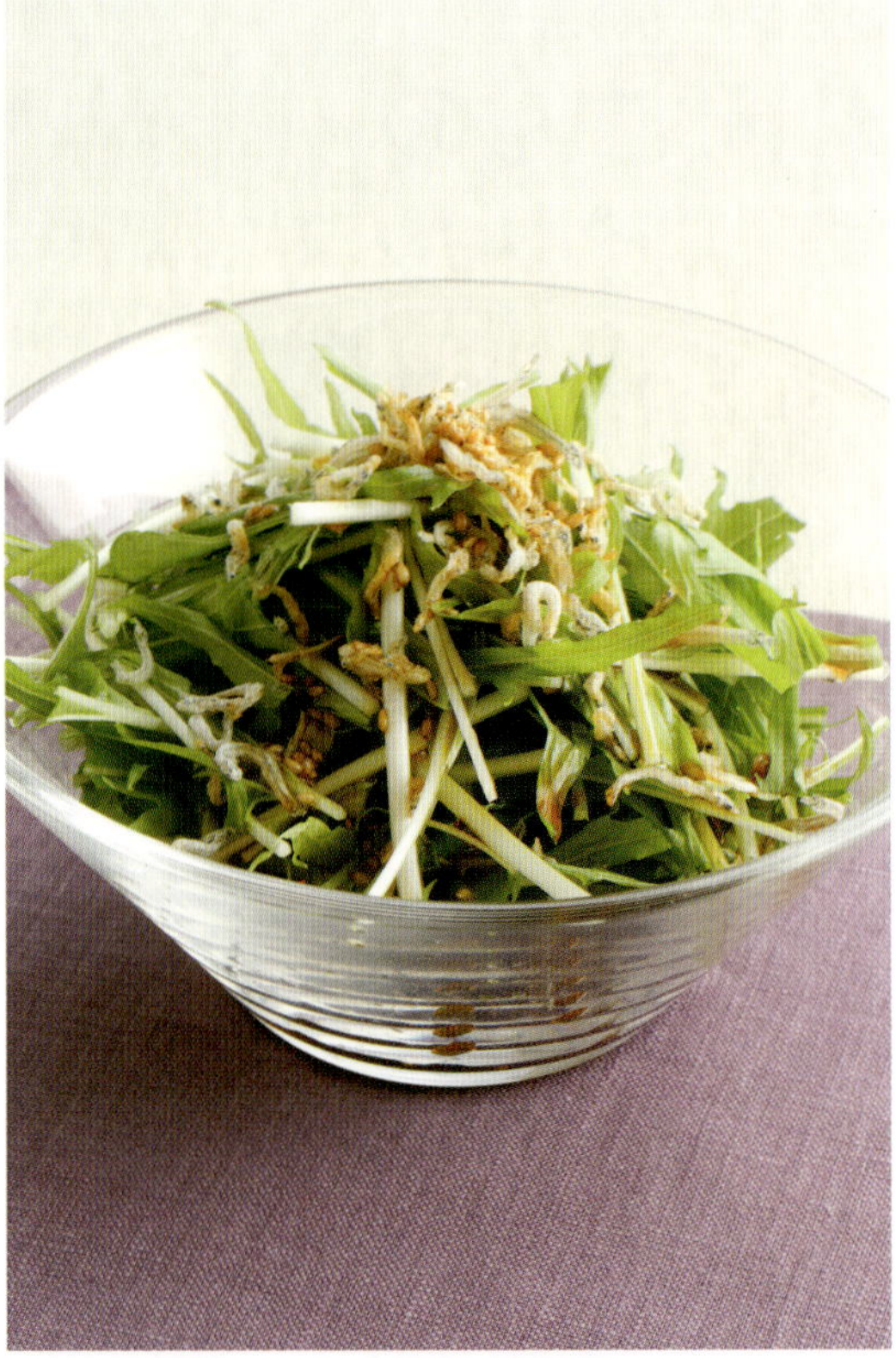

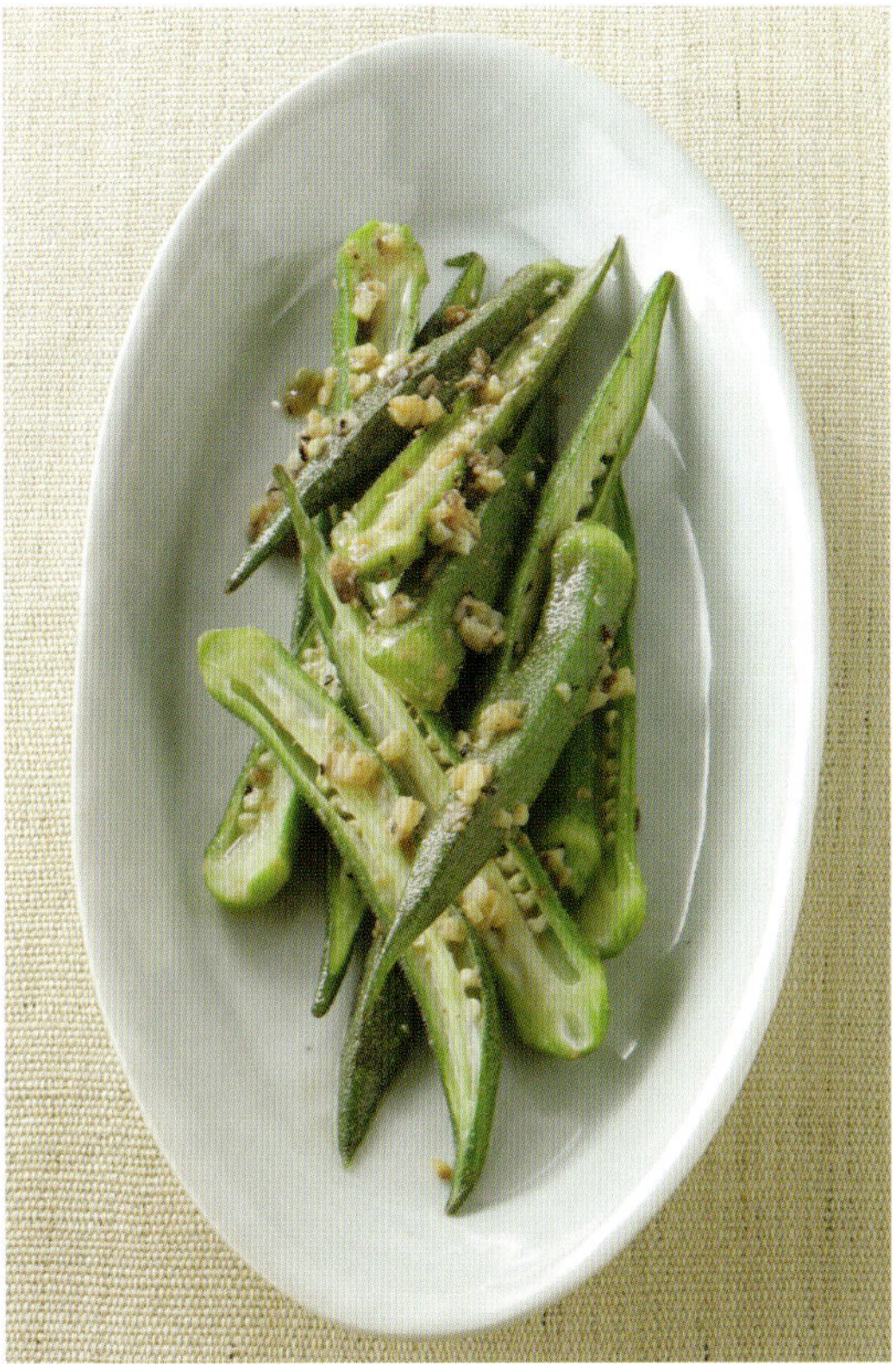

アンチョビの塩けとうまみをきかせる

オクラのにんにく炒め

45kcal　塩分0.9g　T7分

炭 2.2g ／た 1.4g ／脂 3.5g ／繊維 1.5g ／コ 0mg

材料（2人分）

オクラ…8本（56g）
にんにく（みじん切り）…1かけ分
アンチョビ（フィレ／みじん切り）…2切れ分
●塩・オリーブ油・こしょう

1 オクラは塩適量をふってもみ、水で洗ってうぶ毛を取る。ガクの周りを包丁でそぐように切ってから縦半分に切る。

2 フライパンにオリーブ油大さじ½、にんにくを入れて弱火にかける。にんにくが色づいたら、アンチョビを加え、サッと混ぜる。オクラを加えて炒める。

3 油が回ったら、ふたをして1～2分間蒸し焼きにし、塩ミニスプーン½、こしょう少々で味を調える。

塩こうじのうまみで
だしやスープの素《もと》いらず

塩こうじのかきたまスープ

51kcal　塩分0.7g　T7分

炭 3.2g ／た 3.5g ／脂 2.7g ／繊維 0.5g ／コ 105mg

材料（2人分）

トマト…½コ（75g）
卵…1コ
塩こうじ…小さじ2
細ねぎ…1本
●こしょう

1 トマトはヘタを除き、小さめの角切りにする。細ねぎは小口切りにする。卵は割りほぐす。

2 鍋に水カップ1½と塩こうじを入れて混ぜ、中火で温める。トマトを加え、煮立ったら卵を回し入れる。ふんわりとしたら、細ねぎを加えてこしょう少々をふる。

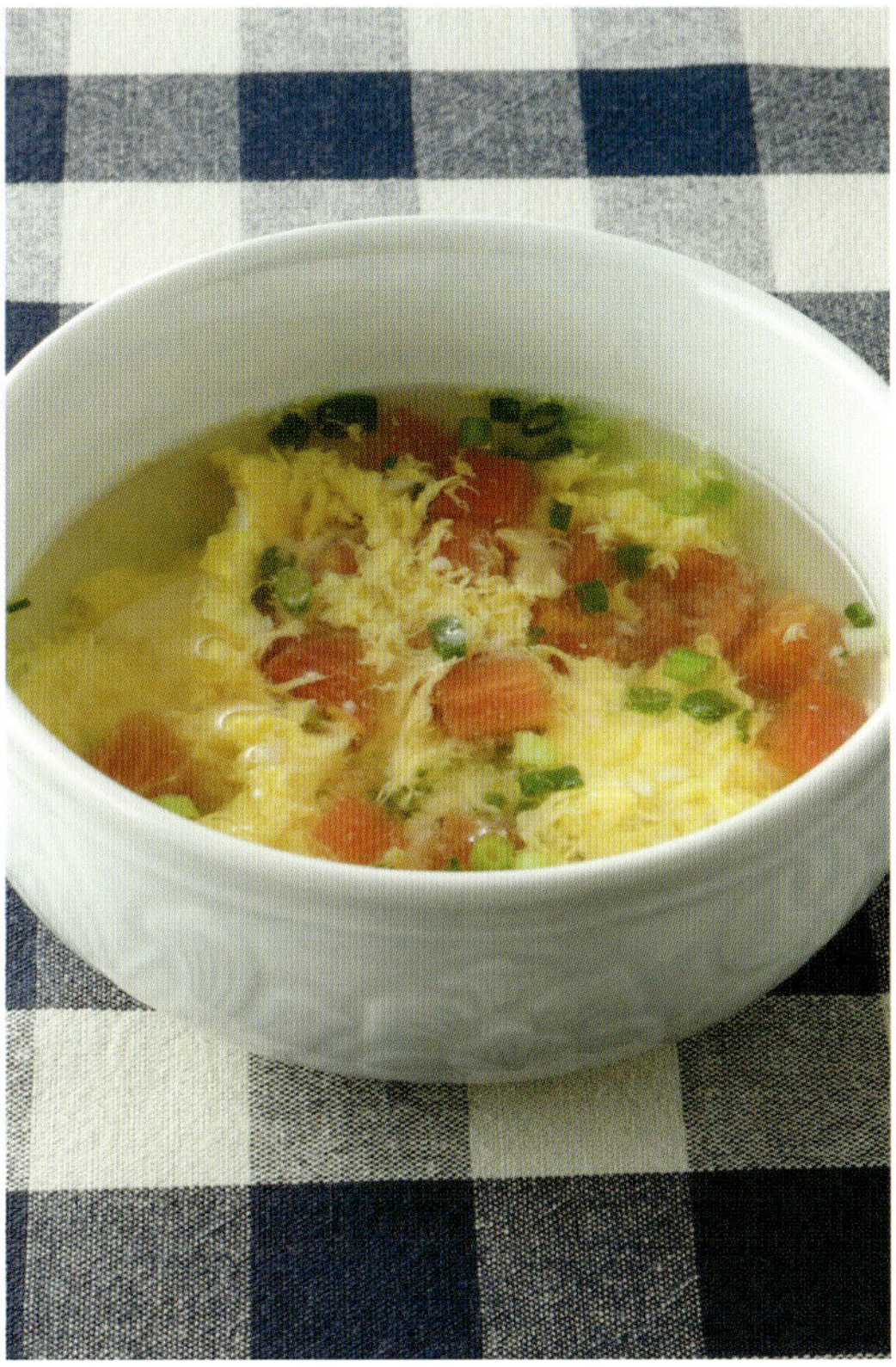

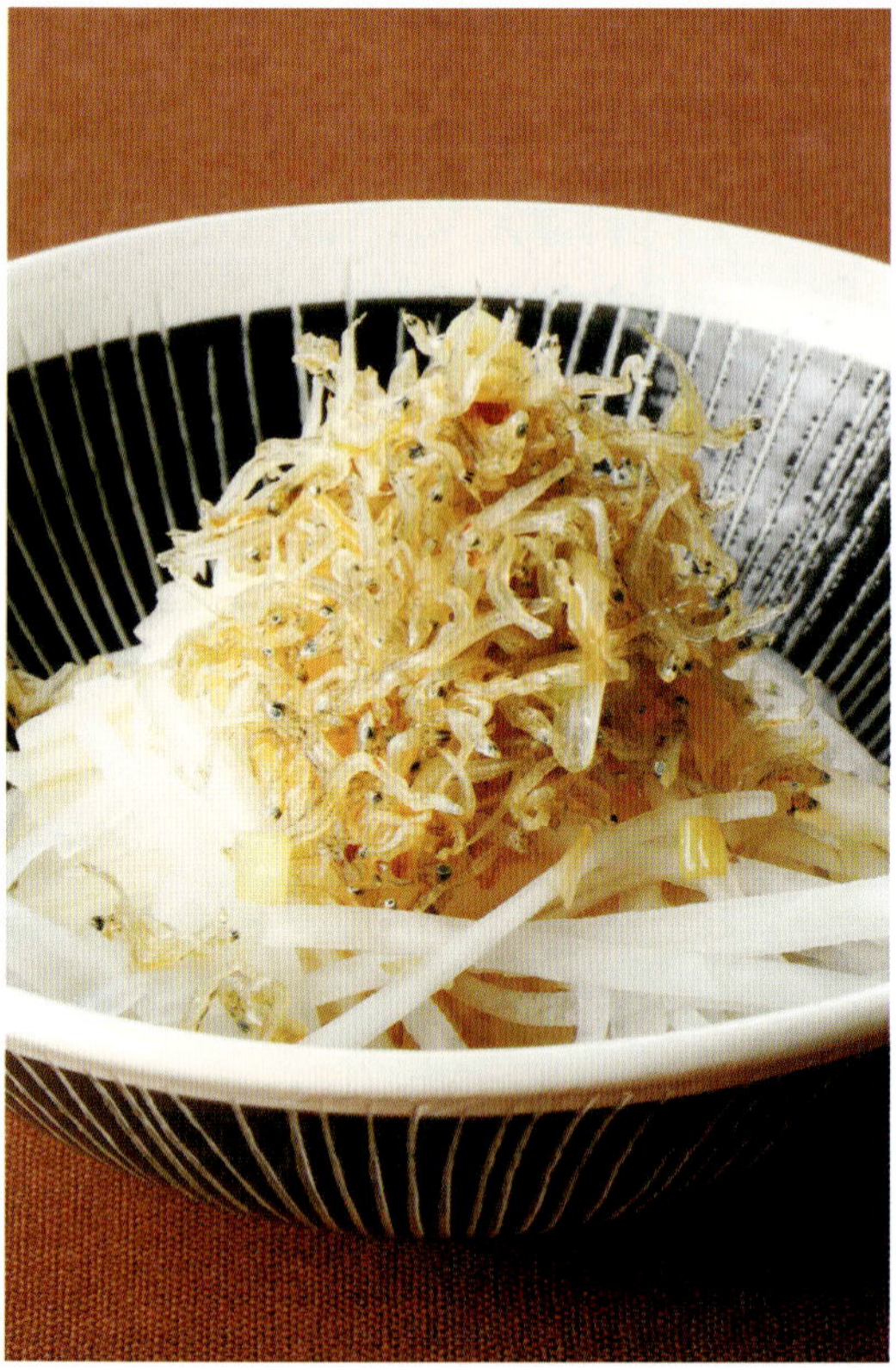

大根は縦のせん切りで歯ごたえよく

大根のじゃこドレサラダ

56kcal　塩分1.0g　T7分

炭 3.8g ／た 4.5g ／脂 2.4g ／繊維 1.0g ／コ 39mg

材料（2人分）

大根…150g
ちりめんじゃこ…20g
ねぎ（みじん切り）…大さじ½
ポン酢しょうゆ…大さじ½
●ごま油

1 大根は繊維に沿って縦にせん切りにする。水に放してパリッとさせ、水けをきって器に盛る。

2 フライパンにごま油小さじ1を強火で熱し、ねぎ、ちりめんじゃこをサッと炒める。ポン酢しょうゆと合わせて混ぜ、大根にかける。

ごま油を加えて風味よく仕上げる

スナップえんどうとトマトのあえ物

56kcal　塩分0.4g　T7分

炭 8.3g ／た 2.4g ／脂 2.1g ／繊維 1.9g ／コ 1mg

材料（2人分）

スナップえんどう…100g
トマト…（小）1コ（130g）
A【しょうゆ・ごま油…各小さじ1】
削り節…少々

1 スナップえんどうは筋を取ってゆで、水けをきって斜めに切る。トマトはヘタを除き、1cm角に切る。

2 ボウルにAを合わせて混ぜ、トマトを入れてなじませてから、スナップえんどうを加えてあえる。器に盛り、削り節をのせる。

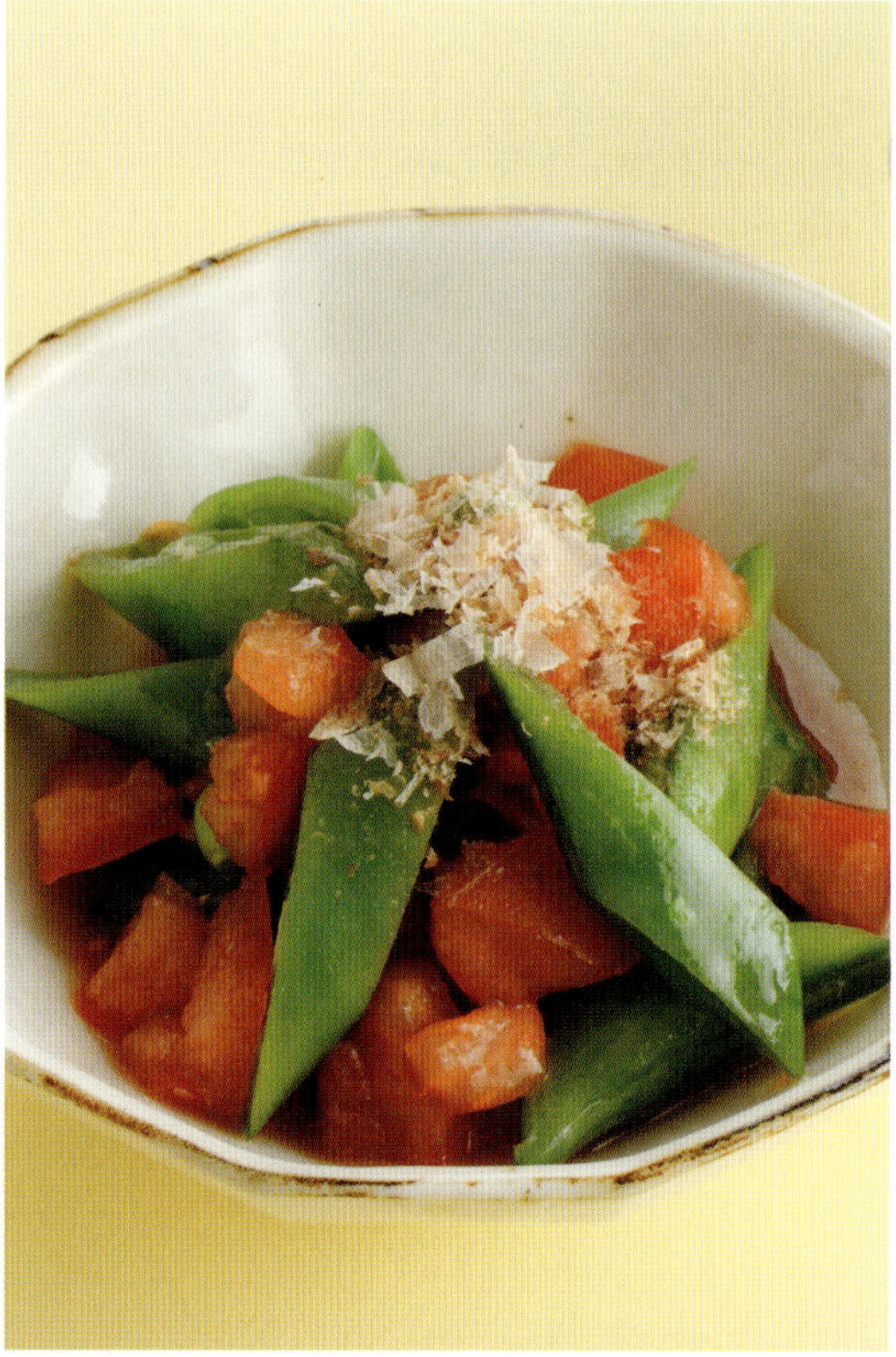

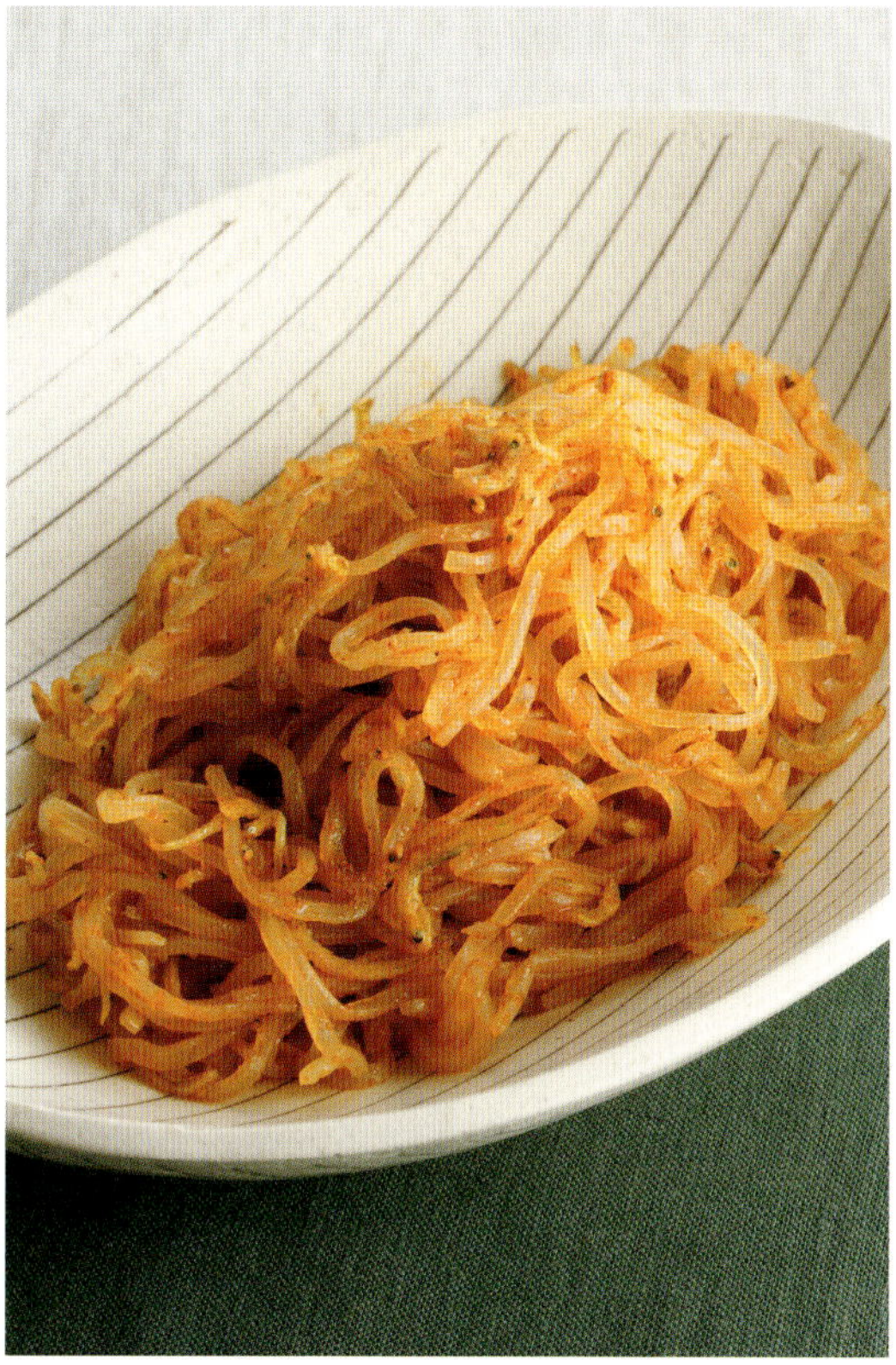

食物繊維が豊富なしらたきの炒め物

しらたきの じゃこカレー炒め

66kcal　塩分0.8g　T5分

炭 5.1g ／た 2.5g ／脂 4.3g ／繊維 2.7g ／コ 20mg

材料（2人分）

しらたき…150g
ちりめんじゃこ…大さじ2
A【トマトケチャップ…大さじ1、カレー粉…小さじ1、しょうゆ…小さじ½】
●オリーブ油

1 しらたきは食べやすく切る。

2 フライパンにオリーブ油小さじ２を中火で熱し、ちりめんじゃこをカリッとするまで炒める。

3 しらたきを入れて水分がとぶまで炒め、**A** を加えてなじむように炒める。

生のマッシュルームの香りを楽しむ

マッシュルームの ごま酢あえ

69kcal　塩分0.7g　T10分

炭 3.4g ／た 3.7g ／脂 5.5g ／繊維 2.2g ／コ 0mg

材料（2人分）

マッシュルーム…８～10コ(120g)
細ねぎ…½本
A【すりごま(白)…大さじ２、酢…大さじ１、うす口しょうゆ…大さじ½、ごま油…小さじ½】
●酢

1 マッシュルーム２種は石づきを取り、半分に切る。酢小さじ１をふってなじませておく。細ねぎは小口切りにする。

2 **A** を合わせ、1のマッシュルームを入れてあえる。器に盛り、細ねぎを散らす。

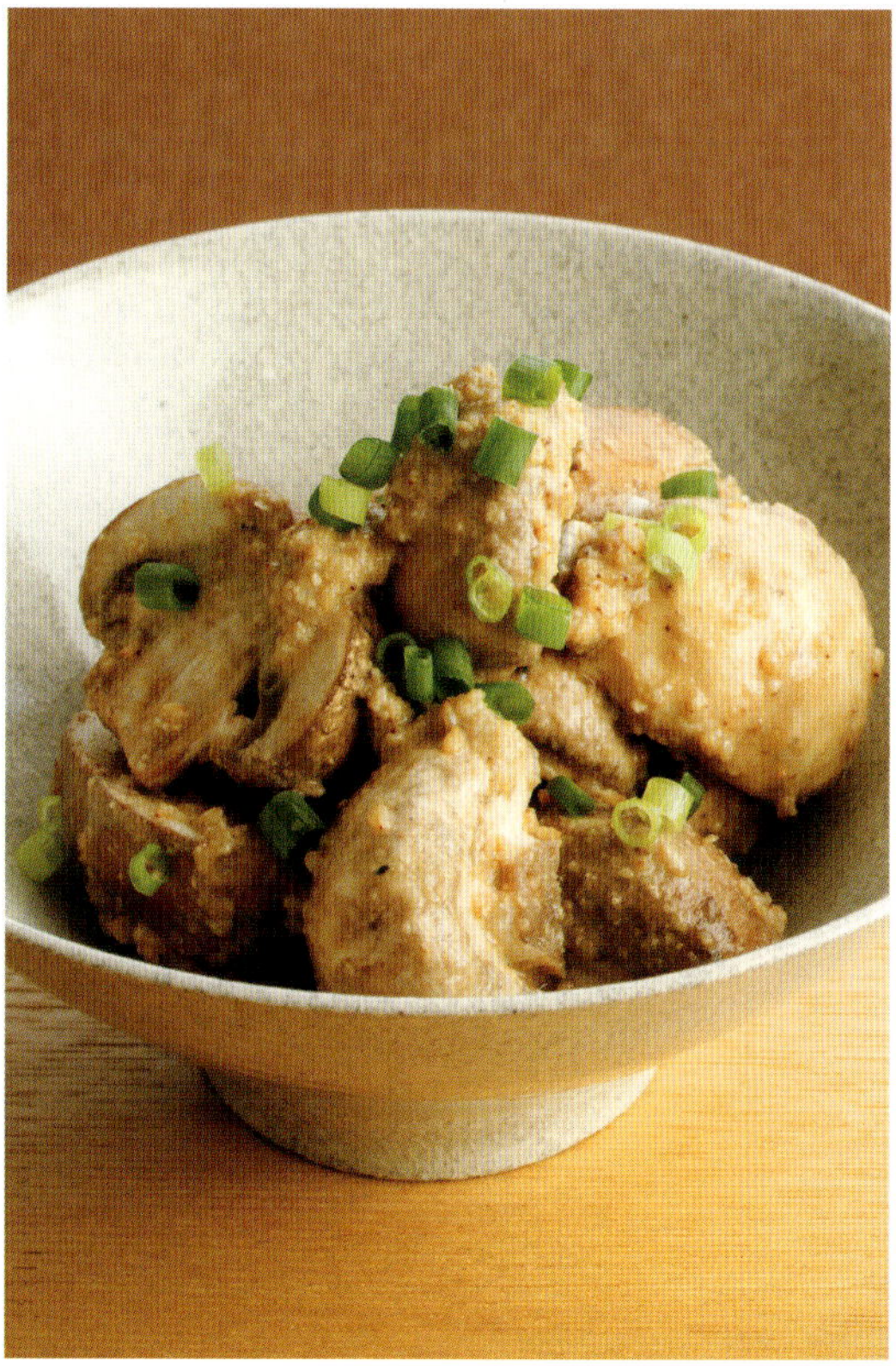

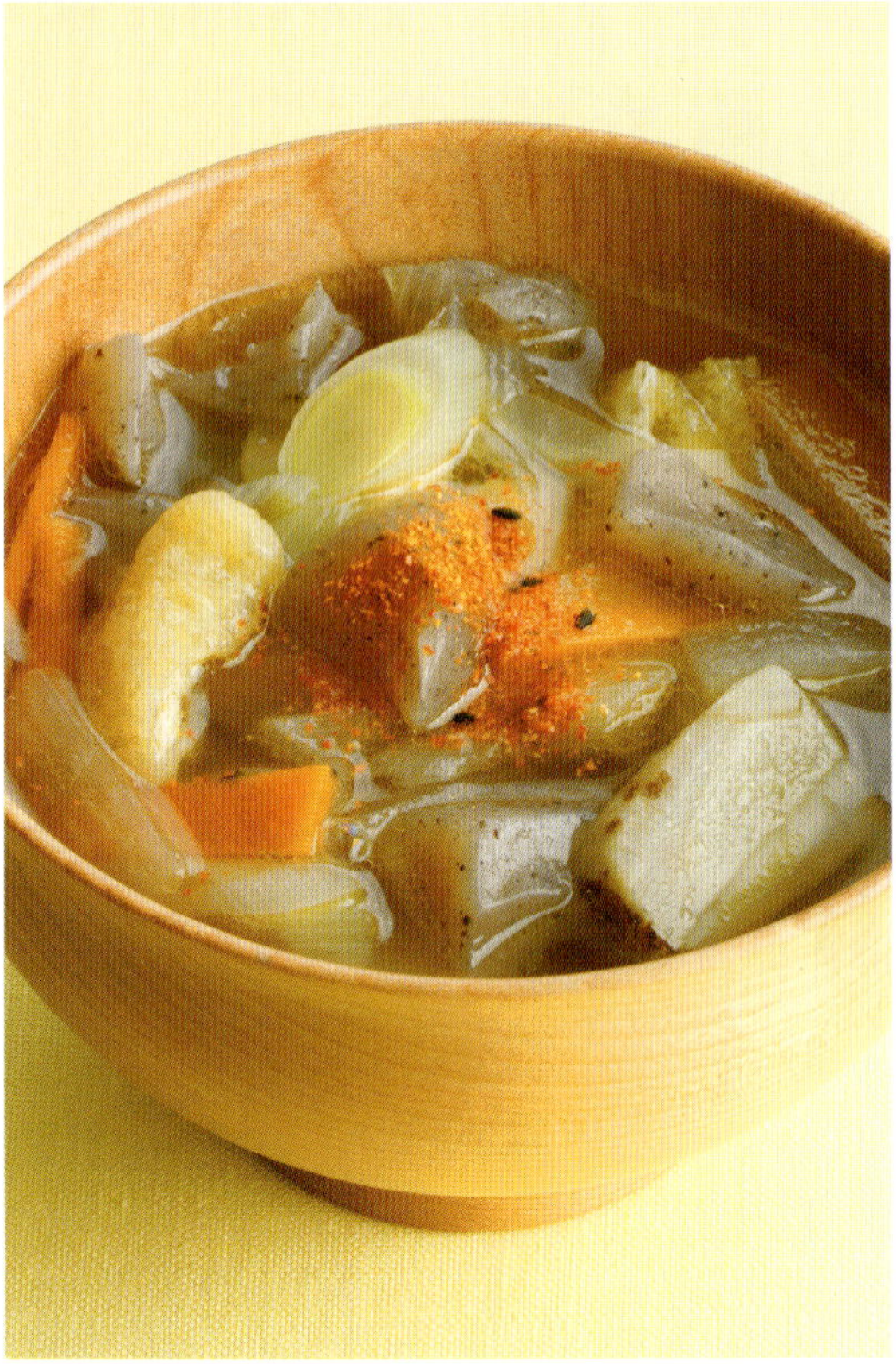

こんにゃくや根菜の汁は食べごたえ十分！

けんちん汁

75kcal　塩分1.4g　T15分

炭 7.7g ／た 2.0g ／脂 4.4g ／繊維 2.5g ／コ 0mg

材料（2人分）

こんにゃく（ちぎる）…50g
ごぼう（斜め薄切り）…15g
大根（短冊切り）…90g
にんじん（短冊切り）…40g
ねぎ（斜め切り）…35g
油揚げ（短冊切り）…¼枚分（8g）
だし…カップ2
A【酒…大さじ½、しょうゆ…小さじ½、塩…小さじ⅓】
●サラダ油・ごま油・七味とうがらし

1 鍋にサラダ油小さじ1を中火で熱し、油揚げ以外の材料を炒める。だしを入れて強火にし、アクを取り、ふたをして弱火で7～8分間煮て、油揚げを加える。

2 Aを入れてサッと煮、ごま油小さじ½を加える。器に盛り、七味とうがらし少々をふる。

刻んだ青じその香りで後味さっぱり

わかめとたこのしそ酢みそあえ

78kcal　塩分1.2g　T5分

炭 5.8g ／た 12.2g ／脂 0.7g ／繊維 1.3g ／コ 75mg

材料（2人分）

ゆでだこ（足）…100g
わかめ（塩蔵）…35g
しそ酢みそ【西京みそ…大さじ1、砂糖・酢…各小さじ1、青じそ（みじん切り）…1枚分】

1 **しそ酢みそ**は、みそと砂糖、酢の順に混ぜる。最後に青じそを入れて混ぜる。

2 たこはそぎ切りにする。わかめは水でサッと洗い、水につけてから、食べやすく切る。

3 器にたことわかめを盛り、**しそ酢みそ**をかける。

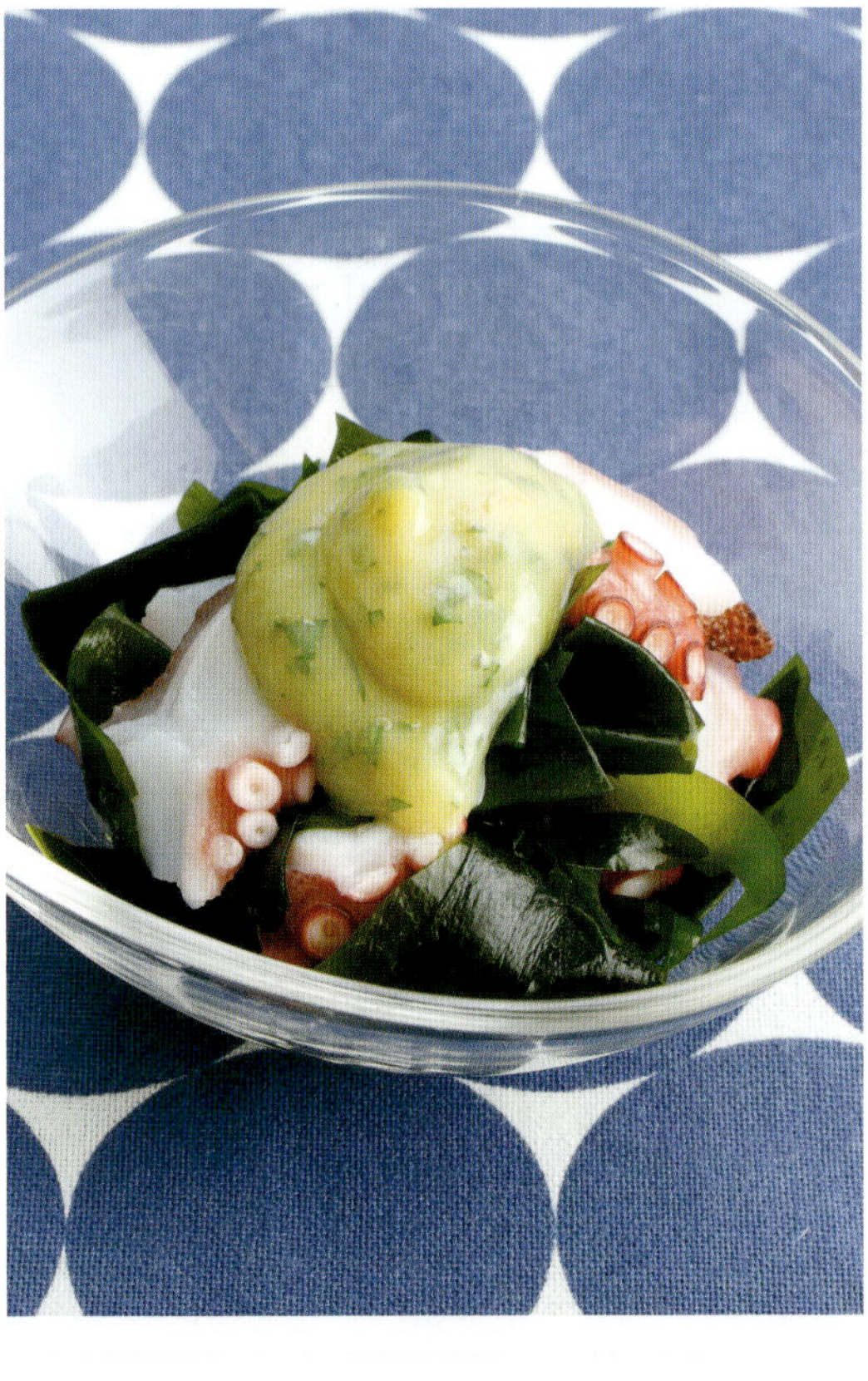

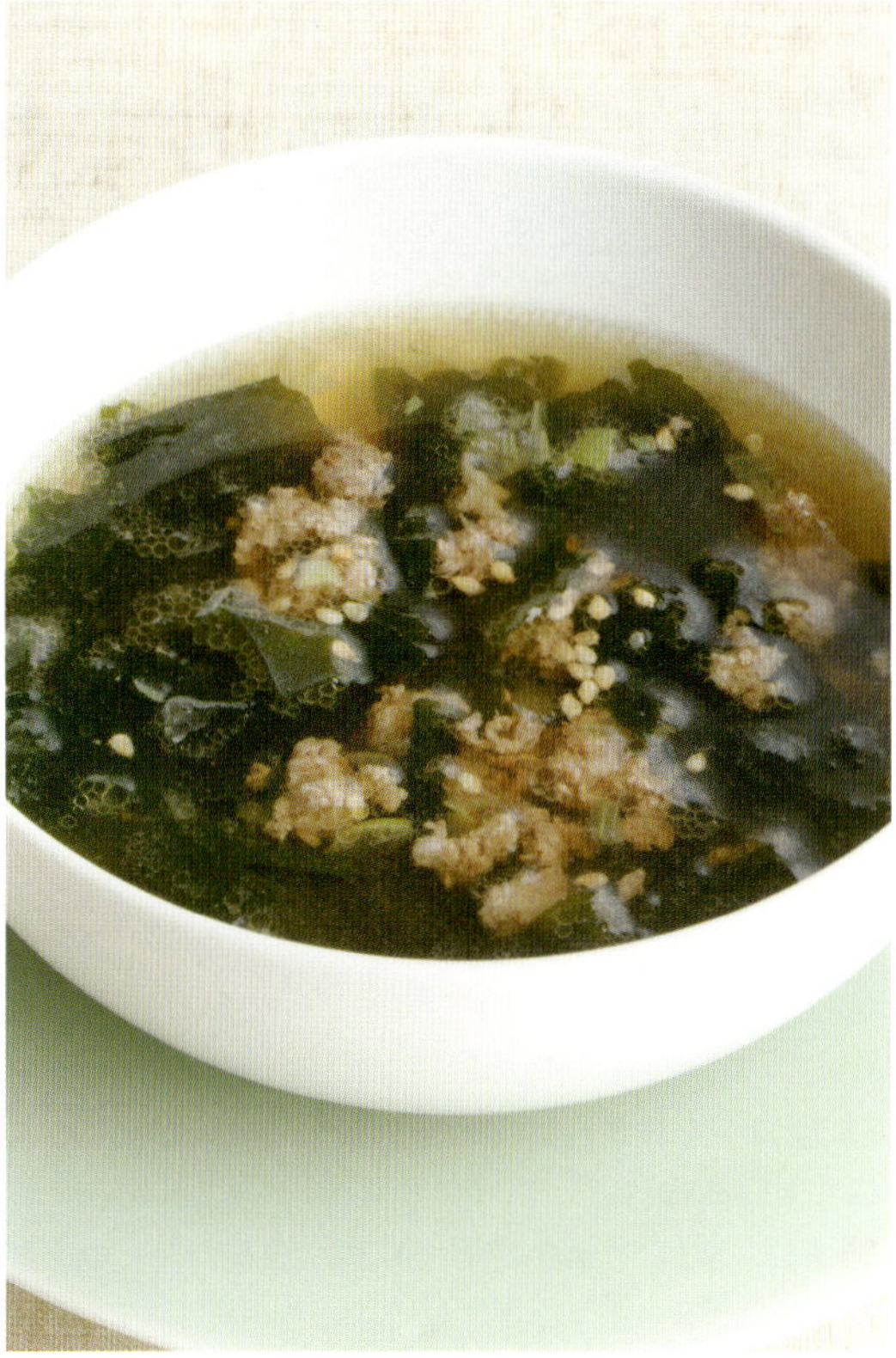

牛肉で食べごたえを出す

わかめのスープ

79kcal 塩分1.3g T10分

炭 1.5g ／た 5.5g ／脂 5.6g ／繊維 0.5g ／
コ 17mg

材料（2人分）

牛もも肉（薄切り）…50g
カットわかめ（乾）…2g
A【ねぎ（みじん切り）…大さじ1、しょうゆ・ごま油…各小さじ1】
B【水…カップ1½、顆粒《かりゅう》チキンスープの素《もと》（中国風）…小さじ½】
●塩・こしょう・白ごま

1 牛肉は包丁で細かくたたき、A を加えて混ぜる。わかめは水で戻す。

2 鍋を中火で熱し1の牛肉を焼きつけ、色が変わったら B を入れ、煮立ったらアクを取り、わかめを加える。

3 わかめが柔らかくなったら、塩ミニスプーン½、こしょう少々で味を調える。器に盛り、白ごま少々を指でつぶしながら、ふり入れる。

脂肪の少ないボンレスハムを使う

ハムのコールスロー

77kcal 塩分0.8g T10分

炭 5.3g ／た 5.0g ／脂 4.3g ／繊維 1.3g ／
コ 16mg

材料（2人分）

ボンレスハム…40g
キャベツ…（大）1枚（100g）
ホールコーン（缶詰）…20g
A【カレー粉…小さじ¼、マヨネーズ…小さじ2、粒マスタード…小さじ1】

1 ハムは半分に切ってから5㎜幅に切る。キャベツは3等分にしてから5㎜幅に切る。

2 耐熱ボウルにキャベツ、コーンを入れ、ラップをふんわりとかけて電子レンジに1分間かける。そのまま5分間蒸らし、出てきた水けを絞る。

3 2にハムを入れ、A を加えてあえる。

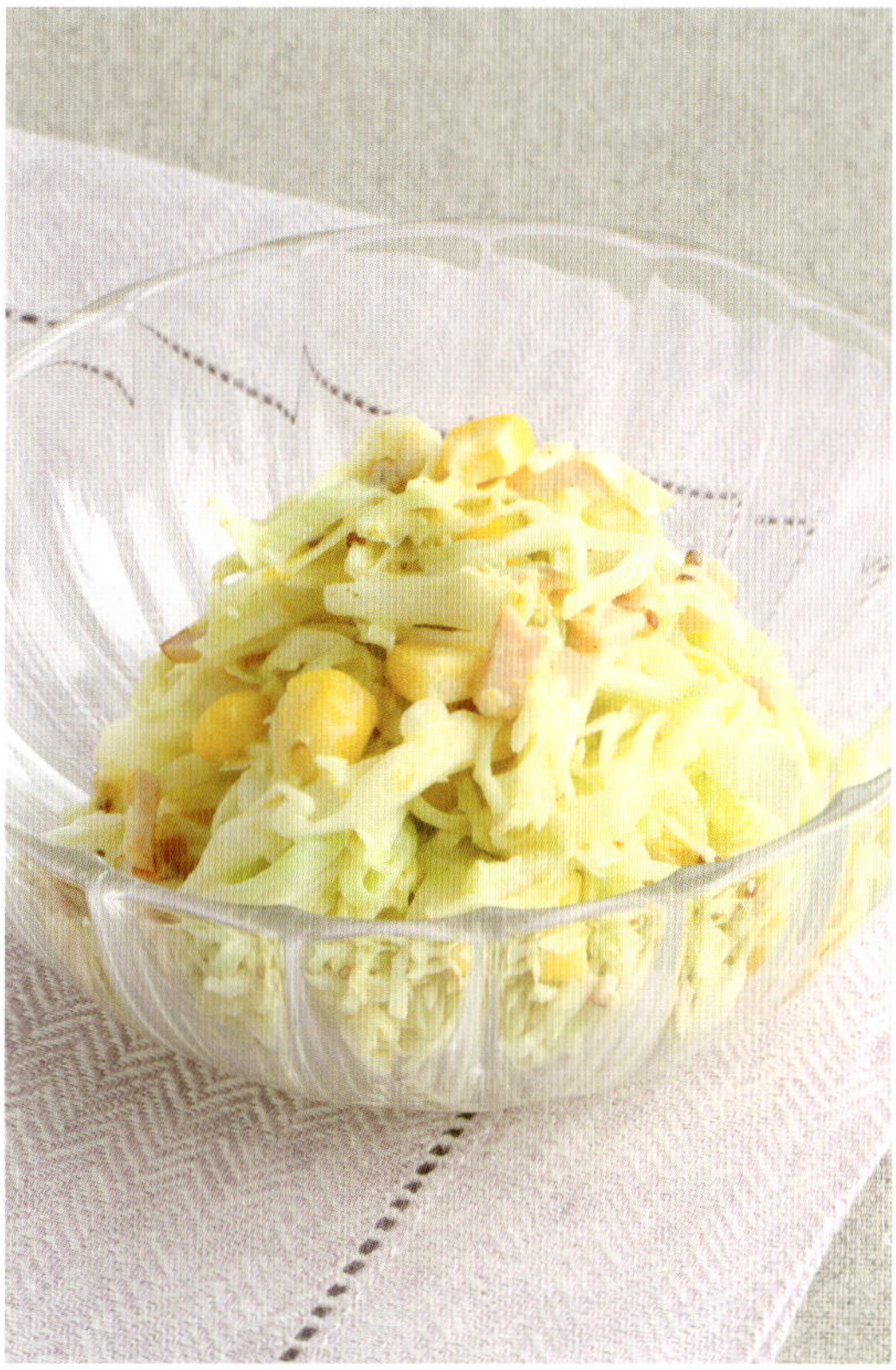

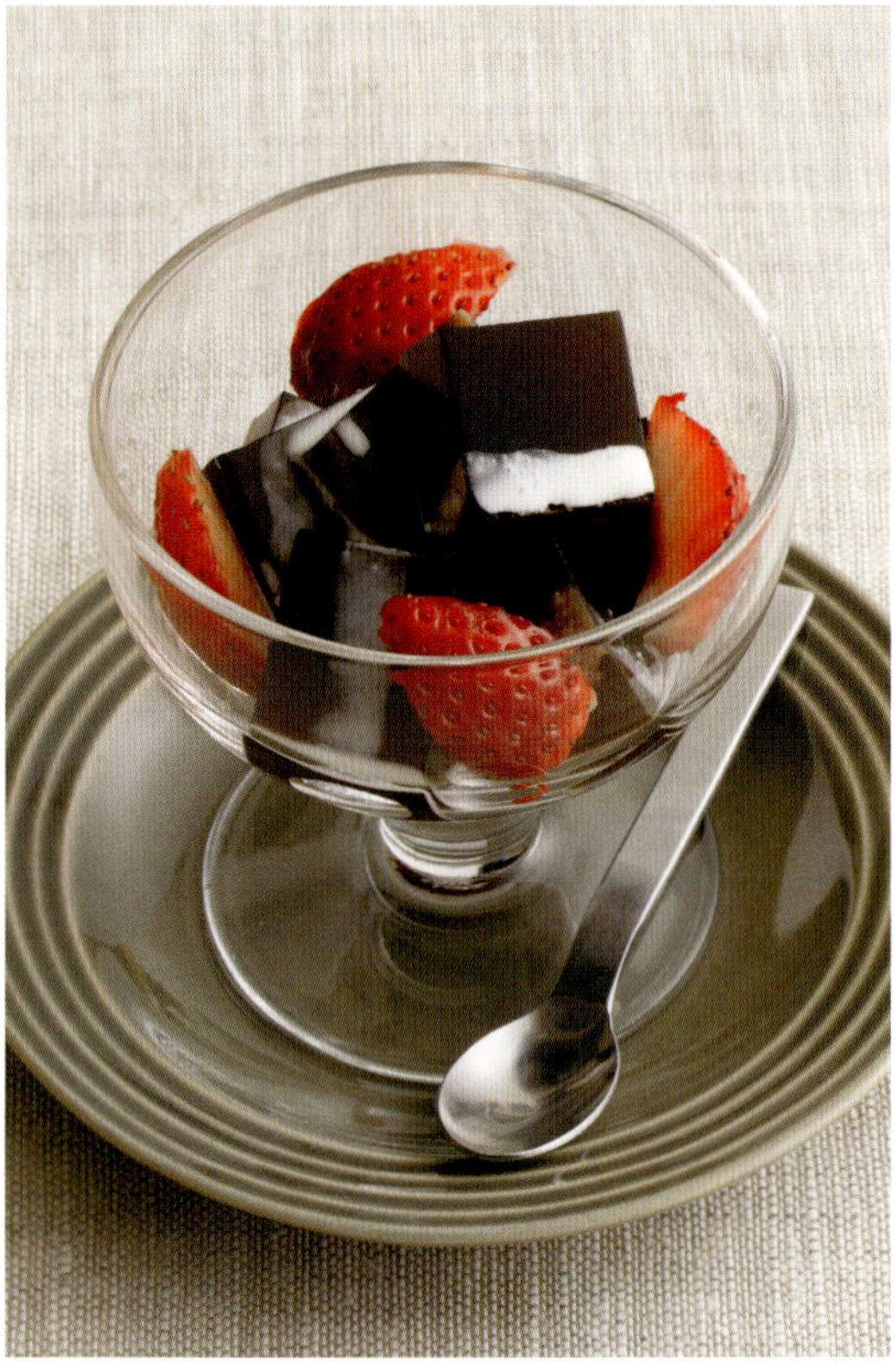

甘さを抑えて大人向きの味に

コーヒー寒天のクリーム添え

47kcal　塩分0g　T10分

炭 6.6g ／た 0.4g ／脂 2.3g ／繊維 0.7g ／コ 6mg

材料（3 人分）

インスタントコーヒー…小さじ2
粉寒天…2g
砂糖…12g
コーヒークリーム…3コ（15g）
いちご…3コ（45g）

1 鍋に水 250㎖、粉寒天を入れて煮立たせ、2分間煮る。砂糖、インスタントコーヒーの順に加えて溶かす。

2 型に1を流し入れて粗熱を取り、冷蔵庫で1時間冷やし固める。

3 固まったら2㎝角に切って器に盛る。コーヒークリームをかけ、1コを4等分に切ったいちごを添える。

軽めのおやつに最適

シリアル入りクッキー

48kcal　塩分0.1g　T50分

炭 6.8g ／た 1.0g ／脂 2.1g ／繊維 1.0g ／コ 12mg　※栄養価は1枚当たりで計算。

材料（30 枚分）

シリアル（ブラン 100%のもの）…80g、牛乳…75㎖、干しぶどう…50g、ラム酒…大さじ½、小麦粉…80g、ベーキングパウダー…小さじ1、バター（室温で柔らかくする）…60g、砂糖…大さじ4、溶き卵…1コ分

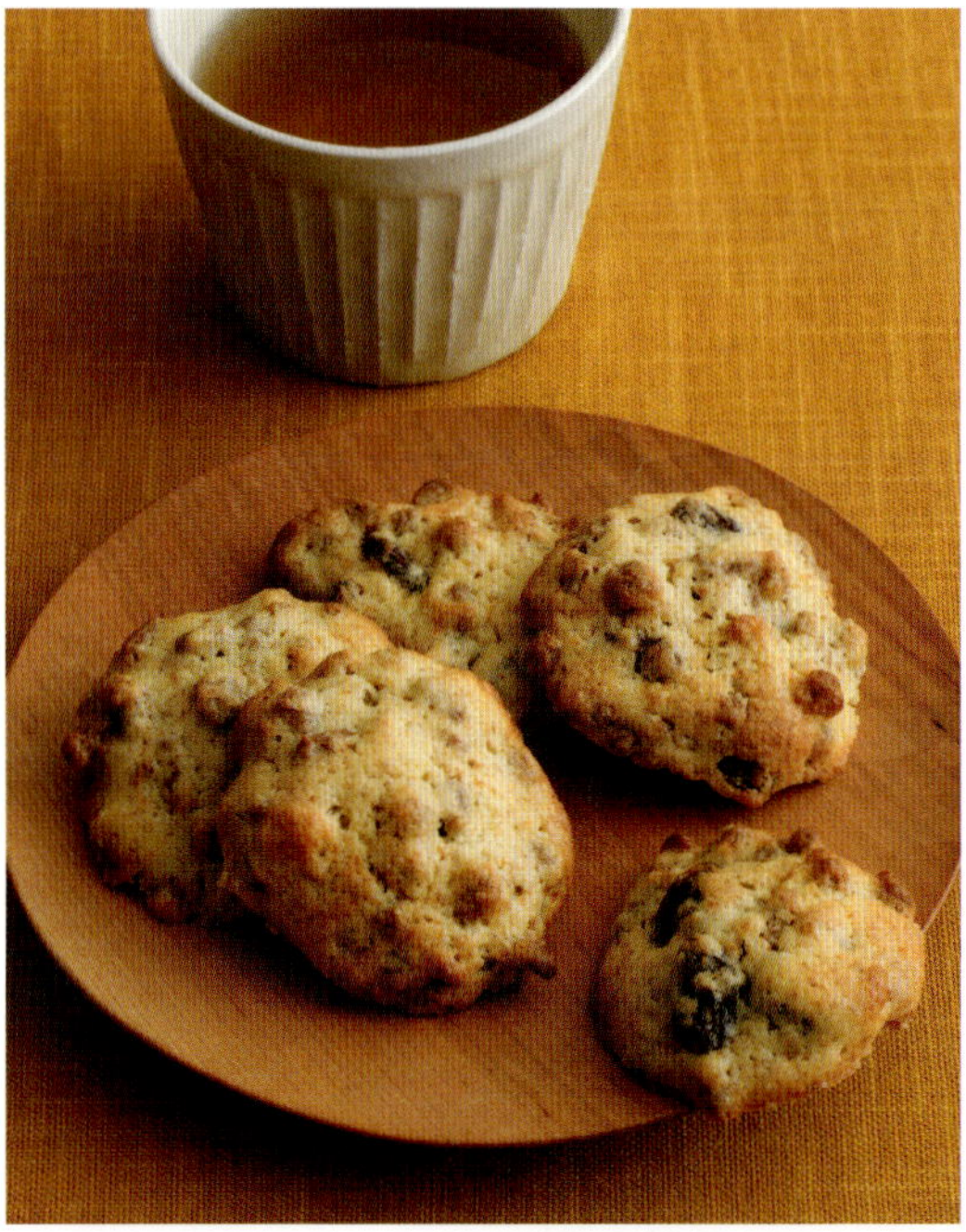

1 シリアルは牛乳をかけてふやかす。干しぶどうはラム酒をかけておく。

2 ボウルにバター入れてクリーム状になるまで混ぜ、砂糖、溶き卵の順に加えて泡立て器で混ぜる。

3 1を加えて混ぜ、なじんだら小麦粉とベーキングパウダーを合わせてふるい入れ、ゴムべらで混ぜる。

4 2回に分けて焼く。天板にオーブン用の紙を敷き、3を直径 2.5 ～ 3㎝、1㎝弱の厚さに落として並べる。あらかじめ 180℃に温めておいたオーブンで 15 ～ 20 分間焼く。

保存の目安：密閉容器に入れて 10 日間。

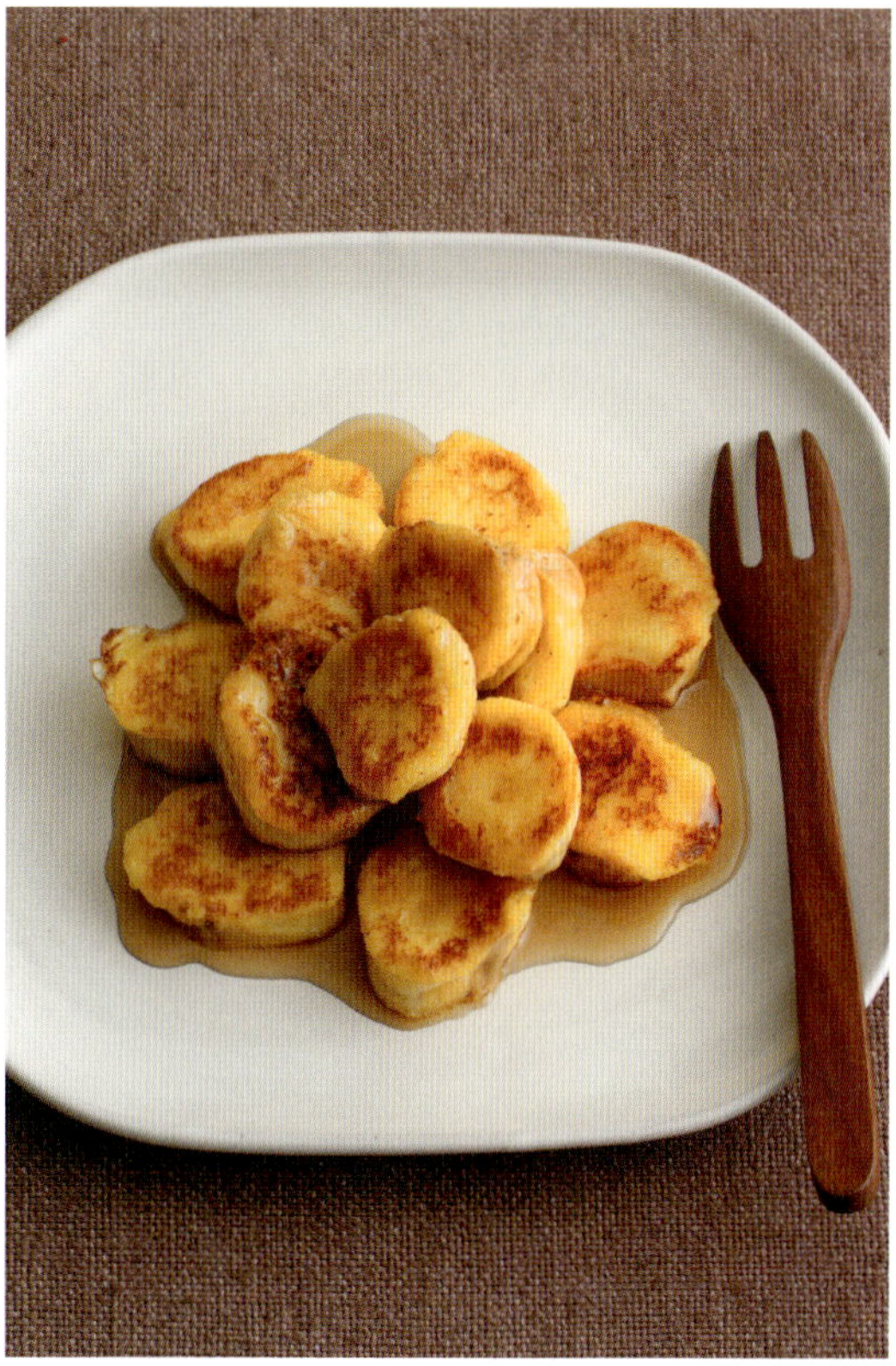

モチモチとした食感もおいしさ

小町麩《ふ》のフレンチトースト

208kcal　塩分0.3g　T20分

炭 22.2g ／た 7.5g ／脂 9.5g ／繊維 0.4g ／
コ 119mg

材料（2人分）

小町麩…24コ（20g）
A【溶き卵…（小）1コ分、練乳…大さじ1、牛乳…カップ¼、シナモン（粉末）…少々】
メープルシロップ…大さじ1⅓
●バター

1 保存用ポリ袋にAを入れて混ぜ、小町麩を加える。なじむまで10分間おく。

2 フライパンに、バター大さじ1を中火で溶かし、1を並べ入れて両面を焼く。器に盛り、メープルシロップをかける。

さつまいもの自然な甘みを
生かしてつくる

さつまいものトリュフ風

35kcal　塩分0g　T40分

炭 5.0g ／た 0.4g ／脂 1.6g ／繊維 0.5g ／
コ 2mg　※栄養価は1コ当たりで計算。

材料（20コ分）

さつまいも…200g
チョコレート（小さく砕く）…40g
A【砂糖…大さじ1、バター…20g】
ココアパウダー（ピュア）…適量

1 さつまいもは皮をむいて一口大に切り、水に15分間さらしてからゆでる。竹串がスッと通るようになったら湯を捨て、鍋を揺すって水分をとばし、粉吹きにする。

2 1が熱いうちにボウルに入れ、チョコレート、Aを加え、溶けてなじむまでよく混ぜる。

3 2を20等分にして丸め、ココアパウダーをまぶす。

保存の目安：保存容器に入れて、冷蔵庫で4日間。

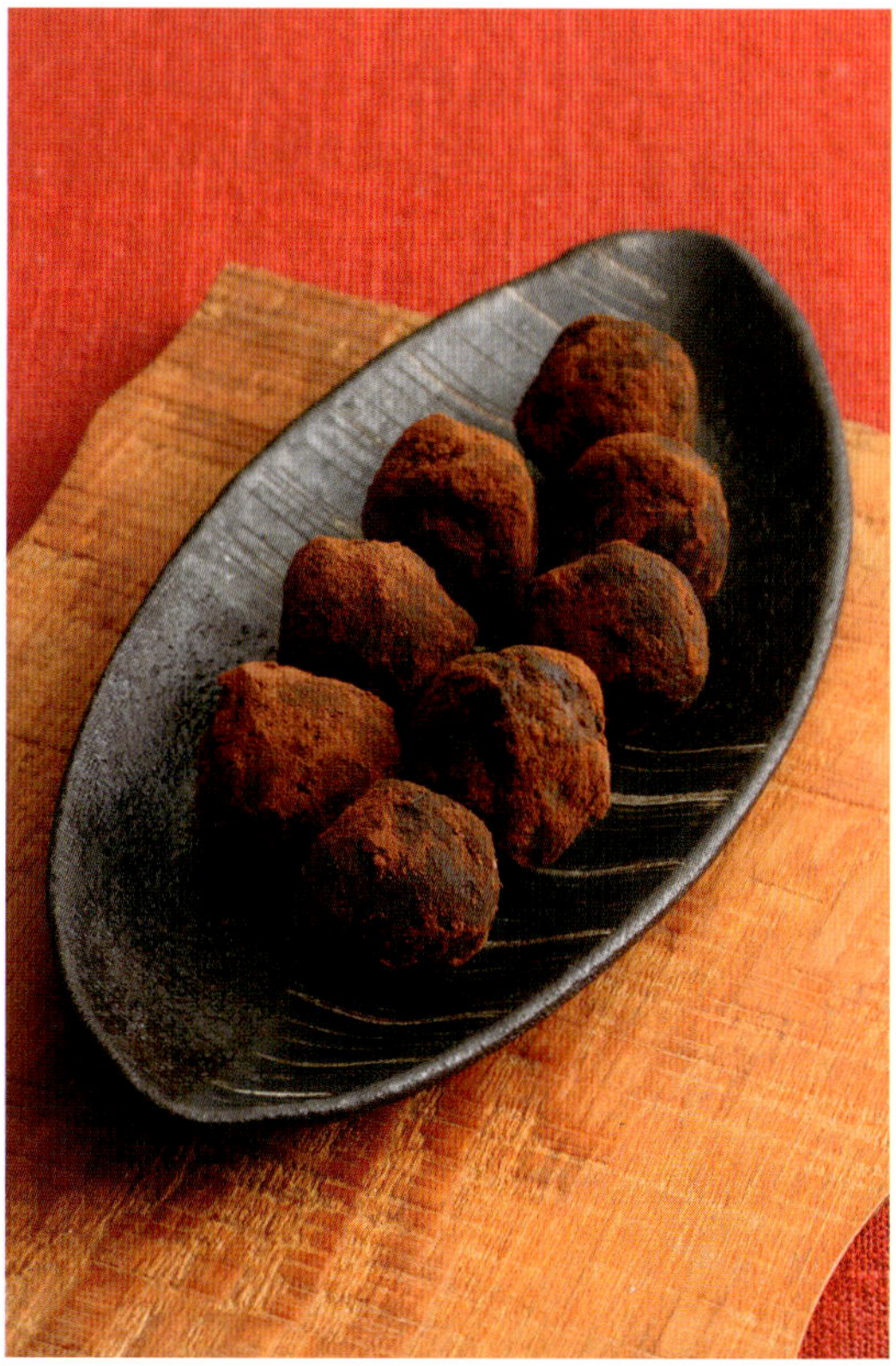

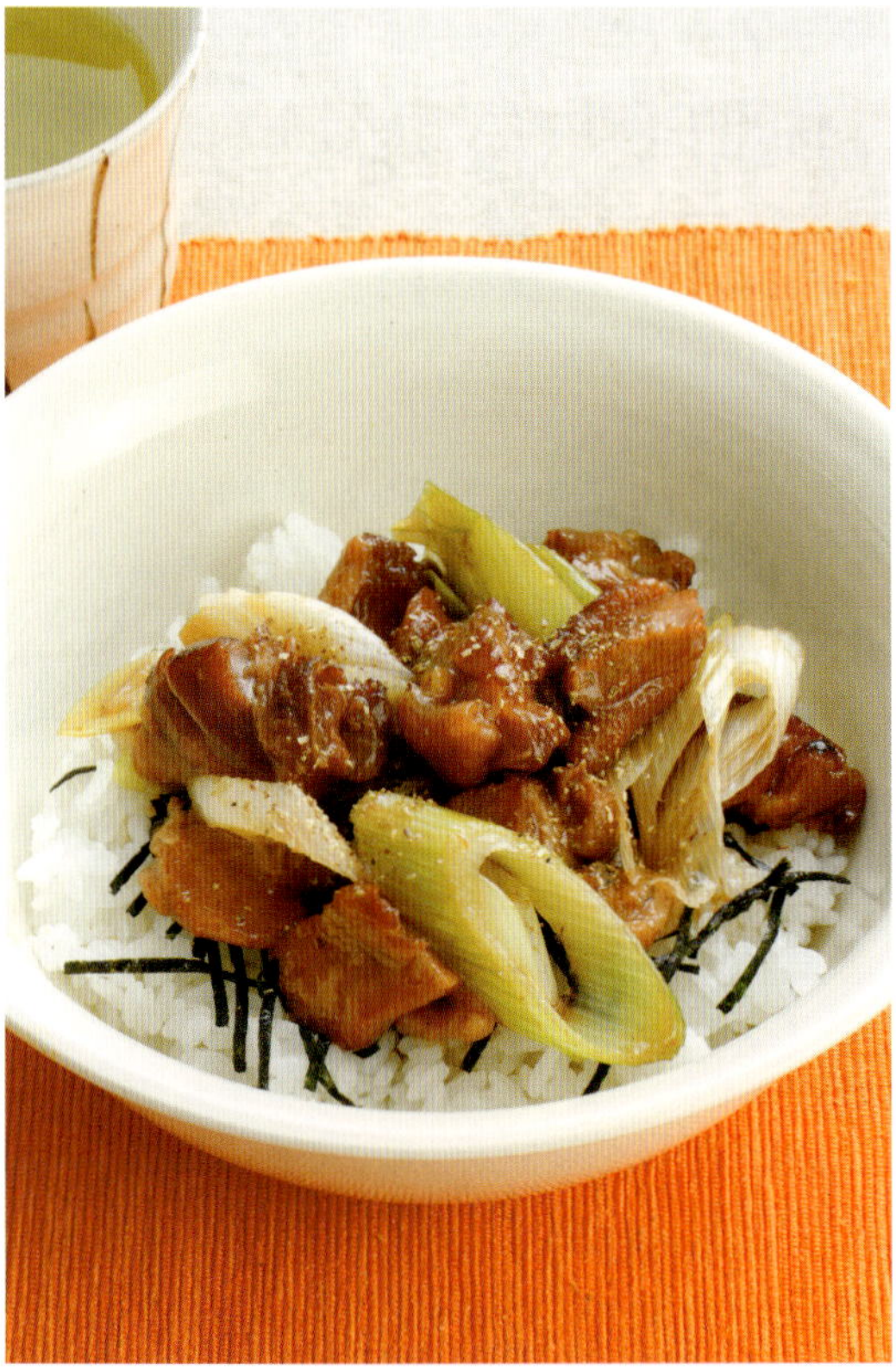

缶詰の焼き鳥とねぎを炒めてつくる

焼き鳥丼

457kcal　塩分2.1g　T10分

炭 68.1g／た 22.0g／脂 10.0g／繊維 1.9g／コ 73mg

材料（2人分）

焼き鳥（缶詰）…2缶（190g）
ねぎ…1本（100g）
ご飯（温かいもの）…300g
刻みのり…適量
粉ざんしょう…少々
●ごま油・酒

1 ねぎは斜め切りにする。フライパンにごま油小さじ1を中火で熱し、ねぎを香ばしく炒める。

2 焼き鳥を缶汁ごと入れ、酒大さじ1をふる。ふたをして弱火で2～3分間蒸し焼きにする。

3 器にご飯を盛り、刻みのりを散らして[2]をのせる。粉ざんしょうをふる。

豆乳でふんわり仕上げる

オムライス

401kcal　塩分2.0g　T15分

炭 63.2g／た 11.9g／脂 9.8g／繊維 1.5g／コ 128mg

材料（2人分）

ケチャップライス【たまねぎ…¼コ（50g）、ピーマン…1コ（30g）、ハム…40g、トマトケチャップ…大さじ1、塩…ミニスプーン1、ご飯（温かいもの）…300g、バター…小さじ1】
卵…1コ、**A**【無調整豆乳…カップ¼、塩…ミニスプーン½、こしょう…少々】、バター…小さじ1、トマトケチャップ…適量

1 たまねぎ、ピーマンは粗みじんに切る。ハムは1cm四方に切る。

2 耐熱ボウルに[1]、ケチャップ、塩を入れて混ぜ、ラップをして電子レンジに1分間かける。

3 [2]にご飯を入れて混ぜ、再びラップをして電子レンジに3分間かけ、バターを加えて混ぜ、器に盛る。

4 ボウルに卵と**A**を混ぜ合わせる。

5 フライパンにバターを中火で溶かし、[4]を流し入れて大きく混ぜ、半熟になったら取り出して[3]にのせ、ケチャップをかける。

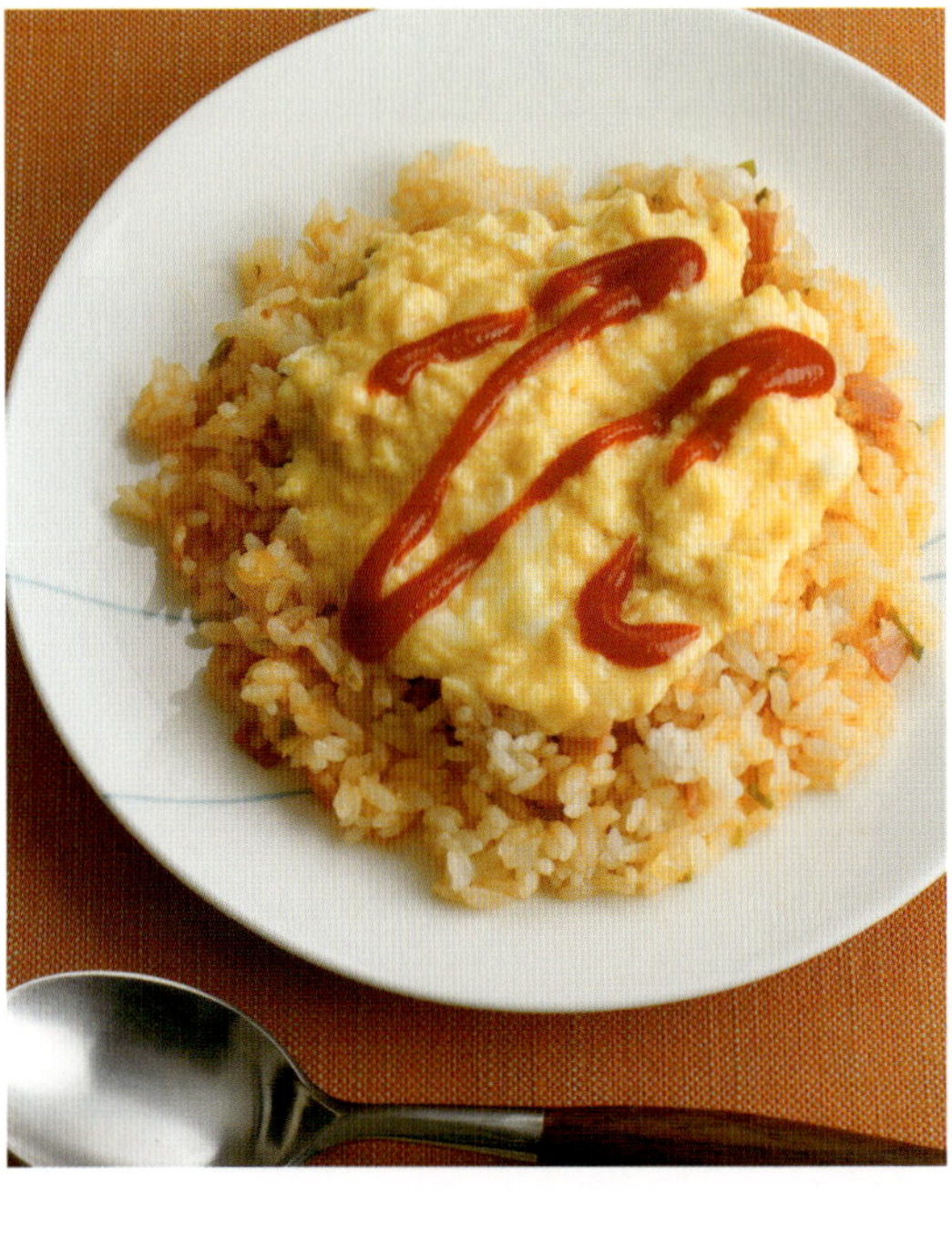

香りのよいねぎじょうゆをかける

薬味たっぷり釜玉うどん

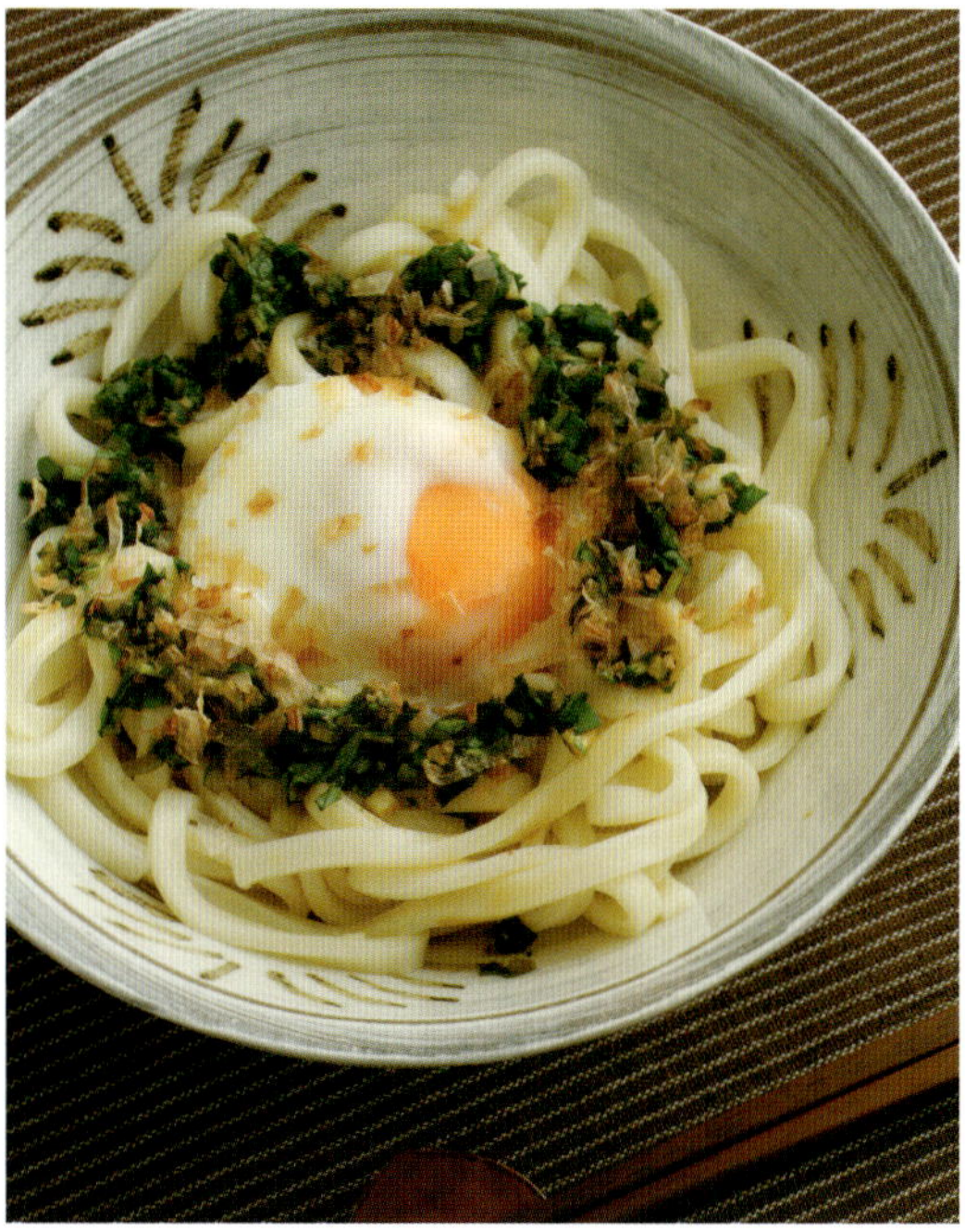

339kcal　塩分2.7g　T10分

炭 52.4g ／た 14.5g ／脂 6.5g ／繊維 2.8g ／コ 224mg

材料（2人分）

ゆでうどん…2玉（460g）
細ねぎ…2本
にら…25g
みつば…40g
半熟卵…2コ
削り節…適量
●しょうゆ

1 細ねぎ、にら、みつばは、それぞれ細かく刻む。器に入れて混ぜ、しょうゆ大さじ1⅓を加えて5分間以上おく。

2 うどんは温まる程度にゆで、水けをきって器に盛る。半熟卵をのせ、1をかけて削り節を散らす。よく混ぜて食べる。

野菜は電子レンジでしんなりさせる

野菜たっぷりナポリタン

426kcal　塩分2.5g　T20分

炭 55.2g ／た 14.9g ／脂 15.7g ／繊維 4.0g ／コ 31mg

材料（2人分）

スパゲッティ…110g、ピーマン…1コ（30g）、パプリカ…½コ（60g）、たまねぎ…½コ（100g）、ソーセージ…80g、生しいたけ…2枚（30g）、
A【トマトケチャップ…大さじ3、バター…大さじ½】、
粉チーズ…大さじ½
●塩・黒こしょう（粗びき）

1 鍋に湯を沸かして塩を入れ（湯2ℓにつき塩30g）、スパゲッティを表示時間を目安にゆでる。

2 ピーマンとパプリカは種とヘタを除いて細く切る。たまねぎとしいたけは薄く切る。ソーセージは細く切る。

3 耐熱ボウルに2を入れてラップをふんわりとかけ、電子レンジに3分間かける。Aを加えて全体に混ぜ、ラップをせずに電子レンジに2分間かける。

4 ゆでたスパゲッティを3に加えて混ぜ、塩ミニスプーン½で味を調える。器に盛り、粉チーズ、黒こしょうをふる。

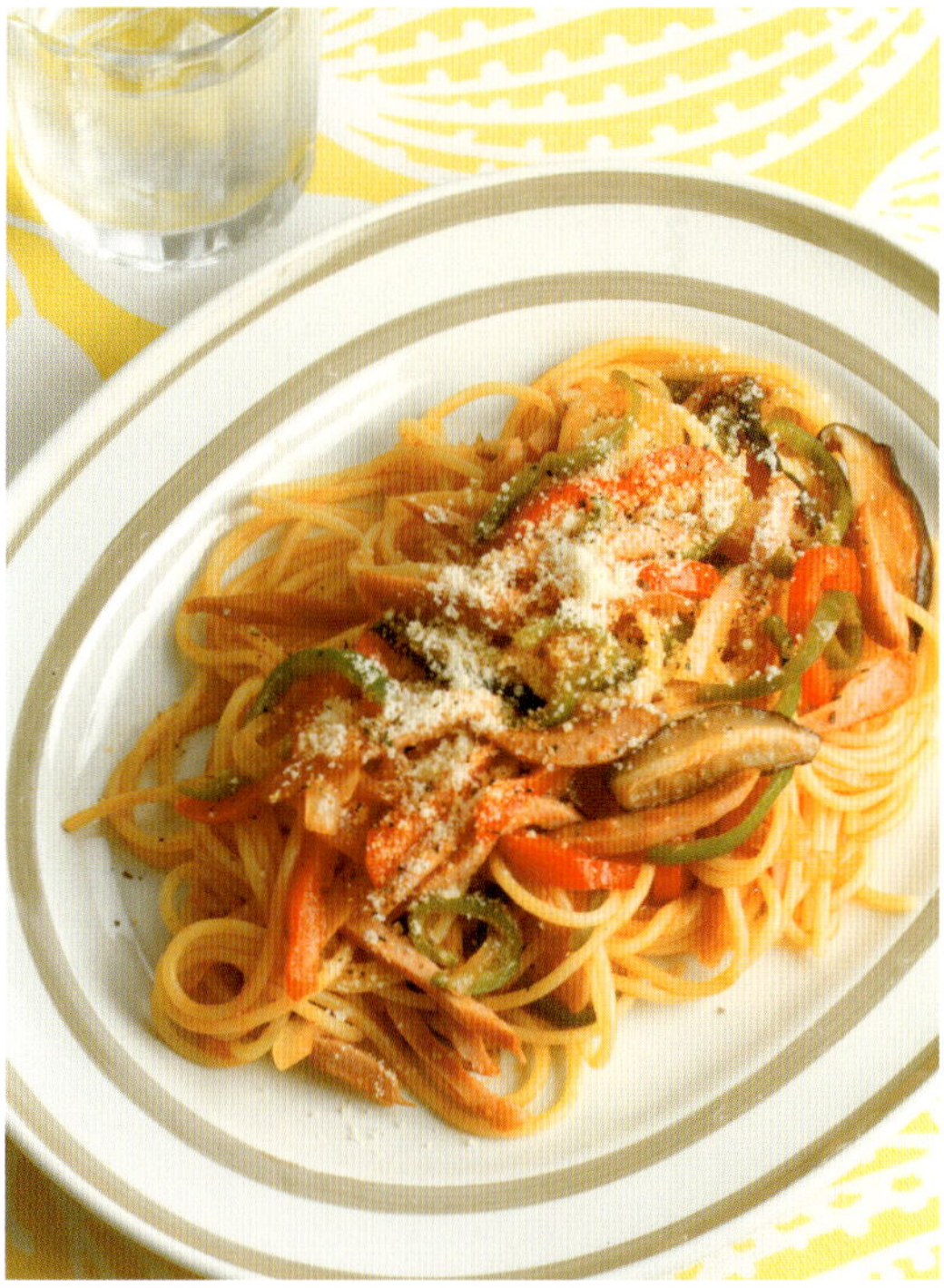

食物繊維がたっぷりとれる

しらたき入り焼きそば

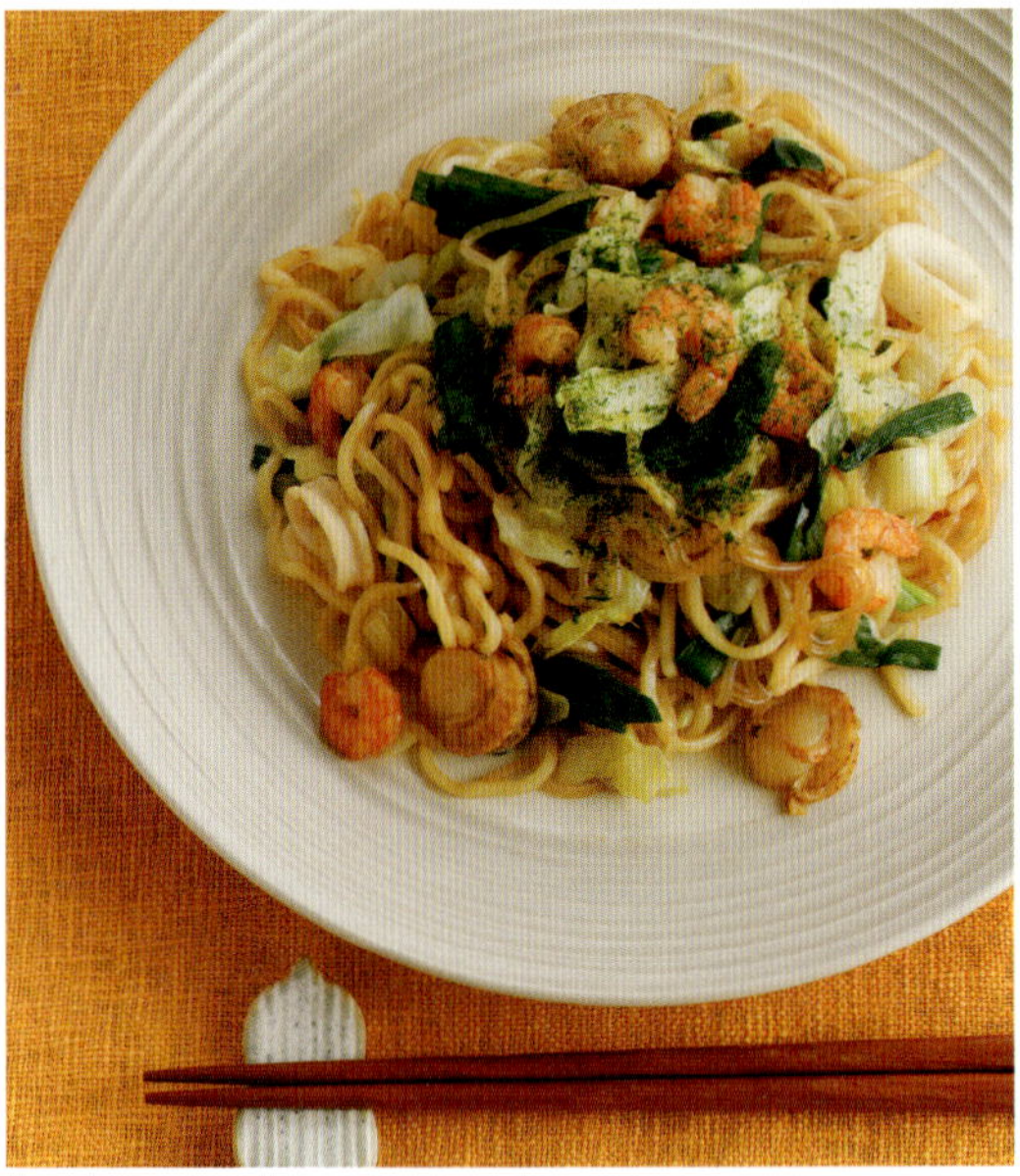

278kcal　塩分1.8g　T15分

炭37.5g／た14.5g／脂7.8g／繊維5.6g／コ75mg

材料（2人分）

しらたき…200g、キャベツ…（大）1枚（100g）、にら…25g、シーフードミックス（冷凍）…100g、中華麺（蒸し）…1玉（150g）、A【顆《か》粒《りゅう》チキンスープの素《もと》（中国風）…小さじ¼、水…カップ¼】、B【オイスターソース・酒…各小さじ2、ウスターソース…小さじ1】、青のり…少々

●サラダ油

1 しらたきは4～5cm長さに切る。キャベツ、にらはそれぞれザク切りにする。シーフードミックスは熱湯を回しかけて解凍する。

2 フライパンにサラダ油大さじ1を熱し、しらたきを入れてサッと炒める。Aを加えて、汁けがなくなるまで炒めたら、シーフードミックス、キャベツを入れて炒める。

3 キャベツがしんなりしたら、麺をほぐしながら加え、水大さじ2を加え、炒める。Bを回し入れてなじむように炒め、にらを加え、サッと炒め合わせる。器に盛り、青のりをふる。

野菜をたっぷりはさんでヘルシーに

コンビーフサンド

335kcal　塩分1.8g　T10分

炭37.0g／た15.2g／脂14.1g／繊維2.3g／コ36mg

材料（2人分）

食パン（10枚切り）…4枚（144g）、A【バター…小さじ2、粒マスタード…小さじ1】、コンビーフ（缶詰）…1缶（80g）、レタス…40g、トマト（輪切り）…½コ分（75g）

●オリーブ油・黒こしょう（粗びき）

1 Aのバターは室温で柔らかくし、粒マスタードと混ぜ合わせる。食パンは軽くトーストし、片面にAを塗る。

2 レタスは1cm幅に切る。フライパンにオリーブ油小さじ1を中火で熱し、コンビーフを入れてサッと炒める。レタスを加え、しんなりとしたら黒こしょう少々をふる。

3 1のパン1枚に2の半量、トマトの半量をのせて、もう1枚ではさむ。食べやすく切る。同様にもう一組つくる。

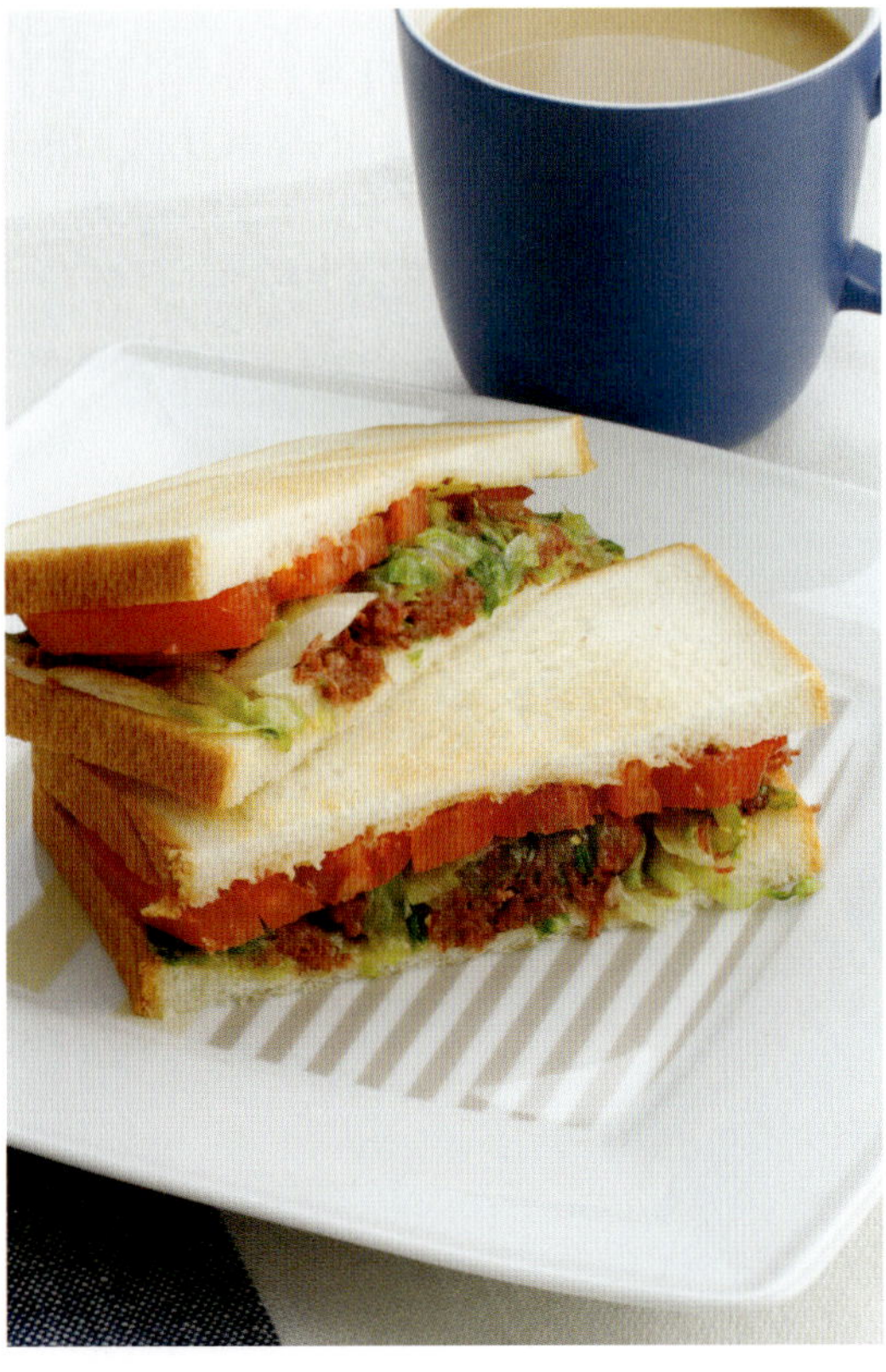

糖尿病の解説

順天堂大学名誉教授
河盛隆造

なぜ糖尿病になるのでしょうか。
また、どうすれば病状は改善されるのでしょうか。
ここでは、糖尿病の仕組みとともに、
その原因や治療法について、医師がわかりやすく解説します。
病気への理解が深まれば、食事による効果も上がり、
合併症を予防することもできます。

糖尿病って、どんな病気なの？

糖尿病というと「血糖値」や「インスリン」という言葉が、すぐに思い浮かびます。
これらが、体内でどのようにかかわっているのかを理解すると、糖尿病という病気が見えてきます。

糖尿病ではない、「健康な状況」とは？

毎年健診を受けていて、糖尿病ではなかった方が、なぜ糖尿病になってしまったのでしょうか？　最近、過食や脂肪のとりすぎで体重が増加したり、多忙で運動不足になったりしていませんか？　それらを理解し、速やかに「糖尿病発症前の状況に復すべき」ではないでしょうか。

では、「健康な状況」とは何かを説明しましょう。私たちの体は、全身の臓器が、常にブドウ糖をエネルギー源として活用し、活動しています。深夜の睡眠中も、主に脳や心臓の筋肉などがブドウ糖を利用していて、その量は実に1時間に10gにも及びます。そのブドウ糖は肝臓が常に放出し、供給しているのです。全身の細胞でのブドウ糖の利用量、肝臓からのブドウ糖の放出量を緻密に調節しているのが、膵《すい》臓から常に分泌されている「インスリン」です。インスリンは全身の細胞でブドウ糖を取り込ませ、有効利用させるために働きます。そのおかげで、深夜睡眠中に何も食べていないのに、血糖値は下がらないし上昇もしないで、80㎎／dL前後を維持します。

さて、起床すると、手足などの筋肉は活動するためにブドウ糖を多く利用しなくてはなりません。結果的に、身体活動量にもよりますが、誰もが1日に300g～700gものブドウ糖を毎日消費しているのです。それを的確に食事の炭水化物などから補い、有効利用することが必須なのです。

食事を見たり、匂いを嗅いだり、味わうやいなや、脳は膵臓に指令を与え、インスリン分泌を速やかに高め、食事からの栄養素が体内に入ってくることに備えます。「摂食」という物理的な刺激が腸のホルモンの分泌を高め、これもインスリン分泌を高めます。食事に含まれる炭水化物は、食物繊維や脂肪などと一緒に胃腸に入り、緩やかにブドウ糖に分解され、腸から吸収されます。血液中のブドウ糖の濃度が上昇し始めるやいなや、膵臓は素早く十分量のインスリンを分泌し、腸から吸収されたブドウ糖と一緒に門脈《もんみゃく》という太い静脈を通って肝臓に流入します。インスリンとブドウ糖をブレンドした〝カクテル〟が肝臓に流入し、肝臓はブドウ糖を取り込みます。肝臓を通り抜けたブドウ糖は全身に流れ、血糖値が上昇しますが、健康な人では、暴飲暴食しても、たとえ検査で75gものブドウ糖を液状で一気にのんでも、血糖値が150㎎／dLを超えることはありません。肝臓を通り抜けたブドウ糖を、インスリンが全身の臓器で有効利用させるので、食後も血糖値が速やかに食前の値に復するのです。このようなことを1日何回も繰り返しているのです。だからこそ、健康な人では、たとえ暴飲暴食を繰り返していても血糖値が異常値になることがないのです。

糖尿病とは、インスリンの働きが低下し、ブドウ糖が血液中にだぶついている状態

では、なぜ糖尿病になったのでしょうか？ 過食が続くと、余分なブドウ糖や脂肪がインスリンの作用により、肝臓や筋肉、脂肪細胞に取り込まれ、脂肪として貯えられます。さらに摂取する脂肪の量が多いと、脂肪が肝臓、内臓脂肪組織、筋肉に蓄積し、脂肪肝、肥満、脂肪筋を引き起こします。一方で運動不足は筋肉でのブドウ糖の消費を低くして筋肉量を減らし、脂肪筋を増長させます。すると、肝臓や筋肉でのインスリンの働きが低下し、ブドウ糖の取り込み率やその利用が十分になされなくなり、ブドウ糖が血液中にだぶつきます（これを「高血糖」と表現しているのです）。この状況が続くと、脳や筋肉ではブドウ糖が足りないため、機能不全に陥っていくのです。

これを防止しようと、〝炭水化物摂取を控えよう〟と短絡的に考えて実行すると、どうなるでしょうか？ 体は、前述のように毎日大量のブドウ糖を必要としています。炭水化物を制限すると、代償的に脂肪を多く摂取せざるをえなくなります。結果的に少々体重が減少したとしても、脂肪肝や内臓脂肪は増え続けてしまうのです。適切なバランスのよい食事内容が大切であることを、ご理解ください。

また、「食後のみの高血糖だから」といって、放置していてもよいものでしょうか。膵臓は健気《けなげ》で、血糖値が高いと、インスリンをますます多く分泌しようと努力します。この状況が続くと、膵臓は、例えば大《おお》隅良典《すみよしのり》先生のノーベル賞受賞で有名になった「オートファジー機構」をフル回転するなどして、インスリン分泌を高めようと頑張りますが、このオーバーワークが続くとオートファジーがうまくいかなくなり、インスリン分泌細胞の数や性能が低下し、インスリン分泌が低くなってしまうのです。すると血糖値はますます上昇することになります。

したがって、糖尿病と診断された際には、もう一度、「糖尿病ではなかった時期に戻ること」を目指して、食事内容と量を見直し、さらに大切なことは、筋肉への脂肪蓄積や筋肉量の減少を防ぐべく、職場で、家庭で、まめに体を動かすことに努めてください。

生活習慣を改めただけでは血糖値が高い状況が続く場合には、インスリンの働きを肝臓などで高めたり、インスリンの分泌を刺激する薬剤などの活用が必須となるケースも多いです。自己流ではなく、きちんと医師の指導を受けて治療していきましょう。

どれくらい血糖値が高いと、糖尿病なの？

糖尿病は自覚症状がほとんどないため、気づきにくい病気です。早期発見だけでなく、血糖値を適正にコントロールするためにも、定期的な検査が必要です。

空腹時血糖値126㎎／dL以上 HbA1c6.5％以上が糖尿病

糖尿病の診断には、血液検査を行い、血糖値（空腹時血糖値、ブドウ糖負荷後2時間の血糖値、随時血糖値の3つがあります）とHbA1c《ヘモグロビンエーワンシー》の値が基準になります。空腹時血糖値は10時間以上飲食をしない状態で測った値、ブドウ糖負荷後2時間の血糖値は、ブドウ糖75gを含んだ溶液を飲み、2時間後に測った値、随時血糖値は食事に関係なく測った値です。健康診断では、空腹時血糖値を測ることが多いでしょう。

HbA1cは、血液中のブドウ糖と赤血球に含まれるヘモグロビンが結合したもので、約2か月前から採血時までの刻々と変動していく血糖値の「平均値」を示しています。

以前の健康診断では、初回に空腹時血糖値を測り、疑わしい場合は、日を替えてブドウ糖負荷後2時間の血糖値を測って診断するのが一般的でした。現在では、初回に血糖値とともに、HbA1cの値を併せて測ることが多くなり、簡便に診断できるようになったのです。

この検査結果をもとに、血糖値を「糖尿病型」「境界型」「正常型（正常高値を含む）」に区分し（117ページコラム参照）、HbA1cの区分と合わせて、糖尿病かどうかを診断します。

空腹時血糖値が126㎎／dL以上で、かつHbA1cが6.5％以上である場合は、ともに「糖尿病型」であるため、糖尿病と診断されます。いずれか一方が糖尿病型であった場合は、再検査が必要となります。

血糖値が「ちょっと高め」でも油断はできない

糖尿病と診断されたら、早急に治療する必要がありますが、境界型や、正常型でも「正常高値」と判定された場合、決して油断はできません。境界型は糖尿病ではないものの、健康な人と違って、毎食後の血糖値が一過性に上昇し、なかなか下がらない状態です。糖尿病予備群ともいわれ、このままでは糖尿病に移行する可能性が非常に高いと考えられます。しかもこの時期に動脈硬化によって起こる病気が刻々と進行するのです。正常高値もいずれ糖尿病へ移行する場合が多くあるので油断できません。「ちょっと高めくらいなら、まだ大丈夫」ではなく、「もうすでに異常域」と、危機意識を持つことが必要です。

症状がなくても定期検査を受け HbA1cの推移をチェックする

糖尿病の人は、健康診断で血液検査を受け、病気であることを指摘される場合がほとんどでしょう。それは糖尿病には自覚症状がなく、気づきにくいからです。

ただ、のどが渇いて水をよく飲む、尿が多くなる、だるくて疲れやすい、空腹感が強くなり食欲が増すなどの症状が現れて、「糖尿病かもしれない」と感じたときは、糖尿病がかなり進行している段階なのです。

糖尿病は気づきにくい病気です。ですから、定期的に血糖値をチェックすることが早期発見につながります。

さらに、糖尿病と診断されても、とくに困ることもないからと、放置する人も少なくありませんが、それでは糖尿病はどんどん進行し、さまざまな合併症を起こします。

残念ながら糖尿病は完治が難しい病気でもあります。高い血糖値を下げ、正常範囲に抑えることを「血糖コントロール」といいますが、自覚症状がなくても定期的な検査を受けましょう。なかでも長期的な血糖値の様子が反映されるHbA1cを確認し、血糖コントロールを怠らないことが重要です。

糖尿病型の判定

血液検査によって、次の場合には「糖尿病型」と判定されます。

A 血糖値が次のいずれかの場合

- 空腹時血糖値（10時間以上飲食をしない状態で測る）が126mg／dL以上
- ブドウ糖負荷後２時間の血糖値（ブドウ糖75gを含んだ溶液を飲み、2時間後に測る）が200mg／dL以上
- 随時血糖値（食事に関係なく測る）が200mg／dL以上

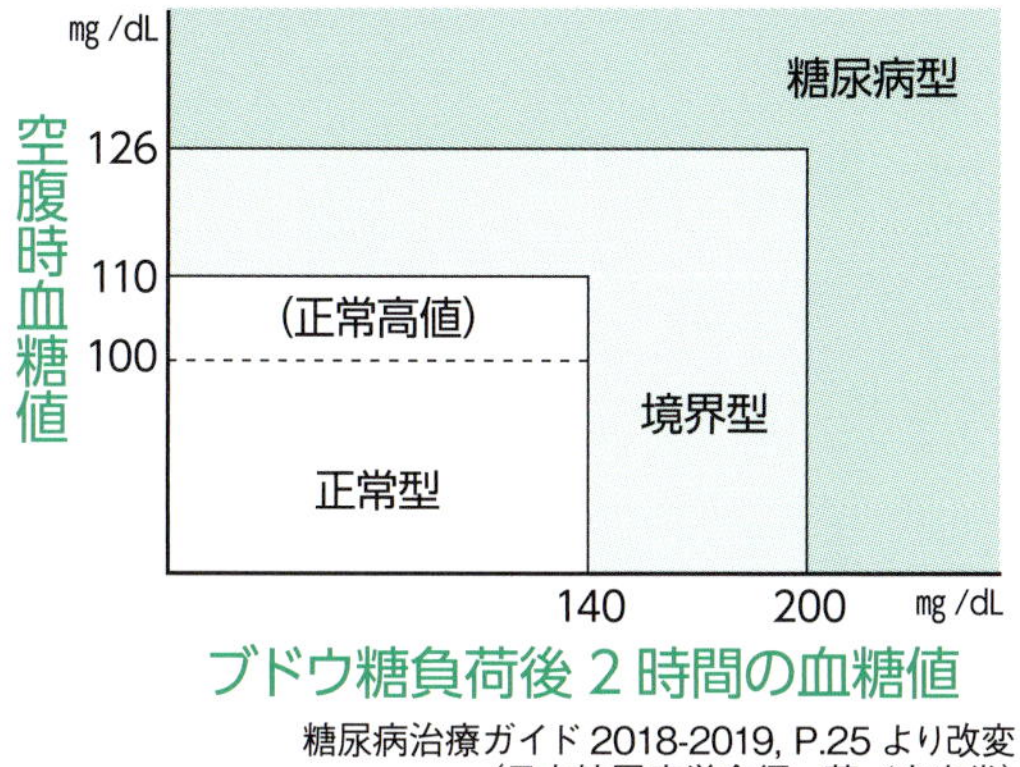

糖尿病治療ガイド 2018-2019, P.25 より改変
（日本糖尿病学会編・著／文光堂）

B HbA1cが6.5%以上の場合

- 初回の血液検査でAとBの両方に該当する場合 ⇒**糖尿病と診断**
- 初回の血液検査でAとBのどちらか１つだけ該当する場合 ⇒**再検査**

血糖値が高いままだと、なぜよくない？

糖尿病を放置すると、さまざまな合併症が起こってきます。合併症が進行して糖尿病に気づく場合も少なくありません。さらに脳や心臓にも危険な病気を引き起こします。

神経障害、網膜症、腎症の三大合併症が代表的

血糖値の高い状態が続くと、知らないうちに、全身にさまざま合併症が起こり、生活に支障を来すようになります。これが糖尿病の最も怖いところです。

よく知られているのが、糖尿病神経障害、糖尿病網膜症、糖尿病腎症の三大合併症です。これらは細い血管がダメージを受けるために起こります。個人差や血糖値の高さにもよりますが、多くは糖尿病が発症してから5～10年くらいで顕著になります。

このほか、糖尿病があると、肺炎などの感染症、皮膚の感染症、歯周病なども起こりやすくなるので注意が必要です。

■糖尿病神経障害

高血糖のために末梢《まっしょう》神経が障害され、比較的早い時期に起こります。手足のしびれや痛み、こむらがえりなどのほか、ＥＤ（勃起《ぼっき》障害）、便秘や下痢、立ちくらみなどが見られることもあります。進行とともに痛みの感覚が鈍くなるため、ケガややけどなどで皮膚が傷ついても気づかず、治療が遅れがちになります。そのため、潰瘍《かいよう》や壊《え》疽《そ》（組織が壊死し、黒くなった状態）が起こり、脚の切断を余儀なくされることもあります。

■糖尿病網膜症

高血糖が続くと、目の網膜の毛細血管がもろくなって瘤《こぶ》ができ、破れると大出血などを生じます。血流の悪さを補うため新しくできた血管は、破れやすく出血することもあります。視力が低下し、失明に至ることもあります。

■糖尿病腎症

腎臓には毛細血管の詰まった糸球体《しきゅうたい》があり、血液を濾過《ろか》する働きを担っています。高血糖が続くために、糸球体の働きが悪くなると、老廃物が排出できずに体内に滞ってしまいます。むくみが起こることもあり、腎機能の低下が進み、腎不全に至ると、透析療法（機械などを使って、体内の老廃物などを取り除く）が必要になることもあります。

動脈硬化を早め
脳梗塞や心筋梗塞を招く

太い血管に起こる合併症として、動脈硬化が早まることも見逃せません。

動脈硬化は、血管壁にＬＤＬ（悪玉）コレステロールが入りこんでたまり、血管が狭くなり、血行が悪くなる状態です。年齢とともに誰でも進行していく老化現象の一つですが、糖尿病があると、そのスピードがぐんとアップします。糖尿病によって血管壁が傷つきやすくなったり、ブドウ糖とＬＤＬコレステロールが結びついて、血管壁にたまりやすくなったりするためです。また、糖尿病によって血栓ができやすくなるという問題も生じます。

進行した動脈硬化で狭くなった脳や心臓の血管に、血栓（血の塊）が詰まって血流が途絶えると、脳梗塞や心筋梗塞が起こります。糖尿病は命にかかわる危険な病気を引き寄せているのです。

動脈硬化が早まるのは、糖尿病と診断される前の糖尿病予備軍の段階からとされています。くれぐれも早めの対策が必要です。

高血圧や脂質異常症
認知症も呼び寄せる

糖尿病になると、高血圧、脂質異常症（ＬＤＬコレステロールや中性脂肪が多くなる、ＨＤＬ〈善玉〉コレステロールが少ない）にもなりやすいのです。高血糖状態が腎臓に悪影響を及ぼし、血液中のナトリウム濃度を上げたり、あるいは、インスリンの作用低下により、脂肪の処理能力が低下して、血液中や全身で余分な脂質が増えたりするためです。

高血圧、脂質異常症のそれぞれが動脈硬化を早める注意すべき状態ですが、寄り集まって、「メタボリックシンドローム」になると、脳卒中や心筋梗塞の危険性は飛躍的に高まります。メタボリックシンドロームは内臓のまわりに脂肪がつく内臓脂肪型肥満をベースに、高血糖、高血圧、脂質異常のうち2つ以上が重なって起こる病態で、急激に動脈硬化が進行していくからです。

それだけでなく、糖尿病の人には、認知症が多いこともわかってきました。糖尿病によって、脳の大切なエネルギー源であるブドウ糖が利用できないため、脳が機能低下に陥ってしまうのです。

血糖値の高い状態が発端となって、次々に病気が重なります。このことをぜひ忘れないようにしてください。

メタボリックシンドロームの診断

内臓脂肪型肥満（腹囲〈へそ周り〉／男性85㎝以上、女性90㎝以上）で、次の３つのうちの２つ以上が該当する場合に、メタボリックシンドロームと診断されます。

- □ **高血糖**
  空腹時血糖値 110mg／dL以上
- □ **高血圧**
  収縮期血圧 130㎜Hg 以上、拡張期血圧 85㎜Hg 以上のどちらか、または両方
- □ **脂質異常**
  中性脂肪 150㎎／dL以上、HDLコレステロール 40㎎／dL未満のどちらか、または両方

どうして糖尿病になるの？

遺伝的素因を持っている人は、糖尿病になりやすいといえます。ただし、カギを握るのは生活習慣で、素因がなくても生活習慣が乱れていると発症につながります。

1型と2型の2つのタイプがある

糖尿病には、主に2つのタイプがあります。「1型糖尿病」と「2型糖尿病」です。中高年以降に発症するのはほとんどが2型糖尿病ですが、最近では子どもにも見られるようになり深刻化しています。通常、糖尿病というと、この2型を指します。

■1型糖尿病

インスリンが全く分泌されないタイプです。何らかの原因でβ《ベータ》細胞が破壊されたことにより、インスリンの絶対量が不足して起こります。必要充分量のインスリンを毎日数回皮下注射で補わなければ、命にかかわることもあります。子どもや若い人に多く見られます。

■2型糖尿病

インスリンは少ないながらも分泌されているものの、働き方に問題があるタイプです。働き方の問題は3つあります。①分泌されるインスリンの量が少なく、足りないこと、②食後の血糖値上昇時にインスリンの分泌されるタイミングが遅れること、③インスリンが十分に分泌されているにもかかわらず、効きが悪いことです。これらのうちいくつかの問題が重なり、血糖値が高くなると、最初は膵《すい》臓は頑張って余計にインスリンを分泌して対処しようとしますが、やがてオーバーワークに陥り、分泌が低下すると2型糖尿病が起こります。最近では30代の働き盛りに増える傾向があります。

そのほかに、膵臓や肝臓、内分泌などの病気、副腎皮質ホルモン薬といった薬の副作用などが原因となる、二次的な糖尿病があります。また、妊娠後期にはインスリンの働きを低下させるホルモンが胎盤などから多く分泌されますが、その折、もともとインスリン分泌が低めである女性に発症する「妊娠糖尿病」があります。この多くは出産後には元の正常な状況に戻ります。

多くは遺伝的素因に生活習慣が重なり発症する

2型糖尿病は、糖尿病になりやすい体質

（遺伝的素因）が大きく影響しています。インスリンの分泌量が少ない、分泌のタイミングが遅れる、効きが悪くなるのは、体質がある程度関与しているようです。ですから、両親や兄弟など家族に糖尿病の人がいる場合は、遺伝的な素因を受け継いでいる可能性があり、糖尿病の発症率が高くなります。

しかし、遺伝的素因だけで糖尿病になるとは限りません。多くは遺伝的素因に、よくない環境要因が加わって、初めて発症を促すからです。

よくない環境要因とは、食べすぎ、肥満、運動不足などの生活習慣のことです。

食べすぎると、脂肪や炭水化物などの摂取過多となり、インスリンの処理能力を超え、血糖値が上がってしまいます。また、消費できない分は脂肪として脂肪細胞に蓄えられて、肥満となります。特に脂肪は内臓のまわりにつきやすく、内臓脂肪型の肥満になると、脂肪細胞からインスリンの働きを低下させる物質が分泌され、血糖値が上がりやすくなります。運動量が少ないと、エネルギーが消費されず、肥満も解消されません。また、筋肉細胞に余分な脂肪がたまり、インスリンの働きを悪くするので、血糖値が上昇しやすくなります。

昔の人々は遺伝的素因があっても、食べすぎることなく、体をよく動かしていたため、糖尿病を封じ込めることができていました。生活習慣に注意すれば、糖尿病を予防することはできるのです。

よくない生活環境だけでも発症する可能性がある

家族に糖尿病の人がいなくても、よくない生活習慣を続けていれば、やはり糖尿病になりやすいのです。

現在の生活では食べることに困窮することなく、高エネルギー、高脂肪の欧米型食事が多くなったことで、食べすぎ、肥満などが増え、糖尿病が急激に増加しています。あまり体を動かさなくてもよくなった便利な生活環境による運動不足も、増加を後押ししています。現代人の生活のあり方そのものが糖尿病を呼び込んでいるのです。

ですから、遺伝的素因がなくても、生活習慣を見直し、改善することが、糖尿病の発症を食い止める大きなカギとなります。

このことを忘れないで、糖尿病対策に取り組みましょう。

血糖コントロールの目標は？

血糖コントロールでは、HbA1c の値を指標とします。特に合併症を予防するには、HbA1c の目標値は 7.0%未満です。なお、血糖値としては、空腹時血糖値 130mg／dL未満、ブドウ糖負荷後２時間値 180mg／dL未満が、およその目安となります。

これが達成できたら、さらに血糖の正常化を目指しましょう。HbA1c の目標値は 6.0%未満です。低血糖を頻繁《ひんぱん》に起こすなど治療の強化が難しい場合は、8.0%未満を目指します。ただし、個人差もあるので、年齢や糖尿病の状態などを考え合わせ、医師と目標値についてよく相談してください。

HbA1c (%)	
血糖の正常化を目指す場合の目標	6.0未満
合併症予防のための目標	7.0未満
治療強化が難しい場合の目標	8.0未満

血糖値を下げるには、どうすればよい？ 食事編

糖尿病は食事との関係が深い病気なので、食生活の見直しが第一です。基本的に食べてはいけないものは何もありませんが、食材やとり方を工夫するとよいでしょう。

規則的に3食をとり 適正な食事量に抑える

糖尿病の治療には食事、運動、薬の３つが大きな柱ですが、食事の改善が重要です。まず、食べすぎないようにしましょう。無理なダイエットをするというのではなく、自分の適正なエネルギー摂取量を知って、適量をとることです（123ページコラム参照）。これは肥満解消にもつながります。

食事を抜くと、次の食事でつい食べすぎて血糖値が一気に上がります。ダラダラ食いも、ついエネルギーオーバーになって、血糖値が上がります。１日の総摂取エネルギー量をほぼ3等分し、決まった時間に食べるように努力してください。

また、血糖値が急上昇しないように、ゆっくり食べることも心がけましょう。血糖値が急上昇すると、インスリンが大量に分泌されて、処理しきれない血糖を脂肪に換えようとするので、太りやすくなるからです。

体に必要な三大栄養素である炭水化物、たんぱく質、脂質をバランスよく摂取します。一日に必要な総エネルギー量に対して、炭水化物50～60％（ほぼ半分）、たんぱく質は標準体重1kg当たり1.0～1.2g（1日約50～80g）、脂質は25％以下を摂取し、食品の種類を多くするのが目標です。

「血糖値を上げないように、炭水化物はとらない」という人がいますが、これはやめてください。炭水化物が不足すると、体は脂肪細胞の中の中性脂肪や、筋肉細胞の中のたんぱく質を分解してエネルギーとして補おうとします。それでは筋肉量が減り、体に悪影響を及ぼします。

甘い間食、脂質、塩分を控えめにする

間食に甘いものを欠かせないという人は多いでしょう。間食によって上がった血糖値が下がりきらないうちに、次の食事を

とってしまうと、血糖値が高いままになるのでよくないのですが、必要以上に我慢することはありません。回数や量を減らして食べましょう。

なお、果物にはブドウ糖と果糖が含まれています。果糖は吸収されると肝臓に取り込まれ、脂肪に変換されるので、血糖値を上げにくいのですが、過食すると脂肪肝になりやすくなります。間食ではなく、食後にデザートとしてとる、ジュースにしないで果肉を食べるようにする、など工夫するとよいでしょう。

脂質と塩分も控えめが肝心です。脂質はとりすぎると肥満になり、インスリンの働きを妨げます。塩分が多いと血圧が上がりやすくなり、さらに塩分によって食が進むことで、肥満につながります。

食物繊維をたっぷりとることが重要

逆に十分とりたいのは、食物繊維です。食物繊維にはブドウ糖やコレステロールなどを包み込んで便として排出する、ブドウ糖の吸収を緩やかにするなどの効果があるのです。すると、インスリン分泌や働きが多少悪くても、ブドウ糖をうまく処理できるようにサポートしてくれます。食事の最初にとると、後の主食の吸収スピードがよりゆるやかになって、血糖値の上昇が抑えられます。野菜、海藻、きのこなど食物繊維を豊富に含む食品を積極的にとりましょう。

1日、1週間単位で帳尻を合わせる

こうして見直し改善した食生活は、ずっと続けることが大切です。途中で投げ出さないように、多少できなくても「明日、また頑張ろう」と自分に言い聞かせましょう。

昼食に食べすぎたら夕食で控える、週の前半に食べすぎたら後半は控えるというように、1日単位、1週間単位で食事内容を振り返り、帳尻を合わせるのが、長続きさせるコツです。

標準体重の計算方法

標準体重(kg)＝身長(m)×身長(m)×22

適正なエネルギー摂取量の計算方法

1日の適正なエネルギー摂取量(kcal)＝標準体重(kg)×身体活動量

※医師から指導がある場合はそれに従いましょう。

●身体活動量の目安

デスクワークなどの軽作業が多い人は25～30(kcal ／kg標準体重)、立ち仕事などの中程度の活動量の人は30～35(kcal ／kg標準体重)、重労働が多い人は 35～(kcal ／kg標準体重) となります。

(例) 身長160㎝でデスクワークの人の場合

1.6 × 1.6 × 22 × 25 = 1408 (kcal)

血糖値を下げるには、どうすればよい？ 生活編

適度な運動も治療には欠かせませんが、座っているより立つ、歩くなどでも、簡単に運動量が増やせます。生活習慣を振り返り、少しずつ軌道修正していきましょう。

体を動かすと肥満が解消しやすく インスリンの働きがよくなる

体を動かすと、血糖だけでなく、グリコーゲンや脂肪がエネルギーとして消費され、血糖値が下がります。次第にインスリンの働きがよくなり、肥満も解消されます。さらに動脈硬化を遅らせるＨＤＬ（善玉）コレステロールの増加、血圧を下げる効果も期待できます。

車を使わないで徒歩で移動する、エスカレーターやエレベーターはやめて階段を使うなど、ともかく体をこまめに動かしましょう。

おすすめは、じっと座っていないで、立っている時間を増やすことです。立ったまま新聞や本を読む、立ったまま電話をするなど、小さなことですが簡単にでき、積み重ねればエネルギー消費量は大きくなります。

軽い運動もやってみましょう。ウオーキング（速歩き／いっしょに歩いている人と会話ができる程度の速さ）は、たくさんの酸素を取り入れながら長く続ける有酸素運動で、いつでもどこでも手軽にできます。なかでも食後1～2時間は血糖値が高くなるので、このときウオーキングをすると血糖がすぐにエネルギーとして消費され、食後の血糖値が早く下がります。このほか、軽いジョギング、水泳なども、無理なく行える運動です。

水中ウオーキングも有効です。水中ウオーキングは、有酸素運動とレジスタンス運動がミックスされた運動です。レジスタンス運動は、ダンベルなどで筋肉に負荷をかけながら行うもので、筋肉量の増加、筋力アップ効果などが期待できます。水中ウオーキングでは、水の抵抗が負荷になりますが、浮力のために膝にかかる負担が少なく、安全に長く続けられるのがメリットです。肥満で膝に痛みのある人などは、ぜひトライしてください。

食後の散歩であれば、1日30分間くらい、週に3回以上行うと効果的です。ただし、

運動を始める前には、医師に相談し、健康チェックを受けるようにしましょう。

ストレス解消、節酒、禁煙は血糖値の上昇を防ぐ

悩みや不満など精神的なストレスを感じると、脳は副腎からアドレナリンというホルモンを分泌させて、ストレスに対抗します。しかし、アドレナリンはインスリンの働きを抑えるため、血糖値が上がりやすくなります。趣味など好きなことに没頭する、ぬるめのお湯（38℃くらい）にゆっくりつかる、友人と会話するなどで、ストレスを上手に解消しましょう。

また、適度な睡眠もストレス解消に役立ちます。睡眠が不足すると、インスリンの働きが低下するので、7時間くらいを目安に、きちんと睡眠をとりましょう。

飲酒は食欲を増進させ、つい脂っこいおつまみなどを食べすぎて、エネルギー過多になるもとです。また、飲みすぎるとインスリンの働きが低下します。適量（1日にビールなら500㎖缶約1本、日本酒なら1合程度、ウイスキーならダブル約1杯60㎖）を守りましょう。

喫煙は一時的に血糖値を上げるだけでなく、血流を悪くし、血管壁を傷つける要因です。節煙ではなく思い切って禁煙してください。

「はかる」習慣をつけると治療を続ける励みになる

「はかる」習慣をつけると、自分の変化が目に見え、自己管理意識が高まります。

毎日、体重を測る、調理には計量カップやスプーンを使ってエネルギー量や塩分量などを量る、歩数計を装着して運動量を測る、血糖値や血圧を測るなどです。

さらに、はかった結果を記録すると、自分の状態が客観的に把握でき、改善点も見つかります。治療を続けるうえでの励みになり、中断や挫折が少なくなるでしょう。

早い段階から薬を使うこともより効果的な治療となる

これまで糖尿病の治療は、食事内容を見直し、適度な運動を取り入れるなど、生活の改善が優先でした。それでも血糖値が下がらない場合に、薬物療法を検討していたのです。しかし、それでは血糖値が下がらないまま、進行していく恐れもあります。

最近は、さまざまな種類の新薬が開発され、糖尿病の早めの段階から、薬を使った治療を開始するようになりました。「薬をのむと、低血糖にならないか、不安」という人も少なくないようです。低血糖は、発汗、ふるえ、動悸《どうき》などが起こり、場合によっては意識障害に陥るというものです。以前は薬が効きすぎるなどで、注意が必要なこともありましたが、現在では低血糖を起こしにくい新薬も登場し、その心配はほとんどありません。積極的に薬を使い、血糖コントロールすることで、膵《すい》臓の機能回復にもつながります。医師とよく相談し、薬による治療にも前向きに取り組みましょう。

エネルギー別さくいん

本書の料理（主菜、副菜、一皿料理）をエネルギーごとに並べています。料理を選ぶときの参考にしましょう。

※献立の中の単品料理を含む。ご飯や食パン（トースト）のみの主食、飲み物、果物などは除く。

Part.1

主菜

	エネルギー (kcal)	ページ
きのことシーフードのグラタン	287	34
にんじんの筑前煮	257	36
ヘルシーあじフライ	254	24
かじきの炒め煮甘みそ風味	250	44
鶏むね肉のチーズサンドフライ	249	39
あっさりすき焼き	249	40
和風ハンバーグ	246	20
こんにゃく入り角煮	246	46
カレー風味のレバにら炒め	244	45
豚肉のしょうが焼き	232	42
たらフライ	231	38
糸こんにゃくと鶏肉のみそ炒め	227	41
ぶりの洋風照り焼き	221	28
まいたけとさばのホイル焼き	218	43
鶏むね肉のマリネ焼き	214	47
牛肉とひじきの炒め物	187	30
パセリ入りオムレツ	144	26
鶏ささ身の梅肉蒸し	53	22

副菜

	エネルギー (kcal)	ページ
ゆで卵入りサラダ	159	18
絹さやとじゃがいものスープ	116	26
新じゃがのからしあえ	113	30
豆乳コーンスープ	98	28
チーズ粉吹きいも	94	24
かきたまスープ	79	24
春菊のゆで卵サラダ	66	32
コールスローサラダ	46	34
ほうれんそうのごまあえ	45	36
野菜とわかめのみそ汁	37	22
根菜のみそ汁	35	19
白菜と豆腐のすまし汁	33	36
シナモンヨーグルト	32	27
水菜のサラダ	32	27
小松菜とわかめのみそ汁	28	20
パプリカのマリネ	28	28
かぶのごまあえ	27	22
焼きねぎのピクルス	21	32
白菜とにんじんの甘酢あえ	18	20
ミニトマトとレタスのコンソメスープ	15	34
レタスと桜えびのスープ	12	30

一皿料理

	エネルギー (kcal)	ページ
厚揚げの和風カレー	513	32
厚揚げの照り焼き丼	501	19
スープカレー	493	27
納豆おろしそば	459	23
しらすとチーズのトースト	250	18

Part.2

主菜

	エネルギー (kcal)	ページ
いんげん豆と豚肉の甘辛煮	259	56
小松菜の水ギョーザ	242	80
シンプルおでん	227	84
魚介のトマト煮	224	64
豆腐のチャンプルー	207	52
鮭《さけ》のにらあんかけ	204	60
鶏むね肉のレンジ蒸し	200	72
えのきシューマイ	200	90
新たまねぎのポトフ	193	91
鶏ささ身のチンジャオロースー	183	82
チキンソテー	180	94
肉豆腐	178	59
あじのパン粉焼き	176	93
かじきと野菜のホイル焼き	173	88
豚肉と野菜のレンジ蒸し	172	95
肉巻きこんにゃくの照り焼き風	166	68
大根といかのピリ辛煮	165	89
卵入り野菜スープ	160	58
スナップえんどうの卵炒め	156	74
豚肉のマリネ焼き	142	87
きのこのキムチ鍋	139	92
オクラ納豆	129	62
ふんわり卵焼き	120	54
鶏ささ身のくずたたき	120	76
鮭のおろしあえ	116	71

ホットドッグ	342	50
きのこのペンネ	336	67
果物入りシリアル	303	74
グリンピースご飯	186	64
ピザトースト	181	70

Part.3

副菜

	エネルギー (kcal)	ページ
わかめのスープ	79	107
わかめとたこのしそ酢みそあえ	78	106
ハムのコールスロー	77	107
けんちん汁	75	106
マッシュルームのごま酢あえ	69	105
しらたきのじゃこカレー炒め	66	105
大根のじゃこドレサラダ	56	104
スナップえんどうとトマトのあえ物	56	104
塩こうじのかきたまスープ	51	103
オクラのにんにく炒め	45	103
水菜とじゃこの和風サラダ	40	102
れんこんの簡単ピクルス	38	101
まいたけのオイスターソース炒め	38	102
鶏ささ身とピーマンの塩昆布あえ	35	100
焼きアスパラガスとトマトのサラダ	35	101
きのことトマトのスープ	31	100
オクラとなめこのみそ汁	28	99
小松菜とえのきの煮びたし	27	99
こんにゃくのキムチあえ	26	98
切り干し大根煮	22	98

甘味

	エネルギー (kcal)	ページ
小町麩《ふ》のフレンチトースト	208	109
シリアル入りクッキー	48	108
コーヒー寒天のクリーム添え	47	108
さつまいものトリュフ風	35	109

一皿料理

	エネルギー (kcal)	ページ
焼き鳥丼	457	110
野菜たっぷりナポリタン	426	111
オムライス	401	110
薬味たっぷり釜玉うどん	339	111
コンビーフサンド	335	112
しらたき入り焼きそば	278	112

アスパラとあさりのワイン蒸し	93	86
油揚げのねぎはさみ焼き	73	66

副菜

	エネルギー (kcal)	ページ
さつまいものみそ汁	126	66
マンゴーヨーグルト	110	58
マーマレードヨーグルト	103	50
かぼちゃと干しぶどうのサラダ	103	70
グレープフルーツとかにかまぼこのサラダ	88	60
いちごジャムヨーグルト	83	62
にんじんのしりしり	78	52
厚揚げの豚汁風	70	71
蒸しなすのサラダ	64	64
トマトのザーサイあえ	62	82
ほうれんそうの菜種あえ	61	68
ブロッコリーの塩ごまあえ	56	56
青菜と油揚げのみそ汁	54	54
レタスとえのきのかきたまスープ	49	82
キャベツとさつま揚げのみそ汁	47	62
ししとうがらしの炒め物	37	72
ひじきのサラダ	32	66
菜の花のからしあえ	31	51
小松菜としいたけのみそ汁	31	76
グリル野菜のサラダ	31	78
塩ゆでそら豆	30	76
カリフラワーの甘酢漬け	29	80
春菊とにんじんのあえ物	29	84
青菜のナムル	27	63
もやしとわかめのみそ汁	27	72
白菜としいたけのみそ汁	26	68
トマトのスープ	24	50
ズッキーニのグリル	21	67
なめたけおろし	20	54
セロリのスープ	20	55
もずく酢のしょうが添え	15	59
きのこのスープ	14	63
絹さやとあおさのりのすまし汁	11	52
しいたけとセロリのスープ	10	60
みつばとわかめのすまし汁	9	75

一皿料理

	エネルギー (kcal)	ページ
キムチチャーハン	448	63
えびと野菜の塩焼きそば	416	55
海鮮丼	402	75
魚介ソースのスパゲッティ	376	78
鮭混ぜご飯	367	51

河盛隆造（かわもり・りゅうぞう）

大阪大学医学部卒業。順天堂大学内科学教授を経て名誉教授。順天堂大学大学院研究科・文部科学省事業 スポートロジーセンターセンター長。カナダ・トロント大学教授兼任。糖尿病学、内分泌学、動脈硬化学を専門とする。糖尿病の診断や研究に取り組むかたわら、著書や講演を通じ、糖尿病患者はもとより、病気ではないが健康でもない「未病」の人に向けて、健康管理の必要性を説く。

牧野直子（まきの・なおこ）

女子栄養大学卒業。管理栄養士、料理研究家。スタジオ食《くう》代表。生活習慣病の予防、子どもの食事、ダイエットなど、幅広い年齢層に応じた分かりやすいアドバイスと、身近な材料でつくれるレシピに定評がある。テレビや雑誌で活躍する一方、「常に現状を捉えたい」という思いから、保健センターや病院での栄養相談も行う。

アートディレクション＆デザイン
土井俊介（パブログラフィックス）

編集協力
川﨑由紀子、内住弓貴子

撮影
馬場敬子、鈴木雅也、中辻 渉、山本明義

スタイリング
青野康子

栄養計算
スタジオ食

校正
中沢悦子、小林達夫（ペーパーハウス）

編集
大津雄一・佐野朋弘（NHK 出版）

編集協力
小林美保子、日根野晶子

NHKきょうの料理
毎日つくれる生活習慣病の食事
糖尿病の食事

2015年5月30日　第1刷発行
2019年8月 5 日　第3刷発行

監修　河盛隆造　／　料理　牧野直子

発行者　森永公紀
発行所　NHK出版
〒150-8081　東京都渋谷区宇田川町 41-1
Tel.0570-002-048（編集）
Tel.0570-000-321（注文）
ホームページ　http://www.nhk-book.co.jp
振替　00110-1-49701
印刷・製本　共同印刷

Printed in Japan
ISBN978-4-14-033290-0 C2077